一个『伤寒天才』的医道求索

从国学到国医

文愈龙——著

中国中医药出版社
·北京·

图书在版编目（CIP）数据

一个"伤寒天才"的医道求索：从国学到国医 / 文愈龙著 . — 北京：中国中医药出版社，2018.3（2022.12 重印）

ISBN 978 – 7 – 5132 – 4657 – 6

Ⅰ . ①— …　Ⅱ . ①文…　Ⅲ . ①《伤寒论》—研究　Ⅳ . ① R222.29

中国版本图书馆 CIP 数据核字（2017）第 308212 号

中国中医药出版社出版

北京经济技术开发区科创十三街 31 号院二区 8 号楼
邮政编码　100176
传真　010-64405721
三河市同力彩印有限公司印刷
各地新华书店经销

开本 880×1230　1/32　印张 10.5　字数 232 千字
2018 年 3 月第 1 版　2022 年 12 月第 3 次印刷
书号　ISBN 978 – 7 – 5132 – 4657 – 6

定价　49.00 元
网址　www.cptcm.com

服 务 热 线　010-64405510
购 书 热 线　010-89535836
维 权 打 假　010-64405753

微信服务号　zgzyycbs
微商城网址　https://kdt.im/LIdUGr
官 方 微 博　http://e.weibo.com/cptcm
天猫旗舰店网址　https://zgzyycbs.tmall.com

如有印装质量问题请与本社出版部联系（010-64405510）

· 内容提要

　　本书以作者学医经历为契，夹叙人情百态、心路感悟等。从国学入国医，行文不羁，洋洒博采，别于传统治学文章之晦涩，不论谈古论今，言语之中俱显深入浅出之巧力。所论经典，视角独特，文词中亦颇负人情之故，由以"五行"论解、《逍遥游》再注，驭此而不拘，实是功底之所趋在。

　　国医部分，演说《内经》，重注《伤寒论》，分享临证所得，同侪对话等等，看似零散，实可窥见体系模糊若成，于《伤寒》尤其着力难得，新论、新解、新方俱于文中非为鲜见。其论高而能自圆，零散处可感贯通之气。国医部分如此，本书全文亦如此。

何期自性，本来不动。动作百象，为不动生。此身执术，心若皎洁。何以他解，了我纯粹。何以他生，终我纯粹。片语随象，言出离衷。消遣或尽，亦是修行。言语道断，实无可说。字成迁境，惊人不休。憾我力薄，吐华成荂。熙攘来往，非无真意。

文愈龙

2017 年 8 月

阿賴耶性　本來不動

動作百為　本不動生

此身執認若敗潔

所以他能了我純將

假從他生　終我純將

片語隨家　言出為義

清邊或盡　空是修行

言語道斷　實無可

宇成過境驚人不

憨永少浮思事成药

更振奉語　那至真意

• 序一

医学一门，易学难精。数千年中医文化的绵延传承，影响所及，国人或多或少均对中医有一定的认识。然医理幽微，即便是从事中医的专业人士，也难以把握其精髓，欲登堂入室，以臻神圣工巧的大医之境，则更是百年难见一人。60年来的中医高等教育，培养了以数十万计的中医高级人才，他们在临床证治中能够自如运用中医理论及方法的可谓少之又少。更有甚者，因囿于实证科学之思维，以至于在完成学业之后，仍有较大比例的学生认为中医不科学。培养高素质中医人才之难，于此可见一斑。

我校大四学生有姓文氏名愈龙者，一日来访，出书一帙，额曰《一个"伤寒天才"的医道求索——从国学到国医》，洋洋数十万言，其为彼习医之经历与心得。展卷阅之，颇为惊奇。愈龙君所习为护理专业，而非医类学生，其所修课程、培养方案等均与中医无涉，然其书中所展现出对中医从理论到临床的认识与理解，比之中医专业的学生，有过之而无不及。古人有言："读书而不临证，不可以为医；临证而不读书，亦不可以为医。"此两条途径是习医者的不二法门，若再辅以天资颖悟，则可望成为出类拔萃之人才。愈龙君可谓勤于读书亦善于读者，举凡四书五经、先秦诸子均有所涉猎，于《灵》《素》《伤寒论》着力尤深，不但能明其意，且能深究其理。少年俊才，竟有如此功力，假以时日，前途未可限量也。古人又言："读书三年，便谓天下无病可治，及治病三年，方知天下无方可用。"

是读书与临证不可截然相离也。书中有证治验案若干，其论病用药，皆有见解。愈龙之习医，其深得古人之意欤。此书虽为初入中医之门者所著，实足以示例进阶医业者之门径，故乐而为之序。

李继明

成都中医药大学国学院院长，硕士研究生导师

2017 年 11 月 3 日

• 序二

　　小文这个学生，相当难得，相当难得。我看了他这本书的底稿，他的很多东西并没有完全拿出来。他是一个能够在 20 岁年纪比较成熟独立出自己的用药体系和思路的"天才"，中医内科这方面、经方这方面，他的才华当仁不让，这个体现在他的临床，也体现在他对《伤寒论》的注解条文中。后生可畏。他在本科阶段，就能够让外地病人跋涉千里来求治于他，能够让很多院校的老师、医院同行找他治疗，相当难得。我跟很多带过他的老师谈到他的时候都是一个观点"从不怀疑他会成为名医"。但是中医的学术、临床都是很长的路，我们年近花甲，半生虚度，未来是属于这些有热情的年轻人的。希望这本书能够作为他的一个平台，也希望他能够更精进踏实，为他祝福。

李学云

广元中心医院副主任医师（退休）

川北医学院兼职副教授

2017 年 8 月

• 序三

　　小文是大一的时候跟我的门诊的。第一个惊讶的是他并非中医专业，第二个吃惊的是他的能力也并非一纸文凭能说明。他在学校医学生中，已经是一个带有传奇色彩的人物了，天赋很高，而且很明了自己要做的事情。具体到中医上面，他的思维、路子、阅读量已经是让很多临床医生都感叹、佩服的，尤其是在运用经方上常能别出心裁，也处理了很多疑难杂症和重症，胆识、疗效都是有目共睹的。

　　在这个作品里面，他把自己的干货放在后面，对《伤寒论》条文注解确实是精当中肯，已颇有学者风范；他自己的一些临床医论、经验也令人耳目一新。不管怎样，中医界能有这样的学生，是可喜的，也是需要重视的。"天才"称号当之无愧。

赖宇

中医学博士，成都中医药大学微免教研室主任

2017 年 8 月

目录

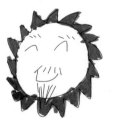

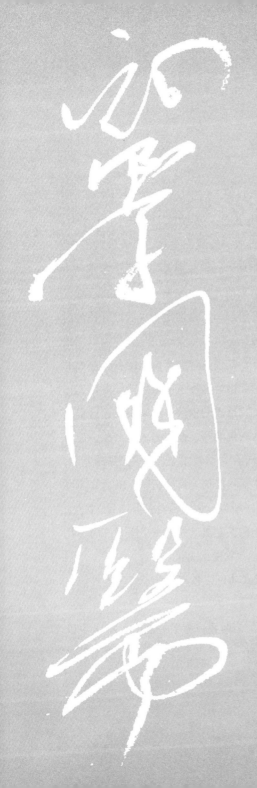

壹　我学国医

· 让我铭记的一句话

我应该是个听话的人，从小到大，话是认认真真听完了的。听话不从话，言语像洪流截过，主见立在流水中，更像一个旁观者。一路都在听音声，看现象，并且或有意或无意地、投入地跟着走，但跟别人眼中听话的人又似有差别，所以在别人眼中我也常常是一个不听话的人。到接触中医这个东西开始，也是一场演绎自己或他人的戏一般，喜怒嗔痴，是情之所起，又是情之所失。最开始的时候，这门学问让我有一些思索的是：除了觉得这门学科作为一门技术、作为一种诊疗疾病的手段外，其理论背后渗透出的各个层面的东西能让你感觉到一个新世界的和谐。这种东西最后能够蔓延到你的性格和灵魂深处，我以为这是我追求的道理。后来发现，这也是一段平常的途路。我曾经跟过的一位老师，他也是一位名医，他对我说："其实搞中医搞到我们这个年纪，从技术上真有多悬殊的差别，那也未必。每个人都有自己的体系和擅长治疗的病种，最后真正要评价差别，就是在思想和气质上。所以，你以后要想当一个好医生，除了技术上的提高，最重要的是真正要知道你是一个医者，而不是一个医匠。"他问我："记住了吗？"我说："好的。"

高手对决确实是这样，招式武功可以各有千秋，气度境界能在双目一对里高下立判。

高中毕业后，还是继续读书。当时我曾憧憬的是，以为 18 岁以后读的书、上的学，跟 18 岁以前一定是不一样的，后来发现我错了。18 岁后我学的东西，跟童蒙豆蔻所学所想在内容上相异，在本质上也是等无差别。

没有人会质疑我不是世家出来的中医，但我的确不是。所以从大一开始到大三都一直有同学问我："你一定是中医世家吧！"开始我还很认真地解释说不是，我说我是装得很懂。大一的时候，我刚开始学中医，确实是装得很懂，到后面有能力说自己已经在门内的时候，还是一句话——不懂装懂。真懂的东西，如拈花一笑，别人不懂，你一装懂别人就懂了，人就是这么可爱。

到后面问的人多了，我也懒得一个个答复了，一般就"嗯，嗯"搪塞过去。说到世家、师承这个，我很惭愧的是，既没有世家的熏陶，也缺少机会有真正的师承，所以后来对自己自嘲的说法就是：炎黄子孙也算远代世家了吧，尊奉《伤寒论》也算仲景门徒了吧。这句话有点戏谑成分，但我以为这种态度对于当初一个热情高过水平的学生来说，也算一种学习的鼓励，而如今不是鼓励了，都有点无中凭生的担子和一厢情愿的责任了。这句话说的很巧、很灵，场合下有些话都可以用博大精深的中国文字去矫正修饰，但话出口了就是自己造作的担子。在传承方面，我既是"野孤禅"，又"根红苗正"。

· 我的一篇得奖作文《我想春天去洗澡》

我从很小知事到高中这 10 多年，好像换了无数个理想，这些想法或是开始离心就远，或是环境告诉我算了吧。所以放弃或者冷却了无数个想法，有个想法自己能够暂时找到归属感的就是做中医。很难得的是，没有那么自在，可我至今还在做。

我小学、初中的时候，文采看起来比较好，我们读书时判断文采的标准太简单了，就是作文获奖，反正熟悉了套路后，自己想获奖就自己写，同学想获奖就抽点时间写一篇送给同学。当初不在乎的嘉奖与一纸证明这些东西，若干年后成了卡自己的巨石，轮着在转。

那个时候，语文老师上课从不抽我回答问题，她在全班常说，文愈龙回答了就等于公布了标准答案，所以不让他回答。我当时还小，一度很陶醉在这种评价里面，沾沾自喜，觉得文字能取悦人，以后就当个作家，既娱乐自己，也成全别人吧。成年后，发现写东西不但不能娱乐自己，也不能成全别人，至多是娱乐别人、矫情自己。

这个念头到了高中，那个时候也是我写了一个看似荒诞的作文，名字叫《我想春天去洗澡》，然后也意外地在校的作文比赛中得奖。对我来说，我觉得是稍显戏剧性，越想越觉得有点意思。所以认识我的人都知道，我后来微信、微博的名字都叫这个"我想春天去洗澡"，一直没变过。

当时这个作文命题是要求以教材"孔子问志"的故事为参考，让学生展开谈自己的追求。在这个故事里面，孔子先后问了子路、冉有、公西华、曾点的志向。最后曾点说："暮春者，春服既成，冠者五六人，童子六七人，浴乎沂。风乎舞雩，咏而归。"孔子听了之后，喟然而叹："吾与点也！"嗯，我那时动笔之前，吧唧了一下嘴说到："吾与丘也！"这一说，提笔就写了"我想春天去洗澡"这个作文题目，这个东西对我来说如同宿命一样，从那以后，怀着"风乎舞雩"的文人志趣，感受着南怀瑾所说的"生于忧患，死于忧患"的途路。也就是这个时期，我开始接触国学。

因为文字功底还凑合，所以看很多古籍和论家著作没有那么强的晦涩感。那个时候，高中三年的语文课不听讲课，不做作业。我们当时语文老师特别好，他知道我要做什么，只要我语文成绩不垮，他就什么也不管我。记得当时检查作业，到期末要求把一本很厚的练习册都做完了，他一个个检查，到别人那里都比较满意，最后检查到我这里，像是惊喜也像是嘲讽地说："呀，文愈龙都做到第六页了！不错。"我的文综跟语文也差不多，没怎么听课，也没怎么做作业，但是文综成绩当时在全校也是前几名，所以老师们对我都比较宽容。

· 南怀瑾的启蒙

　　我高中的所有语文课和大多数文综课的桌子上都是与学业无关、只与兴趣有关的东西。譬如南怀瑾、马一浮、梁漱溟、梁启超、闻一多、胡适这类人的著作。当时还特别喜欢北宋的张载，理学几大家的著作也是囫囵地过了一遍。在应试教育的大背景下，我当时的做法，现在回顾也不知道是对自己的提升还是浪费。对学生而言，每个阶段该做的是每个阶段的成绩学业，对我而言，好像知道自己该做什么，也其实不知道自己该做什么。

　　我的国学是受南怀瑾的著作启蒙。尽管我也认为他的作品从纯学术来讲并不够严谨，也没有把一些命题做更细、更深的探讨。他喜欢用一笔带过、夹叙夹议的讲法，但是他的作品却没有一些我们所谓更专于某门学者著作的那种匠气、学究气。他的作品内容太丰富而且太有意思了，完完整整地从一些联系又仿佛不相关的东西里拼凑出一个传统文化的全貌状态。这个就像有的学人的作品像个奶瓶你嗫一口就是一口奶，南老先生的东西就是给你描述一片草原，给你讲奶牛的故事，你嗫一口就是一口自己的口水，但这种庙堂江湖上下九流的见识，却可以让你以后跟别人抢奶瓶的时候，颇有优势。这种东西是入门的一个捷径。而若从钱穆、汤一介、马一浮的作品上手，眼界打不开，适合更专一点的人。

　　至今我对南怀瑾也有很深的谢意与崇敬，他在中国文化里是走路的人，脚踩在这个文化上面，而很多指责他学术的学者，跟他的路本来就不是一条。学者本来就像知识的收割机，吞知识进去，加工一下后吐知识出来。而传统的道者如果还只是在割零散破碎的知识，那便不能算入门。他双目所在的地方很高，这一点让人感佩。多几个他这样的人，必然不是什么好事，但当别人都是别人，他的存在真是件好事。

求道与求理在中国文化里面，一直是两条并行不悖，能相得益彰，也能水火不容的路子。

南怀瑾去世的时候，大概是 2012 年中秋吧。我认识的一些搞国学的朋友都很感慨："再没有机会见一下当代这位文化杂家了。"我反而觉得，不见比见了大多数时候更清楚一点，就像有的搞禅修的朋友，热衷于跑道场、听开示，我经常说，跑多了就成业务和消遣了，不跑、不听可能你更清楚你要什么。何况南怀瑾把自己整个态度人生都放在作品里了，这种文化人的作品更能看出一个人的志趣。

他去世后的几天，我就把以前写给他的几句话发了一条微博："涂曳在娑婆，筹措几失得；天心月阙满，金栗法音洪。"他作品的那种不拘门户、百家遍拾的风格，后来也证明在一定程度上裨益了我在中医方面的学习。

在十七八岁、高中毕业的时候，业余时间就有一些私立培训机构请我去讲授国学方面的东西。我讲过一篇《谈儒学》，讲过《论语》《金刚经》《清静经》这类，这些讲稿在电脑上留到现在。那个年纪讲国学，能力很小，但是发心很大，其实也颇可笑。十七八岁时，水都没下过，去讲那些渡河的道理。曾写了一句话"羲黄气绝，师法渐灭"来从现状勉励自己，到后来接触中医了，莫名觉得这句话对于中医还是适用的。

菩提聞是章句乃至一念生淨信者須菩提
如來悉知悉見是諸眾生得如是無量福德何
以故是諸眾生無復我相人相眾生相壽者相
無法相亦無非法相何以故是諸眾生若心取相
則為著我人眾生壽者何以故若取非法相
即著我人眾生壽者是故不應取法不應取非法
以是義故如來常說汝等比丘知我說法
如筏喻者法尚應捨何況非法須菩提於意云何
如來得阿耨多羅三藐三菩提耶如來
有所說法耶須菩提言如我解佛所說義無有
定法名阿耨多羅三藐三菩提亦無有定法如
來可說何以故如來所說法皆不可取不可說非

不住相布施其福德不可思量須菩提於
意云何東方虛空可思量不不也世尊須菩提
南西北方四維上下虛空可思量不不也世尊須菩
提菩薩無住相布施福德亦復如是不可思量須
菩提菩薩但應如所教住須菩提於意云何可以
身相見如來不不也世尊不可以身相得見如來
何以故如來所說身相即非身相
佛告須菩提凡所有相皆是虛妄若見諸相非相
則見如來須菩提白佛言世尊頗有眾生得聞
如是言說章句生實信不佛告須菩提莫作是
說如來滅後後五百歲有持戒修福者於此章
句能生信心以此為實當知是人不於一佛二佛三四五
佛而種善根已於無量千萬佛所種諸

· 国学的恩赐

其实，要说到我接触的传统文化方面，用"国学"这个词太大，真的。国学这个大命题里内容太多，而我所接触的东西仅是冰山一角。你说训诂、诗词、史学、天文历法、宗教艺术等，这些方面哪部分不是在大国学的内涵之内？我学习国学的时候，虽然也是诸家涉猎，无所挑拣，但真正面对这个博大精深的学问，自己的面还是远远不够。我当时更多着力在以儒、释、道为代表的东方哲学和宗教方面，姑且就以国学一词以蔽我所了解、熟悉的内容吧。

我的国学是"一步登天"的路子。我们这代人没有那种传统教育里读经功底的熏陶，开始对这些方面有点好感，是在初中，听那个时候很火的于丹"百家讲坛"的内容。于丹女士的东西，她的一些作品已经脱离学术了，她的《论语》《庄子》讲解，更像文学作品，以她女性感性的独特角度去理解并分享自己的看法，像一个文艺女青年。她语言里面那种饱含文学气息和女性温情的东西，确实让我对以儒学为代表的传统文化有了浓厚的兴趣。

后来上高中，真正开始读《论语》，同时翻看一些学者的著作。南怀瑾的《论语别裁》有学术性，也有趣味性；更专业一点的杨伯峻的很经典的版本；钱穆的思路基本是承袭朱熹理学一派的；杨树达的本子也很好。古代注家的也翻看了一些经典的本子，但是没有把重心放在这上面，因为毕竟不是搞专业考据研究的。从《论语》开始，到庄老荀墨、《参同契》、宋元明清理学家的著作，以及《易经》

的一些东西，最后就是看《坛经》《法华》《大智度论》《楞严》这类佛家概念里了义的经典。杨仁山、欧阳竟无、印光、太虚这些人的东西当时也是不释手，现在全还回去了，没留下太多的印象。

总的来说，我学习国学的那两年，没有计划，没有目的，纯粹出于兴趣；看的多，但是了解的杂而不专，专有专的好处，杂也有杂的境界，专而后杂难，杂而后专易，但我觉得我很难有专入一门的缘分了。

记得高中语文老师有一个小讲课活动，因为我文史功底比较扎实，老师就经常把他的课交给我讲国学，一讲就是半个下午，大概现在高中学校很难有这样的老师和这样的事情了。那个时候讲儒学、《易经》、佛学、《老子》等，唬住外行没问题了。说实话，我最痴迷丹道和佛教的时候，打坐、引气、辟谷、禅修这些都搞过，后来都完全不碰了，搞身体去做现象没意义。真的，不要以为这些东西高深莫测，其实最高深的话语就在最通俗、最平淡的经典里，就是传统经学耳熟的内容。你当口水话一带而过也就过了，你认识到了去参又不一样。所以我奉劝后面的年轻人入传统儒释道修证这个大坑，不要着相，不要怪力乱神，把路子走歪了。还有就是肾精要足，胆气要充，不然坚持不下来，机会也抓不住。

说的断断续续，但是大概就这样吧。因什么都看过弄过，而对天花乱坠的声色阵仗感到厌倦，中国的东西太多都是飘在云端的，你的眼界在云端，脚还是在泥土里，开口闭口就是那种天上地下，也是无趣，所以想搞点实际的东西，譬如医学。

我对儒、释、道这方面兴趣最浓厚的时候，我太知道自己的禀赋条件和所要解决的问题，如果走这条路，我自己也并非没有热情，但外缘环境都不具备，所以我自始至终没有想过从事这方面的工作，因为这方面的东西如果要更细化地研究，太枯燥。而走文化普及的路线，自己又没有平台，也不想制造一些噱头；走自修自得的路子，环境时代不允许。本来自己也并非有多少奇遇，也不是有多高水平的人，很多东西讲出来，讲歪了，别人理解歪了，就是戕人慧命，自己先给自己一个嘴巴子。

总的来说，我觉得我并非有条件去做一些以前想做的东西，所以我在高二的时候，就决定要学中医。一来这个跟那个也有很强的联系；二来，医学毕竟也是一门技术。我不高尚，没有发起过"大医精诚"那样崇高的志愿，我不"精"，不"大"，不"诚"，也不是一个执着技术的匠人式的"医"，但是我觉得我能对我当时所钟爱的东西做一些力所能及的事，也勉强算是够得上张横渠的"为往圣继绝学"吧？就是从实践中去证明，从疗效中去证明，我以为这条路能实现我的价值，退一步能养活自己，玩玩也开心，由此我开始接触中医。

如果要说搞传统文化对中医有多大帮助，其实作为两门独立学问，联系再密切，也只是外行以为的，真正到了里面，其实还是相对独立的。所以上大学以来，基本上没有再去翻老本行，留个境界在骨子里了，当初很多东西中，一些往祖宗那里扔，一些往自己骨子里灌。扔的，灌的，说丢了也不算，是用完了还回去了。

但是儒、释、道的功底可能就我个人而言，对后来学习中医的最大帮助就是思维。所以我学习中医没有像很多从十几年应试教育过来的学生那种进入大学第一次了解这个专业的陌生感。我觉得自始至终，我学习中医没有如很多同学那样咬文嚼字，一篇文字到处是障碍。我真实的想法就是，中医这个领域只是我转移了一个战场，我学中医的时候，姿态是自下而上的去探索，心态是自上而下的去感受，没有陌生感，只有生活所迫。有一点我还是很有底气的，因为专业的缘故，我上大学，没有听过一节中医专业的课程，也没有买过一本中医教材，就按照自己当年学国学的方法，从经典到各家的过，障碍不大。到了后来大三的时候，我能够让成都一些学院出来的老师称赞我是高手，即便我的观点很多地方跟教材不一样，很多学院的学生也每周愿意来听我讲《伤寒论》，讲《内经》，我虽不满足，但也满意了。

我搞国学的时候，始终是把实用性放在第一位的，是经世致用，也是活着需要。讲道理的东西太多，你讲来讲去到底讲没讲出个来由，要么学术上对某个观点有新认识，或对某个观点有颠覆或者发展，要么你讲的东西有用。很多市面上的文化著作，尤其是传统文化、宗教、哲学方面的，看起来很美，实际上讲来讲去也没说什么。所以这个态度到了学中医里面，让我成长的速度相对较快。我就专捡干货，你有干货我就捡，然后就是从思悟中再去提升自己内功。我也不喜欢市面上的很多中医著作，看起来很美，像武侠小说一样有趣，但是干货少，这个就很尴尬了。在学习的过程中，很多一起的同学，今天说某老好厉害，明天又看到某老好厉害，我问某老厉害在哪？他说就是感觉治病很厉害。我说那不是废话吗？你觉得厉害，你要去了解他厉害在哪，学术上、临证上有什么特色，不然中医名家千千万，你看一本书，就佩服一个医家，看一本书就说厉害，那些名家固然厉害，但是你看完了，他的厉害也与你无关，人都经不起琢磨，人的厉害常常也经不起琢磨，环境和平台有时候很重要，今天可以把你推上去顶门都放光，明天也可以踩下去放光的地方埋一层泥，无论如何头衔也是一种能力，具体到临床还是应该欣赏他人的优势，思想也不要一棒子跑极端了。亦或者有的人是被中医著作里某些很美，但都是被在"天上"的理论所折服，于是我一定要用附子，我一定要学好《易经》，我一定要禅修才能领悟中医，我一定要修密宗才能领悟人体科学……这些都是很偏的路子，走不好，玩"火神"要引火自焚。

我对我的学生讲的最多的一句话就是："人不过是人，你是，我也是，他们都是。"

后面我这种重视实用的态度，让我并不排斥各家经验，也难以在一开始就认准一个流派，一种体系。一直到看书过掉了各个体系流派、各种医家医论，这个时候才开始选择自己对口味的医家加以欣赏，不对口味的东西，放下了还要班门弄斧地批一下。并不是我真的自以为不可一世，而是我反感那种和稀泥的学术风气，我觉得在功底上面，要朴实没有棱角才能圆满，但是在有些东西上，适度的尖锐一点，才能以偏治偏，才能摸索出自己的体系。我带学生的时候，第一个学生看了一本《医学衷中参西录》，因为学校的任教老师特别喜欢张锡纯，他就在我面前吹捧张锡纯的那些自创验方多么神奇精妙，我只说了一句："花招子多，华而不实。"第二个学生好像摸出我的态度，以为我不喜欢张锡纯，又在我面前吐槽我们的锡纯大师，我又开始说："张锡纯功底精纯，没有悟性的人，用他的方用不活正常。"他们就开始说我有两副面孔了。哈哈，其实如果需要的话，两副都少了，来一千副都可以。有时候我认为一个医家的东西是偏见，那么你需要的不是中直公允，需要用自己的有效的偏见去中和，这才有了中医的百家争鸣，因为在中医里面很难有一个中直公允的标准，你说附子有毒，别人偏要半斤半斤开给你看，而且还门庭若市。就是这样，当一种有效的偏见存在而且合理时，中医学术就发展了。

无论名医大家或者民间中医，只要临床确凿有效就是真理，对西医的态度来说也是一样，真正浸淫于临床的中医、西医都不会很极端地去否定另一个学科，那些网上的中医黑也好，极端排斥西医的人也好，大多都是不上临床的，打嘴仗嘛，所论所叙各执一词，俱不足取信。该用西医治疗方法的情况肯定建议听专业西医医生的意见，一些问题确实现代医疗体系有好的控制办法，就应该学习和赞叹，我们做好辅助也未尝不可。坚持纯中医，排斥一切西医治疗的那类人，怎么说呢，自己玩自己嘛，先在心里设了一个中医教，自己当信徒，愚弄自己，娱乐众生。理论也好，案例也好，这些人都可以引经据典地搞得神乎其神，真正到解决问题的时候就怂了。所以为什么要有这个门户之见，可以说这种中医人的热情是对生命的不负责任。

· 不合格的中医护理生

　　高中在传统经典里打转的时候，中医的《黄帝内经》也看过，对于一个没有接触过医学的我来说，太晦涩，只能是走马观花，除了书名没留下一点印象；《本草纲目》看的多一点，留下了对中药在文字上面的第一印象。当时，有我们当地一个中医院院长对我有一些指点，使我对中药的认识要多一点，理论的东西也或多或少从他嘴里耳熟了一些。

　　高中即使如此夸张的学习生活，临末高考还是超了当年的重点线几分，不过继续带有戏剧性的是，我读到了护理专业。当我知道读护理这个专业时，尤其强烈失落和难过，这种感觉从小到现在那是一次，因为自己打算的东西很少出偏差。当时就想到自己原本想法中顺利的各种后路打算，必须因我的偏差让我付出各种代价，后来也确实如此，人太会打算时，老天就不帮你了，越来越多偏差等着我去处理。

　　后来我在成都中医药大学附属医院实习护理，我每天搬箱子补货，这是第二次强烈的失落。第二次的时候，我已经大四了，正好又遇上一些偏差，一些经历如同狠狠扇了我几个耳光，能力有时候是用来玩自己的，别人看个热闹，看完了吐了一地瓜子皮，后半场又演给下一波带瓜子的衣食父母吧。记得当时搬着搬着箱子，很多感受和画面就眼前一晃，俶尔远逝，并没有什么。尺子在人，秤在我心头，在尺子眼里，我称起的重量，远不及我秤的长度有说服力。

后面很尴尬的就是变成了一个学校很多老师同学眼中的"中医大神"，也是一个老师、同学眼中的不及格的护士。

大一的时候，基本上就是各种活动，课程特别少，正好遇上学校一本学术杂志《中医学与辩证法》招新生，就又把我的兴趣勾起来了。那一届招人看起来比较严格，初试的时候大概有四五百人面试，最后一共就留下了80多个人吧。既是意料之外，也是意料之中，我最后顺利进入"中辩"。好像我是那一届唯一一个护理学院进去的，其他的都是七年制中医、针推，吴棹仙、李斯炽班的同学也有很多，这让我开始的时候毫无底气，我这个人其实最怕的就是没有底气，一直在努力的也就是让自己有底气，当时如此，现在亦是。

我们部门第一次文摘讨论的时候，题目是"阴阳"，我很认真地准备了一篇稿子，一下午写下来才发现将近一万字。后来每个人的讨论时间限定在15～20分钟，我只有临场把那个稿子精简了又精简。不过第一次文摘讨论之后，我发现我以为的一无所知，其实是震住了全部门。因为我当时的国学底子很好，又有讲课的经历，就把中医的命题联系儒、释、道都东拼西凑地讲了一遍。就国学来说，还真唬住了当时的同学。于是后来就被内定为下一届的部门负责人。但是我这个负责人当得并不好，因为懒，所以我们部门的杂事都推给了其他部门分享，我就只是病案讨论、文摘讨论、专题讨论时现个身，剩下的时间就是带着部门的同学唠嗑，吃吃玩玩。这个后来跟当时的总负责人、现在的主编说的时候，就秉着一个伸手不打笑脸人的态度，过完了我的小负责人生涯。

进"中辩"的经历，除了认识很多朋友之外，最大的收获就是给了我信心。这两点很重要。我上大学交着学费、住宿费，在学校睡了几年觉，也基本没去上过课，我们班上的同学一大半我是叫不出名字的，所以反而在"中辩"的时候才能有机会交到一些朋友。一路走来，护理学院就在那里，我也在里面，安安稳稳并行不悖地过日子。

中医来讲，我也有底气地说是靠自己。因为上大学的专业问题，我有过一段时间已经准备把中医的兴趣完全放下。当时我觉得，如果我坚持中医的话，很可能是一条非常难的路，甚至是一条歧途。不过过了两年，学中医也好，治病也好，都没有我想象的难，但过不折腾的日子好像很难。不管怎么说，用德纲先生的一句话："感谢同行吧！"

·"歪门邪道"学中医

大一下学期，我开始在慢慢地看中医方面的书籍。我略自豪的是，我没有看过一本中医教材，也没有蹭过我们学校中医老师一节课，但是2年后，连我们学校一些老师自己的亲属生病也会信任我，让我来分析和实践。

那时我对看的第一本中医书，还是以前看过、但已经没有什么印象的《内经》，仍然是一头雾水。于是，我掉个头，开始看一些通俗一点的阐述、讲解类的书。譬如当时很红的《思考中医》、曲黎敏的讲稿、郝万山的讲稿、王玉川的讲稿，以及任之堂的东西等，当时自己的体系没有成熟，看了李阳波、刘力红、倪海厦、李可、黄元御、余浩的东西，真的有一种很鼓舞人心的体验，虽然当时和后来对这些人的东西都不尽认同，但更多地是发现他们这些中医人的那种热情与对传承的执着，这个跟院校老师给我的印象是不一样的。那时候，我大概花了3个月的时间陆陆续续读了几十个人的书，我现在也很佩服那个时候看书的劲头。大一、大二这两年，大概看了300本书，过了那两年，惭愧的很，没能再看下来一本书了。

·我的中医启蒙老师

大学第一学期的期中，是我学中医比较重要的节点。当时我的一个朋友想去跟一位老师门诊，我就陪她去了，结果我也顺利地跟了这位老师门诊，并一直跟到我离开温江校区。

他算是我真正意义上跟的第一位老师，叫赖宇，是十多年前学校张琦老师带的一个博士。后来我们的关系非常好，我既把他当成我的启蒙老师，也把他当作很好的朋友。至今我很感激他，一方面他是一个好医生，更重要的是他用药"怪"。他崇尚仲景学说，以经方为主，每张方子只开八味药，或者八味药以下，多数情况是凑满八味药，而且每味药量相对比较大。我记得刚跟他的时候，他经常开的方子里面，炒二术都是用80g，葛根、黄芪、生地这些常用的药都是40g，60g往上。他在药证对应方面和用伤寒方的方式等方面对我启发良多，至今仍有借鉴的地方。

不过，虽然我是赖老师的学生，但我自始至终跟他的辨证思维、脉诊以及用药方式的路数都不相同。正因为我跟老师走的体系不一样，后来就有一个特别的好处，我们可以经常在治疗疾病、辨证用药上，对经典理论的认识上，对药性的认识上互相分享裨补，如果师生两个人路数大同小异有时也不见得就完美。

赖老师对于一些经方的使用，确实独树一帜。他很少拘泥于六经来辨证，一个经方常被拆分加减的杂七杂八，很多时候是药证相应，这个也是很有特色的。譬如他治疗一个中年女性的耳鸣、头晕、脉弦滑、苔腻，用了大致一个苓桂术甘的方子：茯苓120g，桂枝30g，炒白术60g，生甘草15g，石菖蒲20g，柴胡40g，葛根80g，泽泻30g。一般的人可能看这个方子就很咂舌了，但是我还是遵从乐山名医汤一新的一个观点"疗效是检验医学、医术的根本标准"，中医不管你是平淡轻灵还是峻猛刚烈，不管你是经方时方、药简或方繁，疗效是唯一标准。我虽然是以走伤寒路子为基础，但用方跟冯世纶、胡希恕、曹颖甫这类方证对应、紧扣六经为核心的大家迥异。我用方子从最初到现在，很多时候是药味多、药量少，而且搭配比较复杂。我曾经一度觉得叶天士、蒲辅周的方子很美。我大二的一段时间也认为方子要如冯老、曹老这类才享受，如蒲老、赵绍琴老这样才精巧，我还真机械地学了一段时间叶天士的方子，也机械地学了一段时间打主经、用原方的路子，方子开出来是美了，疗效反馈却远不如我自己以前的套路。我不是个规矩人，看来用药上面也只有自己在规矩之外创规矩了。

• 我所敬佩的两个大家

　　说到医家，在某个阶段，还是跟口味路子有关系，这个问题我问过成都的金钊老师，他说水平到了就没有什么口味了，就是一个辨证。可能金老师口味确实跟着水平的上升淡了，我的口味反而跟着临证的成熟而更挑剔了，而且越临证越感觉要丢掉辨证的概念，而把握辨证的精神。在把握辨证的精神时，说出来的可能有时并不是一个辨证的概念。

　　近现代医家里面，高手辈出，如蒲辅周、姚荷生、丁甘仁、赵绍琴等，确实各有千秋。但从口味来讲，我对施今墨老倒很敬佩。施老的书我大一第一遍看得时候颇不以为然，觉得方子杂乱，药味多，辨证用药这些也很规矩，对于当时看倪海厦、李可的我仿佛觉得平淡无奇，看了他的医案，似乎觉得好像这个病我也能治。但是到后来真正临证实践多了以后，再看施老的书，真是学习良多。最开始看他的经验，总觉得他的方子太杂乱，很多时候看他加桂枝、柴胡觉得加得没有理由，后来才深服其用药的规矩、准确。施老真的是把中医理论吃得很透，功底非常强大，能把一堆杂乱平淡的药物组合成条理清晰的方子，不管是几诊，几更方，整个诊疗过程思路都是非常清晰，能够让病跟着自己思路走，而不是被症状带着走，被病左右，被牵着开方。评价一个医生医术的核心在我看来，就是一个思路清晰和底气充足，满足这两点是以医为主，病为客，治病如同送客出门，与其相反的是，被病和症状占据主动，自己被动去迎合各种问题，反而复杂。所以我从临床到现在的感受也是如此，方子越用越少，思维越来越简单，底气也越来越足，这种感受仿佛一步步在打开局面，愈往后愈明朗。

在现代伤寒医家里面，我个人还比较推崇李克绍。我曾经在微博发过一个我心中的近现代伤寒大师级的"三绍"：一个是成都的邓绍先，一个是山西的刘绍武，还有就是山东的李克绍。还有一些可能知名度较小的，如四川的江尔逊，这些经方医家也都是很厉害的。我记得曾经有那么一段时间，因为临证确实解决了一些问题，在学术上也有点飘飘然了，当时看了很多历代伤寒的著作之后，甚至觉得以后看书伤寒的东西都没必要再看了。那段时间在西南财经大学图书馆就专心看明清医家的内科医论，偶然翻到李克绍的伤寒著作，开始也不以为然，可看下去之后，着实打了自己的脸，自己以为的很多匠心独具的理论，前辈已阐之矣。学无止境，从做学问来讲，确实在任何时候都要有朝乾夕惕的努力，才能看得更多、更广。

• 第一次看病开方

　　大一第一学期的期末，在跟赖老师门诊的过程中，也开始了自己最初的临床实践。记得当时是冬天在学校，有两个很好的朋友感冒了，一个女生，一个男生，症状都差不多，微恶寒，发烧，咳嗽痰多，男生的头痛、肩项僵痛比较严重，这种常见的风寒感冒买盒散列通加荆防颗粒也就差不多了，当时还是愿意开中药，那是我第一次的临证实践。女生苔白腻、脉濡缓，男生脉偏弦，当时就开了一个柴胡桂枝汤的方子：柴胡 15g，黄芩 10g，桂枝 15g，赤芍 15g，生姜 10g，大枣 10g，炙甘草 10g，法半夏 15g，前胡 15g，杏仁 15g，桔梗 15g，百部 15g，荆芥 15g，防风 15g。男生的方子还加了羌活、葛根。虽然这两个病例现在看来都是极其简单的，两个人都是 20 岁，体质比较好，未尽剂就痊愈了。这两个病例是对我最开始临证信心和动力的一个鼓励。

· 奇特的切脉感觉

　　大一第一学期结束后，我回家乡，在一个三甲医院——市中医院的老年病科见习护理。在老年科病房，有大量的病人需要我每天去量血压、做体征监测，那个时候热情满满的，时间闲闲的，我也就不放过每个摸脉的机会。

　　我当时脉学著作根本没读什么，就把李时珍那本《濒湖脉学》看了一遍，留有印象。可能是自己对《内经》和中医基本理论比较熟悉，加之可能有点天赋，或者叫老天爷赏饭吃，在前面跟诊的时候，就对脉诊比较敏感。我一开始摸脉的时候，第一时间考虑的不是这个是数脉还是缓脉、是弦脉还是紧脉，而是感觉到脉势里一个人的体质，甚至夸张一点说，并没有去想是什么脉，而是感觉到脉在说话。我习惯双手脉法，两只手一搭上患者的手，就感觉这个脉告诉你他有寒气，里面有郁火，上面阳气升不上来，下面精气虚并夹杂瘀积。这对于一个初学者是很难得的感受。那个时候好的是还有热情，而且懵懂状态，一摸脉还能说个一二三四五，现在过了3年你要叫我摸脉，除了跟我治疗相关的开药时摸脉能有感受外，其他时候你伸个手过来，我一巴掌打回去。跟我治疗无关的，硬要叫我摸，我还真是什么也说不出来。

　　正因为有这样的体验，我给老年病人摸脉时，就连蒙带猜地说该患者的症状，结果大部分都蒙对了。后来我靠摸脉说症状的事竟然在科室病人里面传开，许多病人都跑到护士站来找我摸脉。其实并非我的脉诊水平有多高，我从患者的脸色、舌苔，以及整个人的状态就已经有了一个初步的印象，再加上脉势的感受，因此就往往能够说中病人的一些情况。比如一个病人陪床的家属、40多岁的男性，来找我摸脉，我一看他体质健壮，但面红黯黑，心里就初步判断这是一个爱喝酒的人，体内痰湿蕴久瘀滞严重，再一看舌苔，舌黯苔白腻，更印证了我的判断。摸脉感觉脉弦硬弹指，但感觉又并非是有实邪壅塞，而是精气里亏，肾水不足，脉道失和缓，这种体质虚实夹杂，络脉瘀阻，首先考虑一个头晕、失眠、小便浊、情绪易激动，如果用西医诊断来说就是很容易出现高血压。结果这些症状全部说中。该男子很多年严重的失眠，血压高，头晕，小便浑浊。当医生毕竟不是算命，这些诊断手段对临床确有帮助，但真正实践的时候，你的四诊是要服务于你的方药选用，而不是用这些来取悦病人、博取名声。而四诊信息如何服务于方药的精准选用，开始是一种明确的标准，后面是一种说不清楚的标准，所以后来跟同行交流某些病证，他们问我怎么辨证，我说丢掉辨证看感觉，这样说看似模糊而浮夸，确实是在辨证这条船上坐过来的，开始还有船，后面就是辨证的精神在，辨证的形式无了。《金刚经》里释迦说："如我说法，如筏喻者，法尚应舍，何况非法。"我带了两年的一个学生，头一年我教他好好辨证，抓住舌脉、主诉，第二年他只要开口谈辨证我就呵斥说动口便错，让他讲是什么病机，而戒掉去讲是什么证，现在我在慢慢让他先不管病机，去感受这个病人的病气和状态，再对应药的个性去联系。

·开启我对经方、对《伤寒论》研究的一扇门

　　在市中医院见习时，我遇到一个病人，我每天替他测血压。他是大面积脑梗死中风入院，现在已经很多年，无法自理，转入老年病科半治疗半调养。当时这个病人正好并发肺部感染，需要每天输九组液体，加上西药、中药，病人情况越来越严重，咳喘到眼球凸出，此刻我才知道《伤寒论》里说的"目欲脱"是什么表现了；痰液量特别大，护士每天需要吸 3 次痰。其家属也很焦急，她在病房听说我摸脉很准，就让我来帮忙看看。因为患者舌头不能伸出，我摸脉后，是一个洪大滑的脉象。我去护士站调出医嘱单，看病人所服用的中药，以清热化痰为主，洪大滑的脉象用清化法没错，但我始终没有从这洪大滑的脉象里感觉出热象，来势不实，尽管具体的我也难以表述是怎样的感觉，可搭手的第一感觉就是这里面正邪交阻得厉害。家属请求我开方试试，以我当时的身份是没有资格下处方的，拒绝了几次，可看到患者痛苦的状态，对于一个初学医的人心里真的触动特别强烈，于是我开了一剂小青龙加葶苈汤：生麻黄15g，桂枝 12g，干姜 12g，细辛 5g，泽泻 10g，厚朴 15g，薤白 15g，五味子 12g，葶苈子 12g，大枣 8g，桔梗 15g，白芍 15g，前胡 15g，款冬花 15g，法夏 15g，加鲜竹沥口服液。我嘱咐患者家属，要将这个处方给主管医师看，在主管医师同意并下医嘱后才能服用。当天晚上我回家的时候，病人家属给我打电话，说病人服药 2 次后基本咳喘、痰涎明显减少，当晚已能安睡。后面到一两年以后这个病人

有什么情况，其家属仍然会电话来咨询我的建议。

　　这是初期学中医的时候，我觉得一个很让人获得满足的东西。并不在于患者的感谢，只是一个我开的，我治的，且有效。就这三点，自己就喜悦了。

　　我父亲多年老慢支合并肺气肿，那个假期我也是用射干麻黄汤处理而获效，再巩固肺肾而得到良好的改善。这些开始的经历，很多实践，我至今记忆犹新，那时我处理的家人及朋友的病证有20多例，全部都是用经方化裁，无一失手，从此开启了我对经方、对《伤寒论》研究的一扇门。

• 在当地社区小有名气

　　我上大学的时候，放假都是回爷爷奶奶家，一直在广元的一个国营厂的家属社区里面住。大二的暑假，我除了去驾校学车，就是在家闲着看网剧打发时间。社区里的邻居和认识的人都只知道我在成都上大学，其他也没多少交流了解。我每天从驾校回来就不出门了，因为天气太热，整天窝在床上，因为我们家在顶楼，晚上就去楼顶抽烟，有时候搭一把椅子，拿上 iPad 上去看书，聊胜于无地看会儿书，一抬头就是漫天繁星。小时候就喜欢看星星，儿童时代的看夜空，是带着纯粹的好奇，后来觉得星星太远，人很近，童蒙之后就是混在人堆里，看星星少了，人见多了。再到成年后，反而觉得星星繁杂却清楚，愈遥远的东西愈给人慰藉，星星很近，人有时很远。

　　过了几天，楼下姜婆婆得病了，躺在床上几天，连身都不能翻。这个姜婆婆跟我们家一直关系很好，每天都和我奶奶一起出去转路逛街。我奶奶让我去看看，我到了姜婆婆家，她躺在卧室床上喊腰疼，不能翻身，吃饭、上厕所对她都是很困难的事。虽然慢性杂病我也见了不少，但这种情况还是第一次遇到，本该是紧张甚至好奇对吧，我却很笃定。那个时候对我来说就是治一个病，就是打开一点局面。

　　不论从一开始临证实践，还是后来有了一些临证经验的时候，面对疾病需要解决问题的时候，基本上都没有说特别疑惑，这个可能跟我的性格有关，不喜欢拖泥带水。问题堆过来了，需要自己解决，但自己也需要通过对这些问题的解决来打开自己的局面。大学前三年，不论看风水、算卦、祝由科的东西都在做，看病是主业，有时候不愿意做的东西，因环境需要，而成了互相促进的东西，互促和两全成了做事情唯一的标准。所以我的诊费从大一到大三，从来都不是我自己规定标准，我的诊费是被我的病人一步一步抬起来的，我难以去计较钱上面的事，即便在我大三诊费收到过上千块钱一张单子时，我也还是会接很多一分钱不要的业务。一个是举手之劳，另外一方面是你愿意给多少，我都欢喜，只要最后结果大家都满意，就是皆大欢喜，一路走来，唯一求的就是皆大欢喜。

当时面对姜婆婆病的时候，就是一个好好走病机，自己现阶段水平能处理成什么样子就是什么样子，用药能用成什么样子就是什么样子，按自己的思路走，即便反馈不佳，那也是能力有限，已经尽力了。因此，即便是大一刚跟诊的时候，解决很多问题也从来不会说想半天，出现类似"这个方也可以？那个证也像？还有点瘀血……"这样的困惑。就是在自己的思路上尽力追求精准就行了。

我摸了一下姜婆婆的脉，双手弦紧滑，再看舌苔厚腻粗糙。我当时就认为这是个典型的真阴亏耗在先、痰湿败血瘀滞在后的证型，治疗就得先通解，后补养真阴。于是开了一个方子：独活 15g，续断 15g，杜仲 15g，菟丝子 15g，姜黄 10g，红花 10g，萆薢 15g，石菖蒲 15g，鸡血藤 15g，桂枝 15g，白芍 15g，炙甘草 10g，三剂，一周的量。姜婆婆看了我的方子，她这几天也吃过中药，譬如姜黄、独活、红花、杜仲这类，但是效果不大。我并没有怀疑我的方子会不会无效，因为我收集了四诊资料，脑子里跳出来的就这些药，不会因为前面用过的药，现在就不用了。我觉得一是组方架构和前面的不一样，二是我难以去改动我认为我的方子很对证的东西。姜婆婆的家人很快就把药配回来，并熬好给姜婆婆喝。我奶奶回去还责怪我说，胆子比天大，什么都想试，以后不准再去给别人看病了。我听了也只是笑笑，依旧按我的治疗步骤走。家里还有我自己练习针灸时候的针，于是晚上我又去给姜婆婆扎针，作为辅助治疗。躺在床上的姜婆婆看见我，很高兴地对我说疼得轻一些了。我对姜婆婆说："明天就让你站起来。"她听了也只是笑笑。我知道她肯定不相信，其实我心里并无十分把握，话先说出去了，就只能期待结果了。

我给姜婆婆在复溜烧山火，肾俞、腰阳关、承山、昆仑留针，委中放血，还有在腿部可见的皮下青紫的络脉处都放了几滴血。《灵枢》里关于通过络脉放血来疏通血气瘀滞的论述有很多，但是当时我并不是受《灵枢》的启发，而是见到腿上青紫的络脉就有冲动要放掉一些，我觉得虽是在皮下浅表处，但总是瘀积才能形成，放掉一点点总没有害处吧！第二天早上，我去姜婆婆家打算再给她扎针的时候，婆婆已经可以自己站起来扶着墙上厕所了。我很意外。后面就按照这个思路处理了大概半个月，其间方子加过土鳖虫，后期又加重补肾和血的药。姜婆婆已经完全跟没生病之前一样，又出去和我奶奶遛弯了。

社区老年人都是成群扎堆的，有什么新鲜事传得很快，不久社区很多人都知道了我有看病的本事，都来找我瞧病。以至到开学前，每天中午我们家的客厅几乎都没闲过，我也得以有机会见到更多的病例，丰富自己的临证经验。其中有一个我印象特别深。

是一个真正的疑难杂症。患者是姜婆婆的好朋友任婆婆，从大概年轻时候可能是因产后起居不慎而开始头痛，已经有几十年了。年轻时每天发作一次，疼痛剧烈时用头撞墙，需要每天吃止疼片，最极端的时候，睡觉时候用秋衣当绷带把头箍得死死的，不然无法入睡；到了老年，情况有所减轻，变为2～3天发作一次，但仍然离不开止疼药。这几十年中看过很多医生，吃过很多药，试过各种内外治疗方法，甚至试过火疗，差点出事。当任婆婆听了姜婆婆的介绍，来问我有没有好办法的时候，我想我只有我的办法，好不好是你来说的，我就答非所问地说了一个"好的"。她来找我的时候，还有一个突出症状就是怕热，当时正是暑假，她每天无论在室内还是室外总是汗如雨下，必须随身带着一条毛巾，不然汗就是从下巴往下滴。舌暗红，苔薄黄，左脉弦紧数，右脉濡缓。当时很简单地就按照四诊信息开方了，通窍活血汤合桂枝附子汤，加全蝎、浮小麦、龙牡，后来还用了麻黄。同时，又在头部的头维、百会、大椎、风池、悬钟扎针，腿部凸起络脉放血。我很清楚地记得，也是中药加针灸治疗半个月，任婆婆的头痛再也没有发作过。她首先感觉到有效果的就是吃了中药第二天汗就少了。如果单纯从症状表现来看，不用养阴敛汗而用桂枝附子汤是很冒险的，但是左脉弦紧数、右脉濡缓，加之对病人整体的分析考虑，就是一个外邪久客，夹杂瘀血，而气血稍衰，桂枝附子汤是治疗表阳亡衰汗漏的方子，用在这里就是一个扶里阳，加调和营卫、祛除外风，加一些龙牡、浮小麦可制约温散过度，加上通窍活血汤直接针对久病致瘀。

任婆婆就住我们小区，我也因此在社区小有名气。不过这两个案例，倒是开启了我在临床使用针灸的门路，我的针灸也是野孤禅，我用针只用三寸长针，取穴的方法、进穴位的方式也与他们学院出来的针灸医生迥异。到大四时候，扎针也是完全凭着感觉了，配穴、选穴仿佛是水到渠成的直觉，还有一个我自己独特的针法，我暂叫做"中元五针"，说是五针，其实是四针一神阙，围绕肚脐在下脘、气海、两个天枢处进针，肚脐用艾条，这四根针根据患者气机的状态，以顺逆时针，或相向相离的几十个排列方法，来达到升降平衡的效果，这种方法无明显补泻，全在施针者的气场和手法。其治疗只有一个目的，就是调整升降的平衡，透邪平正。我用这个方法扎一些针感强的人，他们能感受到肚脐的周围气的顺逆运动，治疗过肠梗阻、中风、精神疾病、失眠、帕金森等，效果都不错，适应证比较广。

• 摘掉病人的"帽子"

　　也是这个假期，我碰到另一个很有意思的案例。一个偶然的机会，我认识了一个做安利的中年女性，她知道我是学医的。我们在一起聊天的时候，她讲了很多她身体的问题。她特别注重养生，每天的电视养生节目一集不落，听到吃三七好就买三七，听到泡菊花好就买菊花来泡，吃来吃去都没有什么作用。她问我平常养生泡点什么水，煮稀饭里面加点什么中药好。说实话，这方面我真的难以给她建议。因为我一直反对用药养生，煮粥就煮粥，你放点什么枸杞、当归、苡仁，多难喝啊！今天吃三七，明天买西洋参，未必适合自己体质。我一向的态度就是有病治病，没病就注意生活方式，比较反感一些保健品的宣传。我给她讲了很多中医的道理，我当时是希望她不要吃保健品、药品，那样对身体并不好。她听了之后也比较认可。后来她因为老胃病犯了联系我。当时症状就是胃痛胃胀，我用了桂枝倍芍药汤，加了柴胡疏肝散，她吃了两剂，症状就控制了。她是很多年的胃病，一直在我们当地某胃病专科名医那里看。因为我开的这个方子价格特别低廉，效果也不错，她后来很多问题都会找我咨询。

　　有一次她联系我，说她有一个很奇怪的问题，不知道我有没有好办法。就是大概从 2 年前开始，慢慢早上起来会觉得像是戴了一顶厚帽子一样，把整个脑袋都罩住，整个白天人都是不清醒的。现在除了睡觉，整个头上都是像顶了一顶厚帽子，虽没有困倦乏力，但就是感觉每天昏昏沉沉，从来没有清醒过。因为正处更年期，很多医生认为是神经官能症，中药之前也吃过很多健脾化湿的药，没有什么作用。根据她自己形容，这个帽子感觉一天天厚重起来，人越来越烦躁。我耐心听完了她的讲述，第一反应就是《内经》的"因于湿，首如裹"。但她之前也吃过很多除湿的药物，并没效果。我看了一下以前的方子，一部分是除湿热的，而另一部分加了很多健脾补气的药物。怪不得没效果！这个病人整个脸色萎黄，舌质淡淡的，脉都可以不用摸，这种除湿一定要通阳理气，加一些辛散化痰的药，里面的郁气才打得开，湿气也才散得出去。用除湿热的既易伤到阳气，又不利于利湿；用健脾除湿的方法，则会壅塞气机。我当时用了一个苓桂术甘汤合三仁汤加羌活的架子：茯苓 30g，白术 40g，桂枝 15g，炙甘草 10g，羌活 10g，石菖蒲 15g，白扁豆 15g，藿香 15g，枳壳 15g，杏仁 15g，苡仁 15g，白豆蔻 15g，六一散 10g，柴胡 10g，法半夏 15g。这个里面重用白术、茯苓是在突出一个化湿止眩的作用，我用苓桂术甘汤时，这两味药一定要重用，对于一些湿蒙清窍病才有效果；还有一些梅尼埃综合征，如果是这种证型的，白术、茯苓量小了效果就要大打折扣。仲景原方里这两味药量更大。用羌活、菖蒲、柴胡是引清阳上升，三仁汤是将中湿从小便走，扁豆、藿香、枳壳、半夏从中焦疏调气机，化浊顺气。最后效果也在意料之中。她一周后告诉我，吃了两剂，"帽子"就摘掉了。这个病虽然是个很简单的病，当时她发微信语音的时候，大声重复："帽子摘掉了！"

• 第一个重症

大二的时候，遇到了第一个肝硬化病人，而且是中晚期，这个病案我记了下来。患者因为上消化道大出血做过一次 TIPS 手术，之前也看过中医，吃过一年的中药，而且找的中医均是国内的肝病名家，效果寥寥，几近失望。他女儿跟我是很好的朋友，我叫他范叔叔。她问我她爸爸的这个情况用中药会不会好一点。我也是第一次碰到肝病，就说试试看吧。开始她女儿还怕父亲不放心，就骗他说是一个老专家开的药。后来他感到效果并知道是我开的后，一方面惊奇，一方面同时又很开心，就放心地让我来诊治。当时的情况就是肝脾肿大，右肝囊肿，腹胀，体表蜘蛛痣、肝掌都特别明显，严重的失眠，乏力，脉弦滑，舌苔黄腻。我当时并没有想过要把这个病治成什么样子，就是很单纯地有症状解决症状的思路，开了一张方子：藿香 15g，柴胡 15g，炒二术 15g，生麦芽 15g，鸡矢藤 20g，厚朴 15g，枳实 12g，益元散 15g，莱菔子 15g，夜交藤 15g，茯苓 20g，桃仁 10g，鳖甲 10g，佩兰 15g。一周后反馈，每天拉了几次肚子，腹胀明显缓解，手掌紫红减轻，睡眠好转。后又抓了五剂药去吃，效果依然很好。

二诊的时候，腹胀较轻，苔白腻，睡眠有好转，但仍容易惊醒、质量差，乏力。柴胡 15g，黄芪 30g，生麦芽 15g，桃仁 10g，鳖甲 10g，茯苓 20g，白豆蔻 15g，佩兰 15g 夜交藤 30g，石菖蒲 15g，葛根 30g，远志 15g，酸枣仁 15g，厚朴 15g。服药五剂后，反馈服药当天睡眠即安，之后睡眠一直平稳。病人特别高兴，说10余年来睡眠从未如此好过。

后面我嘱咐他，如果效果好就守方。中间有一段时间病人基本没有什么不适的症状了，我当时还缺乏经验，觉得没有症状就行了嘛，就让他不要吃了，反正中药也难吃。结果停药后，症状反弹。后来还是用这个方加减，病人感觉一直不错，只是停药后腹胀容易反弹，感觉宿便较多，便溏。而从患者舌脉来看，恢复不错。这个时候，虽然患者表现出便溏、乏力，一副脾虚湿郁的症状，但我觉得内积也很重，不然不会总是容易反弹。因此，还是用了少量大黄加进去，同时又加了熟地黄。

藿佩兰15g，柴胡15g，炒苍术、炒白术各15g，生麦芽15g，厚朴15g，党参15g，土茯苓20g，茯苓15g，桃仁15g，鳖甲15g，生牡蛎20g，鸡矢藤15g，熟地黄15g，夜交藤20g，熟大黄6g，酸枣仁15g，莪术10g，六一散15g。

服药一剂，病人就反馈，与前方对比，此剂药效果更好，腹胀立除，身体轻松。我想试试熟地黄配大黄、鸡矢藤之类是不是有荡涤浊气下行的作用，验证了一下，好像效果可以。但是这种脾湿，用了不少的熟地黄加进去，腹胀立除的道理究竟在哪里，也只有以后有时间再谈谈了。

病人吃药将近4个月的时候，又去重庆做过检查，肝脾大小恢复正常，右肝囊肿。从重庆回来后，又用过柴胡达原饮，吃着成药大黄䗪虫丸，后期健脾化湿、养肝肾，佐化瘀血，水蛭和土鳖虫用了一个月，调理近1年，在当地医院影像检查结果，腹部彩超显示肝脾大小正常，肝表明光滑，实质回声均匀，血管走行清晰，支架内血流良好，原右肝囊肿消失，肝功能检查基本正常。有这个效果，不要说患者，就是我也很开心。

后面他们一家人的大大小小问题很多都是找我咨询。我觉得用疗效征服患者，得到信任，是作为医生最开心的事情。也很感谢患者的信任，让我能够在实践中接触到更多的病例。而且治疗这个病的过程将近1年，我自己特别感慨的是，治疗这个病将近1年的时间，可以说也是我学中医最努力的时候。这个病例让我胆子大起来了，虽然我胆子本来也不小，治疗了这个病例，我也有了底气诊治一些其他的重症，如肾病、心衰、肿瘤之类的。那一年的进步确实不小，每个月都不一样。

范叔叔以前是教语文的，后来他还送了我首诗："从来皓首未穷经，何妨固持老幼别。杏林多有才人出，新芽更重老枝叠。"挺有意思的。

· 我的经方路子

　　我在学中医的过程中，得到了很多患者和老师的认可，对于这些认可我既感谢，也惭愧。中医的门类里面，外科不擅长，儿科治的少，而内科和《伤寒论》方面我才觉得自己是有一定能力和心得的。我学习《伤寒论》，一直是比较随意的，完全出于兴趣。我觉得自己有一点比较好：就是一开始就有一个自己的态度。很多《伤寒论》大家的著作都对我有借鉴和启发，但也并没有受某家某派的思想影响特别深；即便我习惯用《伤寒论》方，但在临证处理上也跟一些大家口中的经方派医家有很明显的差别。我解读《伤寒论》条文，除了各家注疏的内容外，很多条文上都有我自己根据《伤寒论》思路所创的验方，譬如大来复汤之类，这些方剂很多都是我在处理内科杂症时，对某类证型用之凿然有效的。在辨证思路上，我并没有一开始就用六经的思路去考虑，而是先按内科脏腑气血辨证的思路走。我对《伤寒论》用药有自己的心得，尤其是一些《本经》里记录的药性作用，都是先按脏腑气血辨证的思路，然后再去抓六经证的表现，最后处理用药时大多又回到《伤寒论》的思路，因此，所开的方子很难见到一个完完整整的《伤寒论》原方，都是把时方、经方拆得七零八碎后再揉起来处理，但这个糅合又并非无章法。

　　譬如曾处理一个女性的盗汗、失眠、潮热、脉细、苔红，这是很明显的肾阴虚表现，对吧？！我当时用了一个小柴胡汤加减：柴胡 15g，黄芩 15g，法半夏 15g，生姜 10g，大枣 10g，党参 10g，炙甘草 10g，熟地黄 15g，山茱萸 15g，青蒿 15g，鳖甲 15g，川牛膝 15g，功劳叶 30g，浮小麦 15g，柏子仁 15g。就两剂，诸症皆平，再未反复。其实这个案例很简单，若按照六味地黄丸、天王补心丹这样的路子处理，应该也会有效果，而我用小柴胡汤和青蒿鳖甲汤加减，是考虑到一个枢机不和，除了脏腑的阴亏之外，通调三焦津液才是最重要的。小柴胡加青蒿鳖甲及牛膝就是这个效果，最后能够两剂四天的药量就解决。我觉得这个速度和效果也是相对常规路子处理比较快和理想的吧。

后面也是一个中年女性的案例。她这个比较复杂，曾找过一些老师看过，都表示是比较疑难的，需要吃很久的药调理。这是她自己整理的病情：有一点尿失禁的感觉，就是比如大声咳嗽、大声笑、大声说话，或跑跳，都会有一点流尿，有时甚至需要纸尿布，已有 4 年多，尿黄尿烫，去检查肾和尿道都无病变；经量减少，经期准，经期小腹胀痛，腰膝酸软，检查也无病变；平时素有五心烦热、失眠、头晕，偶见耳鸣，易上火，偶有双目胀；舌苔厚白，舌质干；肛门、尿道灼热，口干、舌燥、咽干。曾患宫颈糜烂 II 度，治疗后对应症状消失；现患声带小结，荨麻疹 11 年未愈。备注：喝凉茶，吃清热养阴补肾的中药效果不明显，药效持续时间短。她整理得很详细，也很复杂。因为她人在外地，我没有摸脉，根据这些症状和自己的经验开了一张方子：夏枯草 15g，忍冬藤 15g，连翘 15g，杏仁 15g，五味子 15g，枸杞子 15g，女贞子 15g，墨旱莲 15g，益智仁 6g，生地黄 15g，山茱萸 15g，栀子 15g，淡豆豉 15g，百合 15g，滑石 15g，淡竹叶 15g，荆芥 15g，赤白芍 15g，金樱子 10g。这个方子很大，有二至丸、栀子豉汤、百合生地滑石汤，还有一点银翘散的味道。结果她吃了四剂药，主诉的所有症状基本消失。因为她给的病情资料比较复杂，故我开始也做好了调理一个月的准备，连后面方子的加减思路都想好了，结果疗效却是出人意料的好。

这并非是自吹自擂。她舌苔厚白，是一个中焦有湿热的表现；动则小便出，一个可能是气虚不固，但是她没有明显气虚表现，所以还是考虑一个湿热阻气化，加上肾虚不固；耳鸣、上火、失眠、头晕又是肝火的症状，舌干、口燥、咽干则是一个津伤的表现，更重要的是结合她一个舌苔厚，还有郁气结湿的情况，症状很多很杂，就不一一分析了。最后处方上面，用连翘、银花藤、荆芥、杏仁，看似疏表，其实是从肺与上焦散郁，调整下焦气化；用栀子豉汤加夏枯草从中焦散郁，针对厚白舌苔，又有清虚热、复津液的作用。如果从伤寒的角度，这点就是按照阳明气弱虚痞来处理，百合滑石生地汤就是从仲景的百合病中得到的思路，尽管动则尿出也确实有肾虚不固的情况，用滑石既针对小便灼热的症状，又清解中下焦湿热，《金匮》原文有百合病下之后，用滑石代赭石汤处理，百合病下后的病机就是复伤津液，引虚热乘入下焦，对这个病人正好适用。用二至丸、益智仁、五味子、山茱萸、金樱子处理肾虚不固的问题。看似用药杂乱，其实当时是有明显从三焦清解的思路的。如果从伤寒角度来看，就是一个阳明少阴津伤热化证，用黄连鸡子黄汤可以，常规用知柏地黄汤也可以。我的这个方子是从三焦清解，效果能如此理想，说实话我还是比较得意。这么复杂的症状能够用四剂药处理好，至少我这个思路用伤寒方也是无错的。对于表现症状复杂的杂病，就要紧紧抓住枢机三焦调理。

在经方派医生里面有特别强调走"六经"角度的，有特别强调方证对应的，我个人从偏好思路上，并不是特别强调方证，而是更强调药证，即一定要紧紧抓住药证，再学习《伤寒论》的组方思路。譬如学习桂枝汤证的同时，一定要把这个汤里面的药吃透，桂枝证的指征是什么？芍药证的指征是什么？先把这个弄明白，不然作为新手，本身功底就不强，要学名家的方证对应很困难，用方就会用得很死，即便开出来很精简的方子，也显得很机械死板。

还有一点就是，虽然《伤寒论》方用药已经很精当，在拆分搭配的时候也要对《伤寒论》很多方的主药有所认识。譬如桂枝汤，桂枝、芍药这两味药已经相当于桂枝汤的框架了，那你在用桂枝汤的时候是一定要把生姜、大枣、炙甘草加上，还是就用桂枝、芍药两味药，这个我觉得需要有一定思考，提取出来会让用方、用药更灵活。三个泻心汤，半夏泻心汤、生姜泻心汤、甘草泻心汤，主框架就是干姜、黄连、黄芩，这三个药的搭配就已经有辛开苦降、除痞调理气机的作用了，你使用的时候，用不用大枣、甘草、人参？什么时候重用生姜？生姜证是什么？甘草证又是什么？人参对于这个病人的表现用不用？用晒参还是党参、太子参、西洋参？这些都要有比较细致的鉴别。我见过很多开原方原比例的经方医生，就认为仲景方子不能改、不可变，比例都不能不对，否则就是欺师灭祖、歪门邪道。这个我不赞同。仲景的桂枝倍芍药汤、桂枝加桂汤不也是在调整一个基本方的比例以适用于不同证型吗？不要把仲景送上神坛，否则就是仲景教，成了宗教了。因为只有宗教才认为自己教里面圣人的话是确定无疑，不可商榷，不容改动的。中医这个东西，理论上怎么圆都可以，像李阳波、黄元御、彭子益这些专家的理论就很完美，可是临证如果把一些看似完美甚至很美丽的这些理论，变为不可亵渎的教条，中医就完了。因为你面对的是人体，你解决的是疾病，而不是大家坐在一起喝茶吹牛，谈天地阴阳、宇宙洪荒。

· 从六经用经方到从病位八纲用经方

关于经方的运用，有紧扣六经辨证的，这种辨证方法的用药思路，在名家医案里面的很多经验确实值得学习。但就个人接触的临床案例来说，由于每个人的体系概念不一样，脑袋里面蹦出来的想法也不同，除非有那种很强的六经观念和丰富的临床经验，否则面对一个杂症，你很难从复杂的信息里面提取出六经的指征。我的经历比较特殊一点。我从开始临证到现在，并非如一般医生那样，先接触常见病、多发病以积累经验，然后才有疑难病的诊治心得。我从大二起，凡是找我的问题，多半都是中医、西医看过效果不佳，然后来找我碰运气的疑难病。有些病，你即便能够提取出主诉、脉舌里的六经指征，但也没有底气去专攻一经，因为你不知道这个下去是否能得到让病人信赖的效果。而作为我个人来讲，我没有任何头衔、职称，找我的很多病人都是暗暗要求我必须很快见到明显的效果，不然你就知道这个病人绝对不会再找你复诊，也不会给你调整思路慢慢摸索的机会，我只能用我的疗效去征服患者。譬如我跟赖老师常常谈到有些医生治疗杂病喜欢慢慢来，动辄一个月一个月地开药，吃完后，病人再来复诊。我这边就见过一个病人，已经吃了差不多半年的健脾化湿的药，当然是有效果的。这位老师有这样的底气、名气和临床经验让病人耐心配合，我也很佩服他这点，真不容易。而我这边的病人就不会给你这种投石问路的机会，就要求你把他主诉所反映的体内状态抓得特别准确。所以并非以六经用原方不好，也并非平淡轻灵慢慢来不好，这些都挺好的，但每个人的成长环境不一样，单针对我个人的情况，当我的思路慢慢形成后，用经方时，基本就放弃了从六经来用经方，而是始终抓住《伤寒论》的基本观念——邪正观，先看邪正状态，再看邪伏病位，最后从八纲来分析病证、处方用药。这样用经方，往往是对方证对应不是那么地强调，而是对药证做到特别熟悉，要有自己的一些认识。对于伤寒方的运用也是如此，伤寒方的运用到后期很多时候，我已经把伤寒原方拆得七零八落了，只把每个方的主干提取出来，从八纲的角度去认识这个方、这些药对于此病证有什么效果，我觉得这个方法跟施今墨的思路有点相似。我也很欣赏并追求施老那种让病跟着自己走的那种开药的底气，慢慢来吧。

从我个人体会来说，病位有时候真的很重要。用药的时候，病人所主诉的不适究竟在哪里？引起这个不适的病机又是什么？有时候很难做到标本兼顾，就只能先解决一个主要问题，一个问题解决了，其实局面就开了。我曾经治疗一个皮肤病患者，病史达几十年，颈项一圈每到夏天的时候，就开始长很多水疱疙瘩、质硬，奇痒无比；大便干，气喘咳痰。这个病，病位在皮下，原因是湿热，痒是风毒湿毒，而仅在颈项一圈发作，是阳明经的部位。我用了麻黄连翘赤小豆汤加防己来解决皮下蕴湿的问题，用升降散通达上下气机解决阳明经结热的问题，加白鲜皮、地肤子祛一下血中湿热。吃了3剂药，患者反馈，凸起物消退一半，痒感稍减轻。之后加全蝎通络脉散瘀，加蜂房攻毒，加丹皮凉血，五剂药收功。所以很多时候经方可以从八纲的角度来用，而时方也可以从六经的角度来用，比如达原饮治疗少阳伏邪、升降散治疗阳明热漫三焦、银翘散治疗太阳邪中表郁轻证等。还有个比较典型的案例：一个中年妇女，眼花眼雾，头晕，腹胀，舌脉均无大碍，体质略偏弱，辨证是一个阳血不足，用桂枝黄芪五物汤加党参、莱菔子、麦芽、茯苓、白术，三剂药，视物就清晰了，头晕、腹胀也好转。这个辨证就不是走六经来的，但用方仍然是从经方思维来走的。

我曾经写过一篇对六经的梳理认识："太阳病，病在肌络营卫，牵属太阳膀胱经，宗束三阳之气，缘阳不走表不得发。邪在肌络，主药桂枝。少阳病，病在筋膜，牵属于少阳胆经，营卫邪不罢，由而深入，即离腠理，入筋膜，故少阳不自感邪，外邪犯少阳，必自太阳而传，或因表虚，正气交争不过肌络而入筋膜，其主药为柴胡。阳明病，病在腑道，气腑道相通三焦，走上下，阳明为气血之海，邪郁则由腑道漫三焦伤人，其主药为石膏将军。太阴病，病在气血，主药为姜草。少阴病，病深骨髓经络，其宜通阳，主药附子。厥阴病四经，无定主药。"其实这些东西也并没有什么新奇，只是在用药上面灵活一点。我曾经治疗过一个神经性耳聋7年的年轻人，他也是求医无数，我用了一个玉屏风加桂枝汤加减，半个月听力就基本恢复。当时的思路也是考虑耳目诸窍属于太阳病的病位，受营卫气血的影响，所以鼻炎、眼病、皮肤病等，只要是在太阳病病位，很多时候我都会选择太阳病的方子来治疗，先从邪正观的角度看这个病位的一个整体情况，再考虑寒热，最后从八纲脏腑来综合加减用药。

印象比较深的是治疗一个顽固失眠病人，前医基本把失眠常用的方子都用完了。他主诉是白天嗜睡，晚上不寐，其他没有任何不适，舌脉均正常，这跟他以前做程序员工作有关系，但是现在无法纠正就很痛苦。从脉象和状态来看，还没有到少阴阳衰的地步，又并非属于老年人那种肾精亏虚、心肾不交的情况，还是考虑一个营卫秩序的问题。《灵枢·营卫生会》里面有"卫气行于阴二十五度，行于阳二十五度，分为昼夜，故气至阳而起，至阴而止。故曰日中而阳陇为重阳，夜半而阴陇为重阴"的论述。这种类型的"昼不精，夜不瞑"还是要调营卫。我用了桂枝汤加天麻、夜交藤，3剂药而愈。用桂枝汤还有一个指征，就是这个人虽然舌脉没有太大问题，但从面色看，状态偏向于一个阳血不足的情况，桂枝汤也可以温养阳血。养阴血的药可以治疗失眠，而养阳血的桂枝人参新加汤、桂枝黄芪五物汤也可以治疗失眠。阳血这个概念是我自己的一个粗浅总结，人体的阴血不足是精华缺少，濡养的那部分不够了，而阳血区别于阴血的是虽然有精华不足的情况，但是这方面主诉却很少，更多的是同时存在很明显的动力不足，所以补阳血用甘温药物，还要用通血脉的药物，温以助气，甘以助精，这方法用在治疗妇科病证上面效果也不错。

少阳病也是这样，不是口苦、咽干、目眩才是少阳病。里气不和调少阳，血水不和调少阳，左右脉不和调少阳，莫可名状的症状调少阳。少阳的病位在筋膜三焦，牵属肝胆经，邪伏膜膘调少阳，三焦不利调肺与少阳。

阳明病的病位在腑道三焦，很多时候你很难从临床中找到符合

《伤寒论》原文那种需要用攻法的症状，或者气血燔盛的症状，但是阳明病的药却常用到。大黄这个药是个好药，不见得一定要到热结旁流，或者七八日不更衣才能用下法。很多时候阳明经有积、阳明经有热，但是大便没有明显的不通，此时下不下的指征全在于：一是这个病人经不经得起下，二是用大黄化瘀下积对这个病人的气机通达有没有好处。妇科方面我治疗痛经有一个验方就是痛下逐瘀汤，对于很多顽固性痛经、不孕都有效果。对于耳目诸窍的病，我也常常用清下阳明的方法，先断其内热之源。

• 会诊晚期肺癌

去年国庆，一个九年制中医的同学让我去一趟崇州，看一个晚期肺癌的病人。这个病人华西和中医附院都治疗过，用了很多方法，症状还是很严重，现在身体状态特别差。当时去看的时候，是一个80岁的老人，刚刚出院回家，走路都是问题。同学给我拿了以前的报告单子和我们学校附属医院的中药处方，一看都是大青叶、蛇舌草、蒲公英这类药。我当时打趣，说这些东西我看了都冷，不晓得这个老大爷吃了冷不冷。我一搭病人的脉，脱口就说，脉象有根，情况不错，只要不去滋阴降火，还能挺一段时间。同学告诉我说，之前这个病人口疮特别严重，他还差点用滋阴降火的方法处理。我觉得这种情况要用封髓丹来治疗。当时病人的症状表现是每夜心悸不能入睡，胸痛咳血，乏力，小便不通。同学说你来试一下吧。摸脉、看舌头的过程都很粗略之后，我提笔就写：附片、细辛、瓜蒌、白及、桂枝、白芍、炙甘草、干姜、葶苈子、浙贝母、党参、当归、法半夏。他看了一笑，说："你这个有点意思，十八反里面'贝蔹半蒌及攻乌'，你这几个都用齐了。"我说不用咋办呢？证就是这么个证。其实我倒是很想给这个"十八反"平反，一是从理法上我觉得无不妥，二是自己真的用自己做过实验，没有什么不良反应。家属还是很放心，当下就去买药熬了。隔了两天，家属反馈说，当天晚上心悸就明显好转，已能安睡，胸痛也好转；小便还是不通，点滴而出。后面加了一个春泽汤合补中益气汤，吃了一周，小便略有好转，但不明显。当时黄芪用的 20g，同学问要不要加点量？我说加，加到 80g。加到 80g 的时候，小便一下就出来了。这样的病例完全是第一次见、第一次处理，真的有点神奇。一是看过的书的积累，第二就是有一种灵感，就感觉这里后面黄芪应该重用到啥子程度，如果黄芪 80g 效果不大，后面我还想过加到 250g，胆子确实够大。此后，病人还有乏力，咳血、胸痛仍在，而且天气一变，浑身疼痛。当时我做了一个丸药，结果寄过去的时候发霉了，确实制作丸药经验不足，患者也就没有吃药。过了一段时间，这个病人因为降温变天，身体疼痛而再次住院，未用过中药。过了大概 5 个月后，因为并发症在医院去世。这个同学后来说起此事，我也很感慨。虽然医院里这种情况太常见了，但我还是感叹生命无常。这种情况，我想如果用坚持用中药扶正，说不定能够挺过这个冬天也未可知。我一直觉得用扶阳法对于这类疾病是有特别优势的。无常的东西，人力有时候显得矫柔一些，但总要去做，这个是他所坚持的，也是我所坚持的，后来这个同学也成了我的学生。

·给同学上夜课讲《伤寒论》

　　人有时候倒霉就倒霉在当老师上面了。上大学以来，我学生没当好，"老师"这个称号倒是被我消遣得风生水起。最开始是学校的学生叫我"文老师"，后来是附属医院的老师也有这样叫的，我们学校的一些老师还有叫我"文大师"的。这些称呼，想起来无比好玩，听起来心惊胆战，听完咽下滋味儿，就如履薄冰了。时代确实变了，现在一出门，"老师"成了一种礼貌性的称呼，没有以前那种沉甸甸的分量了。有人就可能会说我真的有两副面孔，一边又说"何德何能当老师"，一边又风生水起地收徒弟，前者是客套也是真话，后者是无奈也是打发时间。就如谷建芬当时要办那个声乐培训班，她的作品受到环境和时代的影响，她就自己培养学生来唱自己的作品。我虽然微不足道，但是你院校说我不行，体制说我不行，我就让院校内、体制内你觉得行的人来学我的体系。我很感恩我就读过的每个学校，我行与不行都是无所谓与不重要的，因为我总有一个退路，我的退路就是我的患者。

　　我说这些话也并非带着情绪去抱怨，而是到了一步就说一步的话。谁不想舒舒坦坦地去"温良恭俭让"，像请客吃饭一样，这个是对已经就坐的人说的话，我桌子都还没上你叫我让什么呢？我唯一记得死死的一句话就是："德薄位尊，智小谋大，力小任重。"这三个禁忌我自己给自己一直记得牢牢的，这两年就是做了一些自己并不情愿的言语和姿态，但是我不得不去做一些努力，露一些锋芒，以至别人以为锋芒毕露，其实都是颇显无奈。

大二的时候，有一天跟几个朋友去喝酒。我们学校的一个学生小邓突然说要拜我为师，当时真的吓我一跳，大二的时候我还没有底气去做一些事情，那个时候还是略微惶恐。

我学中医这几年，有"色愈恭，礼愈至"的求学经历，也有很多时候把老师当作朋友了，甚至还有时跟老师在一起戏谑调侃，互相黑对方。所幸的是，我的老师还是对我很包容。当有人说要正式拜我为师时，我觉得自己连学生都还没当好，又要重复一步登天的事情了，惭愧而有趣。

中国传统里面，老师这个词的分量太重了，学问方面，比我厉害的大有人在，他有他的轨迹，我的东西未必能够适用于他；社会资源方面，我又能给他什么呢？资源多了，很多东西看起来就很合理，资源不到位，位置不合适，很多东西看起来就很滑稽，所以我的老脸也就是那个时候厚起来的。

也是那学期，我因为要给小邓讲《伤寒论》，想了一下，一头牛也是拉，几头牛也是拉，哈哈，于是每周几个晚上我就会在学校奶茶店的隔间里面，借这个机会给其他一些想过来学的同学一起讲《伤寒论》。因为在"中辩"的日子，大一、大二的文摘基本上都是我每周会去喋喋不休，他们经常提出各种咬文嚼字的问题，而我每次也都是讲自己的看法，并评论一下某家某医，所以讲东西对我来说完全没有负担。那时我真正觉得有点自信的是，我每周讲完了，他们的反馈就是比他们任课老师讲的丰富多了。我在这里讲是没有课时限制的，也没有教材进度限制，想到哪讲到哪，想到某个医案讲到某个医案，他们觉得我讲的和他们课堂所学不一样，我觉得如果认识都一致，就没必要再浪费他们时间了。就这样，我把我的诚意拿出来了。

我讲这些《伤寒论》条文，基本都是跳跃的，从这条跳跃到后面的很多条文，从这个经跳跃到其他经去分析病机。我特别想培养他们的思维。从能力上来讲，一下拔不起来，但我觉得只要思维对了，以后的效率就会快很多。学校的金老师在讲座中提到，台湾某医生把《伤寒论》背了3000遍，用方也还是死板。我想这种无用功做多了，年轻时的大好时光怎么做其他更多有意义的事情呢？不过也有人反驳我说，这才像中医，而我根本不像个中医。我回答说，我本身就不像中医。我曾经还跟我一室友讨论过，他后来转到中医专业学习了。我问他，你说我们俩像个学中医的吗？他说我看你像遛鸟的。他问我他像个什么，我说一眼看过去像个杀猪的。赖老师也常调侃我，跟代老师门诊的时候，我跟小邓每次都要从赖老师的门诊经过，后来我跟赖老师门诊，赖老师就说小邓看起来倒是忠厚老实。我笑了，我就不忠厚老实吗？

后来讲课的时候，也是对我自己的一个提升。因为他们问的问题都很较真，我平时更重视临床的用，很多理论问题都是可意会但却说不出来的，这就逼着我要更熟悉条文经典，然后去自圆其说地分析各个情况状态，以及条文的意义和病机。颇感欣慰的是，刚开始我看他们基本上算零基础，即便中医内科也是开口阴虚，闭口阳虚，动口便错，而到后来他们在面对一些病证的时候，能够想到这个是不是温经汤证，这个用吴茱萸去治疗眩晕可不可以，这个病应该先调气血，他们有的开方给我看，至少方子看起来已经像那么回事了。我推荐给他们的一本书就是张廷模、雷载权编写的《中华临床中药学》。这本书真的对我受用无比大，2000多页，对中药的记录、历代本草的记述，以及现代应用，都特别全面，省了我去查看各类本草的很多很多时间，真的特别好！现在的中药学教材跟这本书比起来，我觉得真是天壤云泥。我曾经想过要是用这本书当中药课教材，用《杂病犀源烛流》当内科学教材，用《中医治法与方剂》当方剂学教材，用张志聪的《内经注解》当《内经》的教材会不会是一件很美好的事。

再后来，我们一起讨论《伤寒论》的时候，他们已经开始表现出对课堂教学内容的不满足，我真的很开心。这并不是说任课老师讲得不好，课堂教学给了学生一种相对全面规范的信息，但是教材因规矩而没有一个类似于某医某派的那种独立完整的体系，如果你始终都是跟着课程内容走，亦步亦趋，那五年的本科学习，你的上限可能真的不高，任课老师是没办法的，因为学中医始终就是一个自己的事情，对老师不满足的时候，你才会以经教为师，以实践为师，也才会去进一步有动力去提升自己灵感，这个是我的经验。千万不要认为学中医的老师就必须是中医教师或临床医生，水平到了，历代名医都可以做你的老师，经典也可以做你的老师，孔墨庄老、曾国藩、王阳明、毛泽东都是老师，众生也是老师，人情练达都是学医的老师，不懂传统文化，不谙人情，上限不高，中医就是这样，有点意思。

·惭愧的"天才"称号

矫情是相对的，就好像看了鲁迅觉得郭沫若矫情，从另一个方面看，懂了郭沫若又觉得鲁迅矫情，再翻过来看，去评价别人矫情的时候，别人清楚的很，自己瞎矫情。战国史就是比清史稿矫情，看了历史，觉得写散文的除了格局细腻的女人，男人的东西才是真矫情，毕淑敏这类的反而更豁达。看了《诗经》觉得诗三百以外的也矫情。"天才"这一类的帽子，自己起个头，别人起个哄，矫情地扣上，跟文人的东西也差不多，半推半就地扭捏下，揣着糊涂装明白，然后再装着明白扮糊涂。真正的"天才"是那些揣着糊涂装糊涂的人，而我不是。

当初之所以义无反顾地跳入中医这个坑，就是因为中医能临证，临证的东西反而能在我的糊涂中升起一丝清楚，成为一个相对有标准的尺码。

我老师门诊上曾有一个病人，中年男性，上眼睑下垂，开车尤其严重，也很危险，还有一个毛病就是失眠。之前在学校一个很著名的老专家那里看了3个月，用补中益气、牵正散之类，都没有效果。在我老师的门诊上，也治疗了将近半年，用方很多，也都只能暂时缓解，总是反复。他的脉象细弱，之前的很多老师根据其舌脉用过很多滋补的药，也从东垣思路用过很多方，可脉像一直起不来，症状也反复。后来，我老师问我有没有什么好思路。我说用一个柴胡桂枝汤原方试试。我很感谢老师的信任。这病人用了一张原方原比例的柴胡桂枝汤，两周后反馈：眼睑及睡眠症状明显缓解，一摸脉由细弱明显变得有力宽大。这个病人之前用了很多补药也没有让脉像改变，都是因为病在枢机，越补堵得越厉害。从六经来看，就是一个太阳少阳合病。眼睑属于脾，这是我们中医的认识，所以眼睑毛病一般用补中益气汤处理，但是眼睑从病位上讲，也属于我们的太阳营卫，我一边和解太阳营卫，一边调少阳枢机，因此脉象很快就改变了。表里的精气不和也是影响脉象的重要因素之一。

　　在陆陆续续跟很多老师交流的过程中，也实践了不少病例，有了一点点经验，以至到了后来，学校针推、临床专业的一些学生，一生病首先想到的就是我，有些学生朋友的全家人乃至亲朋好友也都成了我的病人，不管大病小病，需要吃药的时候第一个想到的就是问我的建议。我觉得学医以来，我并非狂妄自大的人，骄傲和底气都是给别人看的，就自己而言，都无所谓，放出去也是布施，抢过来也是布施。

　　我们学校有一个教西医诊断的老师，是一个很厉害的临床医生。他的一个学生，就是那个范叔叔的女儿小范，有一次患急性扁桃体炎化脓，疼痛很厉害，咽喉部也全是脓点，脉滑数，苔腻舌红。这位老师看了之后，建议输液一个星期，做抗炎治疗，否则感染容易更严重。因为小范是我朋友，她就问我的意见。我说西医我不擅长，专业老师的建议肯定没错，但是如果你愿意用中药的话，我也可以用中药的方法。最后她选择试试中药。我只用了一味药，并非抗炎清热解毒的药物，而是一味辛燥的半夏。用醋煮半夏，小口含服，最后效果很好。虽然酸涩难咽，但小口呷了一会儿，当时疼痛就有缓解；第二天她告诉我，已经不疼了，脓点也消了。这也是仲景的方子——半夏苦酒汤。后来这位老师也看了我在微博上发的一些经验、医论。有同学告诉我，这位老师在讲课时说："护理学院有个人，开方子不比附院老师差。"我很感谢老师的认可，也感觉有点惭愧，都是运气好而已。那个时候凡是我开方子，经常会有人问："你怎么会想到这么治的？"我说不上来，我就觉得这些药和这个人放在一起特别和谐。

我那个时候，还在温江一个退休老专家那里跟诊。他姓代，我很敬佩这位代老师的为人，真的是个很好的医生，无论是学术、临床，还是医德，关于医德方面我受他的教诲最多。有时我会把我实践的一些病例拿去跟他讨论，也会谈一些自己对《伤寒论》理论上的认识，听听他的意见。到后来，我们可以说是无话不谈。他是早上的门诊，我基本上上大学几乎很难在中午12点以前起床，除了跟他门诊的那天，会尽量起早，他烟瘾很大，每次早上跟他门诊，我都会买好烟，没有病人的时候，我俩就经常一起抽烟聊天。当时跟代老师门诊的还有两个学生，也是我的朋友。我一直以为，我经常因为赖床迟到早上的跟诊，而且烟酒不忌，相对于其他学中医的同学，以这些标准来说是不合格的，非常惭愧。我也一直觉得代老师作为一位60多岁的老专家，在他的学生里面，应该不会看得惯我吧。可是很意外的是，他在跟其他学生聊天时说道："他跟我这么久，学术上、临床上我都很了解，这是个真正的中医内科的天才。"我知道这个后，又是一声长叹。一方面，我觉得我作为学生很多方面都没有做好，心怀歉疚；另一方面，从代老师处受益良多，时常感恩，对于老师的这个评价，我很感动。

从小到大，"天才"这个评价我听得太多了。从小学到高中，我从很多人的口中都听到过这两个字，以至我后来听到都要起鸡皮疙瘩了。读初中的时候，玩得多，又不做作业，总迟到，但是成绩却很好。我的英语老师当时还奇怪，在全班责备我，说我是不是在偷着学。后来她应该知道，我真没怎么学，很对不起她的是，大学快读完的时候，我的英语水平还不如初中。

这类"天才"的评价，那个时候听多了，我是真膈应，这并不是在这里得意地炫耀优越感，而是我一直认为，"天才"这个帽子不太吉利，不扣上去运气要顺很多，扣上去一路走背，须得自己杀条路出来。结果如灿烂，也就是常规"天才"的模式了；结果不灿烂，扣一天这个帽子，打一天自己的脸，哈哈。

我要感恩代老师的是，他的那个评价或许是谬赞，但是让当时的我能够更有动力地学习我所兴趣的东西。那个阶段我基本上是一天一本书地看，这个动力大概很大一部分就来自于我这些老师们的认可。没办法，别人抬你上去了，自己哪怕是演，也要演得用功一点，不然摔下来的时候，别人还能体恤你努力过，不至于说："看吧，作死自己了吧。"

说实话，大二那段时间，我还在犹豫要不要把中医这方面放弃了，因为我懒得还很现实，我想过坚持下去即便以后水平再高又能怎样，岗位和专业可能让你的水平不能裨益还会很冲突，那样就累了。我没有做到放弃，也在自作自受我的选择。我在临床实习护理的时候，朋友有时候下班约我，他见到我的样子特别吃惊，他说："你这个人怪明日眼的，平常饭不吃不饿，觉多觉少不累，倒是上个班把你折磨成这个样子了，哈哈。"我就只有说："哎呀，我老文就是个劳碌命，哈哈。"他补了一句："你老人家20岁就退休算了。"有趣的很。

后来我跟诊的另一位老师对说我，你是我所带的学生中担得起"伤寒天才"这个称号的。那个时候太好玩了，我如果心情不好就去跟诊，在家乡那边跟半个月诊，当地的那些跟诊的老师们就会跟我的家人一本正经地夸赞："你们娃娃是个人才！""这是我退休之前带过最有悟性的学生。"诸如此类。然后我们家人就会很满足地打趣说："你还能干嘛？我看你也不要学你那个啥子中医了，以后干脆去搞销售算了。"

其实作为一名学生，听到这样的评价不可能不开心。当时那些老师把我有关《伤寒论》条文的注解看完了，还拿给他的同事去分享。由此，我的《伤寒论》注解就在学校的一些老师、学生中间流传开了。我觉得，至少不管怎么说是一种认可。后来我把这些东西说给我的启蒙老师赖老师听的时候，因为我们之间不存在面子上的客套，我觉得他会洗我脑袋，泼冷水，可他觉得这些评价并不过分。他让我把所写《伤寒论》的东西发给他。后来在门诊的时候他对我说，你要把你的东西拿出来，你现在没有任何平台，甚至连个五年制学历都没有，你要想一下以后。我们几个再认可你，也是没有用的，这个行业准入的东西你都没有，你也不想一辈子就当一个民间医生吧？他那时说这话的时候，我还真不满足说当一个民间医生，还真想上进地挤进行业和体制，那个时候或是从一些老师口中，或是自己见了很多民间高手，没有任何荣誉光环就慢慢去世在一些基层甚至乡镇的地方了。现在我倒更喜欢听老话了，还是长者的话说的好："闷声才能发大财。"人可以不这么想，想得勤奋上进一点，但是没这个心态能把人急死，哈哈。

上周才跟赖老师喝了酒，他还是让我很佩服，每次见他，他都又在鼓捣新的一些东西和想法。听郭启儒的相声，经常听到段子里面说："相声演员的肚，杂货铺。"赖老师就是这种类型，一肚子现成的干货，拿来就可以用。

我不是什么天才。因为我比较懒，故做什么事都喜欢走捷径。虽然学中医除了扎好功底外没有什么捷径可走，但是思路的问题确实可以帮助一个新手很多。所以，我给其他比我更晚接触中医的朋友们分享的经验就是：在初学的时候切忌被某家某派的理论先入为主地影响，如果后面功底强了，倾向于某派某医的思路是很好的，但是在基础不强大的时候一定要多看、多吸收，不要盲从。走马观花和不求甚解都是很对的。冰心说："墙角的花，当你孤芳自赏时，天地便小了。"有些东西是愈窄愈好，有些则不然，如果只是自己所属意，赏在墙角还是在殿堂都是美事，如果这个属意要曝露于众，还是先看看众所属意的万千如何。

譬如我认识的很多中医学生一开始就对火神派的李可这类推崇备至，李可老先生确实很优秀，但作为一个初学者在没有大量经验和牢固功底的前提下，这种偏好会成为桎梏。我开始看中医书是什么人的书都看，但我心底里有一股傲气，这也是性格决定的，就是什么人不会说就全面不加选择地信服接受，接受是必须的，因为知识本来就是要储备和检验的，信服则不然，信服是要遇到美玉无瑕的情况才能做到，稍微有一点瑕疵，尽管仍是中意的美玉，一边赞叹一边感叹。

到了《伤寒论》也是这样，即便在我水平不高的时候，我也经常对尤在泾、胡希恕这类大家的注解提出质疑。这种态度，在一定程度上催着我不停地学习，也促使我很早形成自己的观点。当学生一定要乖，但是不能太乖了。除了虚心接受老师的教导，还要有自己的思考，这样可能进步会更快一点。学中医的人一定要会说三句话，一句叫"谢谢"，一句叫"好的"，一句叫"我若不呢"。中医没有一定对一定错的说法，都是从不同角度、不同体系看问题，多看几个人的东西可能思路要更宽一点。

· 跟《伤寒论》的缘分

就中医学术而言，我比较倾向于不分什么经方派、时方派，因为治病哪有固定的治法、方药。但是在实际临床中，确实每个医生在学术上、在思维上有所偏向。我最开始是跟赖宇老师的门诊，之前我的中医基础相较于同龄人还是比较扎实的。在用药方面，因为赖老师走药证的特色比较鲜明，他比较推崇《神农本草经》用药，药味比较少，一般不超过八味，而且以经方居多，这就要求必须对药证有独到的认识，要对经方进行主干性的精简。我耳濡目染，自然受到他的影响，开始在临床中把具体症状和《本经》用药做对应，这时期我的用药核心就是三本书了——《伤寒杂病论》《神农本草经》《千金方》。

后来我们两个在治法、用药上面差别已经很悬殊，我开方动辄十八九味，而他的药则越开越少，六味、七味很常见。我最初临床实践时，很多用药都是机械地学习赖老师的经验，因为他用药少、分量重，所以临床效果都是药的作用与主诉联系得非常密切，这个也让我小试牛刀时的疗效也不错，给了我很大的信心。

我开始用方跟现在完全不一样，基本都是用原方加味。那个时候说实话，毕竟功底、经验都不足，开方还比较机械，而现在则比较驾轻就熟，更多的是脱离六经而直接把《伤寒论》方药跟病人的八纲状态对应来用，所以方子比较杂、比较大。我学中医到现在，没有背过方子，也没有背过经典条文，就是兴趣来了，就去看，留下点印象；遇到问题，再回过头来看，印象加深，就这样反反复复，不断提高。大一、大二的时候，每天早上、傍晚，学校里都能传出同学们郎朗的背经典、背方子的声音，我一次也没有去过。不是我自恃才高，不屑去做，而是早上我真的起不来，闻鸡起舞我很羡慕，但对于我来讲，不要说鸡叫了，就是外面炮火连天，恐怕也不一定起得来床。现在认真讲，我能原原本本背下来的方子不到30首，但是我觉得够了，你的加减法已经能让30首方子变成300首了。即便我背书不如别人，但是说到能力、学术，以及对经典和各家的熟悉程度，我也从没怵过谁，至少我见过的人没有。我学中医就是个兴趣驱使，相对轻松。可你们千万不要以为我什么都不做就什么都有了，我虽然不死背书，但我的那本纸质的宋本《伤寒论》已经被我翻烂了。所以我觉得什么方法都可以学习，只要适合自己就好。

我大一是看北中医的郝万山老师讲《伤寒论》启蒙的。最开始是看视频，后来看了几集觉得讲得太慢，就直接下载讲稿看，讲稿看到半截，觉得里面的故事还是很生动的。当时因为想看的书太多了，故又掉个头去看其他的书了。为什么我会往《伤寒论》上靠，与我的经历有关。我不是中医专业学生，没听过一节中医课，没有看过一本中医教材。其他学生遇到病的时候，会第一时间想到内科课是怎么讲的，中医基础理论课讲过这个病是阴虚，诊断学讲过这个病是风热，诸如此类。我没有这样的条件环境，开始遇到病，脑袋里就只有我接触到的那点可怜的经方知识，所以首先跳出来的就是经方体系怎么认识这个症状的。后来很多老师都觉得我非常有创造力，用桂枝汤治疗耳聋，用桂枝汤治疗眩晕，用百合地黄滑石汤治疗遗尿等，其实这都是被逼出来的，真的！即便后来我有了大量的阅读量，我的思维还是没有那么规矩，现在想想也是好事。

小时候的争吵，是比谁嗓门大，长大了后的观念相左，是比谁笑得长久。我记得最初在"中辩"讨论的时候，当时讲附子，我按照我看的书来讲，内容很杂，下面一个中医专业的学生听不下去了，马上站起来用教材上的东西把我批驳的一无是处，他给我上了一课，倒不是教我怎么用附子，而是教我怎么在不同场合下去收放自己的意见，这点提醒了我。我的朋友圈很杂，包括跟一些搞气功的，搞南传北传的，甚至跟我各式各样的病人常常聚在饭桌上，我有时候带我的学生一起去，她对我说："你老人家真是见人说人话，见鬼说鬼话。"我笑了一下："难道要见人说鬼话，见鬼说人话？"人做事情一定要有坚持和执着的原则，说话方面大多数是说给别人听的，事情是做给自己的，这一点明白了就对了。上嘴唇碰下嘴唇费不了事，真正想说的时候，声音是出不来的。

走到后面，身份不对等的事，需要说话的地方越来越少了，不需要说话的地方却让你说话的情况却越来越多了。大二的时候，我被选入参加学校的学术交流会，与大家分享了自己的一篇论文，结果是垫底，获了个三等奖。这对我来说无所谓，本来就是一个小时草就的文章，完全是为了攒素拓分的。可当时在台上交流的时候，我们学校一位老专家的提问我却不认同。他讲中医是辩证唯物主义的产物，不能搞唯心主义。上台前有人就嘱咐过我了，我也很乐意在台上附和，表示自己的东西不成熟，应该更加坚定唯物主义的世界观，交流会常常不是为了交流，而是为了一个会。其实那个时候自己的心态已经和以前不一样了，只要自己在做的事情不受影响，其他都可以成全别人，何乐而不为呢？其实就这个问题来说，中医哪有什么唯物、唯心的划分，唯物、唯心的哲学概念都是近两百年来才开始被大家所常识的，中国古人就是用传统的视角、方法来认识生理、病理，这里面一定要用后世标准来定性，你说唯物也有，唯心也多，这个东西越搞越复杂，定个性一点必要都没有。学术有时候也是打发时间，认真严肃的搞点要玩意儿，自己开心就好。

后来，我再也没有参加过类似的活动，因为我越来越发现，学术上最后就是你自己跟自己的事情、自己跟临床效果的事情，就是自己功底和阅历的问题。自然我的三脚猫的东西不算什么学术，但是我觉得还是要按照自己的东西去做，能做多高、多远都行，一无是处也无所谓。用好和坏来评价结果和过程愈不能妥当，唯一的评价标准，就是能不能接受，"过程能接受吗？""能。""结果能接受吗？""能。"有这个回答就够了。现在来讲，唯一能够让我感到不安的就是临床效果不行了，如果有一天别人说文愈龙临床不行，那个时候可能就是我彻底把嘴巴缝上的时候。

还是大二，我开始着重看冯世纶、胡希恕的东西。这两位医家的东西，让我觉得伤寒体系是能够适用于广泛杂病的，并给了我继续读《伤寒论》、学《伤寒论》的动力。我看医学经验类书是从下往上看的，先从近现代医家看，再往上看明清的，甚至更早的东西，因为我发现一开始看距离这个时代非常远的医家的东西，功底不强的时候，用于诊治现在人疾病的实践上，往往显得距离感非常强，很难提取出很有用的治法。而从下面往上看，才能对更久远的东西理解更深。譬如《千金方》，我一直很重视这本书，但遗憾的是，当初一直都是看几篇就看不下去了。因为《千金方》的方药太复杂，很多药现在已难以找到，但是阅读量越丰富，就越有回去看《千金方》的冲动。

后来，我看曹颖甫、陆渊雷、刘绍武的东西，四川的把吴棹仙的书看了，然后又走到《伤寒论》原著中去熟悉，大二这一年基本上算我的伤寒年。那一年就是伤寒原著、伤寒医案、伤寒医论，以及陈修园、尤在泾、丹波元简、许叔微等医家的书都基本过了一遍。很幸运，当时有学以致用的条件，而且那一年，尤其大二第二学期所见到的，大都是一些疑难病。诊治思维里面基本全都是用伤寒方，加上对药的认识，从八纲来加药。现在看起来，其实里面也有不少适合用温病治法来处理的。不过当时用伤寒方加减的效果也不错，我还专门写了一个用柴胡桂枝汤治疗外感病的经验。至少在我认为，温病热在卫表的时候，只要不伴随体质血热，桂枝是不忌讳的，只要加减的时候配合好就行了。治疗湿温，我也喜欢用柴芩先清解少阳，加一些条畅三焦的药，温病以化湿来解放被束缚的气机，而走伤寒体系时，就可以用调气来化湿，这个很有意思。

认识我的人绝对不相信吊儿郎当的我也求知若渴过。不管是从我们学校打听到的老师，还是学校周边农村村卫生站的医生，我都跑去求人家让我跟诊。那个时候书看多了，就太想见临床的各种案例来实践、验证，而且当时也常常跟别人谈论哪个医生厉害，哪个医生有独到方法。只是到后来，一方面是见多了虚假夸大宣传的东西，另一方面是真没有很多人脉去联系跟诊，而自己临床的案例也相对较多了，也没有时间、精力去跟诊。还是那句话，最后就是跟自己过不去了。现在就是常常听人今天宣传哪个医生神了，明天说哪个老师厉害，这些人去搞新闻比搞中医有成就，我们要赞叹别人，但是整天跟风去宣传这个人，道听途说那个人，无异于修行喜欢跑道场，心都没定下来，做什么学问呢？你如果要跟我说天上在下钱，我倒是要出去看看，你给我说某中医厉害得很，我也只能跟着你赞叹两句了，我总不至于明天把他供起来吧。心要放在问题上面。

一直到每周给一些同学讲《伤寒论》的那段时间，才发现自己的很多东西都是很自觉自愿地写出来的，而不是被逼，或交差。《伤寒论》里面我觉得自己有一些心得的，就是每个条文病机从正邪八纲去阐释，还有就是阳明虚痞证这个证型的独立提出以确定治法的一些想法。所以这本书，我啰啰嗦嗦讲了很多我自己的故事，写着写着也不知所言了。而我真正很想拿出诚意与干货的就是在伤寒篇目的内容，这些东西有没有价值，也不是我自己能够准确判断的，所以如果对大家能有些裨益，我就很欢喜；如果大家觉得不认同，甚至批判，我也欣然接受，万分感激，再做努力。

· 多求经验，丰富自己的知识面，强化自己的内功

从大一第二学期到大三，书看得真的多，我都是下的电子版，开始用电脑下 PDF 阅读器看，后来用 iPad 看。我看书来说，不爱咬文嚼字，因为比较懒，喜欢不求甚解，看不通的地方就过，因此速度比较快。但当时看不懂的地方，后来陆续在其他书里面，或者在实践和思考中都能有答案。所以我的中医读书经验就是：先保证阅读量，阅读量起来后，很多东西都可以豁然开朗的。这个跟武侠小说一个道理，你再有天赋，不可能几年临证内功就达到张三丰的水平，但是先把见识弄上去，各门各派过招你都能指点一二，就算不得精髓，那也是短期能到达的相当惊人的能力了。而且学中医境界很重要，我曾经跟小邓提起这个。中医能力有三个要素：一是招式，二是内功，三是境界。招式需要大量的阅读量，内功则需要一定的悟性和充足的经验，以及必要的时间。招式有时可以出其不意地致敌，但有招式无内功就像试验方，碰运气而已，内功强大了就有底气。从治病的角度来说，招式和内功这两者的完备已经足够成为实战的大师。境界跟临床技术没有必然联系，但在顶尖高手里面，境界却成了一个判别高下的最重要标准，也是区别医术和医道的分水岭。境界的高低一方面是天赋，另一方面就是不局限于中医的各类知识储备和丰富的阅历，也有可能境界高的人受各种条件、环境限制医术并不高，但是境界到了，医术的层次对这类人来说就是愿不

愿去达到的问题了。

　　大三的时候，我在学校的奶茶店的隔间里给我的学生和一些同学讲《伤寒论》，对于一些零基础的，我一般推荐他们看郝万山讲稿，结果一学期过去了，他们有的还没有把一本郝万山的讲稿看完。我有点哭笑不得了，他们把郝万山通俗的讲解里面的每个篇目章节都划上记号，提出各种问题，态度很好，令人佩服。但这种咀嚼书的速度，如果是要看金元四大家的，那该花多少时间啊。明清医家如张石顽、沈金鳌这些人的医学著作内容都非常多，如果这样看2年都未必看得完一本张石顽的书。我的方法就是先过，阅读量提到一个程度，很多问题即便当时不能解答，但那个时候的问题也是很有意义的了。我有一个特点，就是学中医的过程中基本上没向别人或者老师提过多少问题和疑惑，倒是更愿意直接捡别人的花招子先舞着，舞一段丢一段，最后剩下的就是自己的"武学"了。而一些有水平的问题，各家有各家的看法，也未必能让自己信服。多求经验，丰富自己的知识面，强化自己的内功才是解决问题的唯一途径，内功到高处了，其实当时的问题都没有解答的概念了，就只是笑笑。

　　我觉得中医这个东西，今人能搜集到的文献信息已经远远超过古人了。据说晚清的时候，因为信息闭塞，很多四川民间医家都还没听过银翘散这个方剂，更不要提当时各大医家的著作流通了。某方、某药对某病，包括现在知网上的各种文献、名医的各种经验集等。

　　用大剂量白术治疗便秘、大剂量黄芪治疗蛋白尿、大剂量黄芪治疗痿证、大血藤对妇科炎症的应用等经验类的东西，都要学、要看，因为这些都是有用的招式。还是那句话，高手过招往往都不是拼招式，而是比内功。中医的内功就全在于经典，扎好经典的根，上临床、学招式就很容易了。内功强大的医家用很平淡的招式就能解决大问题，而功力不够，即便有很多经验，也只是大样本下的试验，碰运气的东西。关于重视经典，中医界无论是元老级的泰斗，还是一般的老师都在强调。在这个快餐时代，很多人都认为扎内功耗时长、见效慢，收益慢，因为难度大而却步，却钟情于各种某方、某药治疗某病的经验，钟情于各种医案，确实是一条上限不高的捷径。

大二开始的时候，看金元四大家的东西，同样是囫囵地过了一遍。当时我的感觉就是，《内经》真的是百家的泉眼，四大家的著作无一不是大量证引《内经》原文，发展《内经》里关于某方面的论述。于是我一边看医家的东西，一边回过头看《内经》和《难经》，此时那种晦涩感和距离感就仿佛减少了很多，于是，我就开始在微博上发一些自己的学习心得。但对于临证来说，还是觉得自己经验不足。

有一个经常在一起打麻将的朋友，我现在都叫她"老范"了，很多年的痛经，经期头痛，还有过敏性鼻炎，容易乏力，见风冷容易感冒，在成都找了很多老师看，其中有一个老师开过一剂少腹逐瘀汤，直接把她喝吐了，症状也更严重。有一天她问我，这个病能不能看。我说可以试一下，给点建议。我摸了下她的脉，脉弦滑；舌头是舌质黯红，苔白腻，又了解了一下她以前吃过的方子。当时找我治病的人还很少，见的病例也很少，我几乎是把每个病人都当作自己的机会，所以给她看的时候特别认真地想了很久，处理就用了一个黄芪桂枝五物汤合麻黄附子细辛汤，再加上一些化痰湿的药。她看了我的方子，第一个药就是生黄芪30g，好像有点不接受。告诉我说，黄芪以前每个医生都会开，但喝了都不舒服。我当时不知道哪里来的自信，直接告诉她我的不会。其实这样的话我现在也难以很笃定地说出来，因为谁也不能保证一定会怎样。可能是因为朋友之间比较随便，没有那么谨慎吧。结果吃了两剂四天的药之后，她就觉得整个人特别舒服，然后又陆续吃了四剂，症状基本上好了。后来她每次不舒服都会第一时间来问我的建议，而我给的建议里面，基本都是一张桂枝汤打底加减，因为她确实就是个桂枝体质。这个病案的脉象和舌象表面上看起来都是不支持麻黄附子细辛汤的，但是你从整个脉势和整个人的状态观察，就能感觉必须要扶少阴阳气，振少阴之客寒出外，才能真正改变她的体质。这也是为什么前面医生用到很多的温补药，一吃就吐，那是因为病位深，而药用浅。

当时在跟我们一起的麻友里面，还有一个麻友的病例也特别典型。我在跟赖老师门诊的时候，她正好来看病，主诉就是全身燥热难忍，并非时发时止的那种，一年四季连冬天也穿得很单薄，其他并无异常。之前已经找过好几个学校的老师看过，用过一些凉血的方子，也用了一些滋阴降火的方子，都没有看到效果。赖老师当时也觉得比较疑难。他从退少阳阳明经的郁热来处理。我记得好像用了柴胡、黄芩、石膏、花粉、茵陈这几味药。她喝了几天，除了尿量变多，症状也没有得到缓解。她来复诊的时候，赖老师才知道我们认识。我开玩笑地说："麻友嘛。"老师就说："如果这两剂药还没效，就找你麻友看吧。"很感谢老师当时的信任。后来她来找我，诊察脉弦细，苔白腻，我不加思索地就开了升降散和达原饮。三天后她告诉我说，吃药后拉了三天肚子，燥热全退。这个例子我印象特别深。分析她前面所用过的方子，如果是血热，她没有伴随其他症状，脉象也不支持；如果是气分有热，从整个人状态，脉象也没有明显的表现，所以当时觉得还是一个邪气深伏，加之苔白腻，必用草果之辛烈，冲开中腑膜原之积伏，搭配升降散来上下宣通。结果给了我一个惊喜和收获。后来陆陆续续的一些实践就更多了，不一一赘述。

除了金元四大家的东西，第一届国医大师的经验集能从网上下载到的，也基本上都看了一遍。现在还有印象的就是班秀文、颜德馨、朱良春，班秀文真不错。不过评"大师"这个制度还是很有意思的，与民同乐，皆大欢喜，相当好玩。一些民间中医，如王幸福、郭永来的书也大都过了一遍，他们的东西很多实用性比较强，干货也比较多，并通过他们的书又去看《串雅》，收集并记住了一些特殊的单方、验方。那个时候真的每天特别充实，现在都很怀念那种感觉，就是每个月都感觉自己的认识水平有提升。后来，我的另外一位老师评价当时的我说，你这个就像现在那些商家给鸭子喂激素饲料一样，这个速成速度倒是能唬住不少人。但是一定要踩实，不要飘，胆子大还要心细。

在学校的时间，过的相当轻松，每天一觉睡到自然醒，中午睡醒了，室友们也下课了，一推寝室门就打趣说："文总，您歇得好？""嗯，我老人家歇得将就。""那就请您滚下来约个饭。"现在想到都是好笑的。

· 做好自己，用疗效去说话

　　人不过是人，学科不过是学科，职业不过是职业。不值得口诛笔伐，也不值得敲锣打鼓。

　　每个喜欢中医的人在初学的时候可能都会有一种情绪，就是觉得中医什么都好，然后就要跟那些污蔑中医是伪科学的人打嘴仗，觉得大家都应该认同中医，仿佛每个人心里都住了一个邓铁涛这样为中医摇旗呐喊的角色。大二的时候，我看到一则故事，说是裘沛然去拜访南怀瑾，在讨论中医发展的时候，南老说了三个字："睡大觉。"我无法考证这句话的真实性，但却在一定程度上非常认同。中医需要平台宣传，甚至需要政策扶持，但是作为中医学子，能做的真的就只是努力提高自己的技术，用疗效去说话。一个事物学科从历史的大角度来看，该走的轨迹总是固定的，能做的就是做好自己的事。我后来很不屑一些中医师拿不出好的临床效果，却整天浸淫在网络上跟别人打嘴仗。因为以现在的环境，你确实没办法从理论上来牵强地把两种不同的学科结合起来，而保证疗效才能保证这个学科的生命力。这个可能很多院校派的老师体会不深，而在基层，真的是这样，一个地方若有一个疗效确切、门庭若市的中医，就能够影响整个地区对中医的看法，相反一些地方没有一个这样的中医，那么这个地区的人就真的把中医作为碰运气的一种选择。记得我开始学中医时，有很多很大的憧憬，要怎样怎样，但是现在，就真的比较切实，就是要脚踏实地，把自己的技术做好，不把技术做好就是瞎搞，就叫消遣中医。

大二期末的时候，在温江跟代老师的门诊。他用药偏向于温病学派，基本上每天看他最常开的一张处方就是银翘散加减，用药很精当，变化也很多。代老师临床功底扎实，每次看他开方子就感觉是一种特别的享受。他是真正的中医世家。他父亲就是以前四川的一个名医，包括我们学校首任院长李斯炽等都跟他父亲比较熟。当时从代老师口中也经常听得到那个时代中医治病的一些故事，长了一些见识。也是在代老师的影响下我才真正开始学习温病名家的一些著作，雷少逸、王孟英、张千里这些也是那个时候一一过的。同时下载了很多四川老一辈名医的东西，譬如李孔定这类。也就是从那时起，感觉自己的用药、自己的思路相对比较固定下来了。从那以后的学习，就是更多地汲取别人的长处，弥补自己的不足，一直在填自己的短板，找自己的阙漏。在中医的各个学科里面，自己相对比较有信心的就是《伤寒论》，因为我是从用伤寒方开始得到自信的，也是在实践伤寒方中丰富了自己对疾病的认识。由一开始对伤寒各家著作的学习，到后来总结自己的对伤寒的一些小收获，到今天也还是这样在做。

记得以前看湖南卫视的一个节目里，黄绮珊唱《离不开你》，当时是感动得泪不自禁。今天对于中医来说，对于《伤寒论》来说，我觉得跟身边很多人相比，我走的路子比较冒险，也比较奇特，一切始于兴趣。或许坚持不一定需要认可，正如歌词里面说的："可今天，我已离不开你，不管你爱不爱我！"想做的事情做好就行了，也是对自己的但愿。

写到这里，颇有一种李叔同的那句"问余何适，廓而忘言"的感觉。突然脑子里蹦出几句话，就写下来吧："来路已如是，前事未可知。身无逆水力，随流安于斯。"

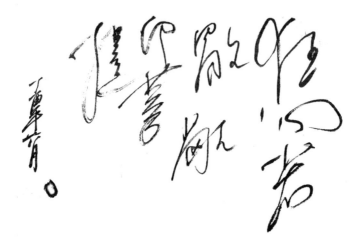

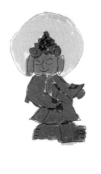

贰　我修国学

这些篇目都是从以前高中的国学讲稿里选出来的跟中医有联系的几篇内容，都是大一时候写的，这些东西也就是那个时候的我对中医与传统文化联系的一个直观认识。

·从传统文化看阴阳五行

关于中医理论的核心基石阴阳五行学说的命题，既是入门中医的基础，也是中医走到至高至深境界的旨归。这个命题延展出的内容面是极其宽广的，笔者以前写过的两篇这方面的文章，从文化角度切入，管窥阴阳、五行与我们传统文化的一些交集处。

一、太极图的信息

"中辩"第一次文摘讨论谈阴阳

我们要认识阴阳的内涵，可以直观一点的，就是从北宋大儒周敦颐所传的太极双鱼图入手。据传，太极图原为道教陈抟祖师所绘传于弟子，最后由周释义传世。

我们看陈抟老祖所绘的《无极图》和我们今天流传的《太极图》有多少联系呢？陈抟所传的无极图，更多带有道教修炼的色彩，最直观的就是道家修行者所讲的"炼精化气，炼气化神，炼神返虚"。它的核心立论是"逆以成丹"。什么叫"逆以成丹"？我们都知道，道家讲无为清净，顺从自然，很多人据此直观就以为信道教就是两脚一伸，什

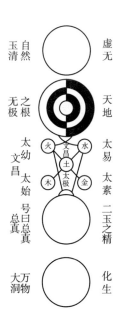

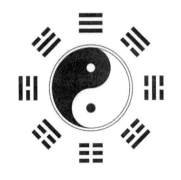

么事情也不干，反正无为嘛。其实中国古代的道教有其严谨、严密的修炼方法，并以丹道和医术为代表。道教的修炼并不是我们所想象的顺其自然嘛，一天养点花、种点草、溜溜鸟，再鼓捣鼓捣丹药，就可以养生长命。这里要再提一点，就是佛教讲修证，而道教讲修炼，"修证""修炼"这两个词经常被以为是近义词而混用，如果严谨一点说，这两个词是不可以乱搬，而修行则是可以通用的。所以经常有人讲佛教修行、道教修行是可以的，而如果讲佛教修炼、道教修证，就不是那么妥当了，虽然道教修炼过程中也贯穿"证"的内涵。

我们看佛教修行，最核心的可以概括为三个字，就是"戒、定、慧"，一切法门最终都不离这三个字。因戒生定，从定中得慧，这个是一个基本的过程。但是佛教的修行，过多注重精神的修行、意识的解脱，因此它所觉悟的层次是有差别的，这个差别就是"证"的分别。道教略不一样的是，道教很重视物质和身体本身对于修行的帮助，道教的修炼更多可以看作一种生命科学。道教的丹药历史上被很多人诟病，说是迷信，并引证很多皇帝服食丹药而死亡的例子。这个怎么讲呢？这个还是对历史的无知，我们对丹药的了解还是不够。抛开丹药与中医发展的关系不谈，我们忽略了皇帝所服食的丹药多是一些伪道的蒙蔽和欺骗，还有就是皇帝服食丹药无外乎两个目的：一个是求长生，一个是求壮阳，而丹药本身并没有长生不老的功效。一些特定丹药的作用是服务于真实道教的修炼，是对身体的修炼，这个前提本身就是要修炼到一定层次，而且是要节欲、禁欲才是达到炼精化气的基础，然后再用丹药来激发身体的能量，从而帮助修炼更上一个层次，并非皇室壮阳恣欲之药。如若以丹药来壮阳，只会加速身体损耗，按现在的说法，就是重金属中毒。中国的很多皇帝就是上了这个当。

我们再回到"逆以成丹"。这个丹是什么丹？这个丹就是气功里经常讲的身体的内丹。为什么是"逆以成丹"呢？道教的修持是反着来的，我们看陈抟祖师的无极图也是要从下向上看的，道教修炼的最终气脉也是要向上走的。我们在武侠小说里面经常可以听到"三花聚顶"的说法，这个"三花"在道教里是哪三花呢？其实就是"精、气、神"三花；聚顶最是聚到玄关一窍来达到色、身、质的变化。道教《清静经图注》里面有这样的解释就很直观："神空于下焦，则精中现铅花；神空于中焦，则气中现银花；神空于上焦，则神中现金花，故三花聚于顶矣。"这个是修炼。这个逆不仅是气脉修炼的功夫，还是一个生命的返璞归真。我们讲"道生一，一生二，二生三，三生万物"，我们人体的色身最终归还为一个平常的物，道教的修持是从物到三再到二，再归一返道，这个是逆。

陈抟的无极图为什么叫无极，其实并不是说这个图所表示的是无极的境界现象，如果这样讲，这样理解，那你真的就是欺师灭祖了。这个无极图所讲的是追求无极境界的修持图。什么是无极境界？一定要拖一个东西来牵强的比拟，这个就接近于佛教讲的空的境界，真实涅槃的清净境界。我们说无极生太极，无极是生命的原始、宇宙的起点，我们还是回到那句话"道生一，一生二，二生三，三生万物"。陈抟祖师所传的无极图我们讲了很多，我们再看周敦颐的太极图，他这个为什么不能叫做无极图？太极图所表示的到底是"一"还是"道"？我们有必要弄清楚。有人断章取义《周易》中"一阴一阳谓之道"的说法，讲太极图一阴一阳就是表示无极的道。这个要重视。《周易》里那句话是讲理上的道，和老子讲的"本体的道"是有区别的。再通俗一点，老子《道德经》第一章已经说明白了："道可道，非常道；名可名，非常名。"你的一切语言定义去阐述这个道本身就是一种错误。道不可道，更何况一个图像呢！把理上的道和本体的道分开，是研究中国学问的重要点。因此，太极图仍然是在讲理上的道，讲一个规律。

这里我们又用周敦颐的太极图来做对比。说太极图遵循了"顺以生人"的规则，这个"顺"是什么？是遵循化生的规律，求一个生生不息。这点也很有意思。我们晓得儒家是入世的，讲制天命而用之；道家讲出世，讲顺其自然。在治国理念、处世理念里面，道是顺的，儒是逆的；而在修持上，儒学讲究顺从天道，道学里则强调人的逆向修持。所以顺逆在中国儒道里也是统一的，儒的制而用是在顺的框架下的，道学的顺也是在逆的修持中得到的。

周的太极图有几个信息呢？我们看第一点是讲"曲线构图的恒动观"。这讲了阴阳的动的平衡，也是中国人做人做事的一个至高境界，引用佛教的一个词就叫"圆满"。圆满这个词很殊胜，真正做人做事能做到圆满之境界的很少。我们看念念无滞为圆，身心无碍为满，弘一大师临终前赠别好友那一句"华枝春满，天心月圆"就是这样的境界。曲线构图是什么？完全的曲线构图决定了其运动的阻力最小，其运动的灵活性也最大，从而达到一种常化恒动的状态。

第二点是"生生不息的变化观",即消长规律、生化规律。佛家说是诸无常,一般人理解起来略微消极一点。而中国传统儒学为代表的中国文化讲求和合生物,因为其常动不息,生命才足以循环更新。所以佛道在宋元以后的互补是济世情怀和出世精神的完美结合。中国学问看问题一定是讲变化的,我们现在强调的用发展的眼光看问题也是讲的这个道理。中医治病讲"上工治未病",尤其要注重病气的传导,比如我们讲"子病治母""治肝实脾"都是这个原理。懂得变化和辨证是医家的核心。

第三点是"阴阳互根的辩证整体观"。消长是最直观的变化,但互根是一个很重要的发现。我们经常用水火来譬喻阴阳,表现其对立的一面,但是中国文化里除了对立,还讲阴阳互根,阴和阳是统一的,一方以另一方的存在为依据。在中医里面,治疗虚寒阳虚证,后期就不能只用点火温阳的热药,否则就犯了"火起锅干"的大忌,阳虚到后期是阴阳俱损,生气不足,我们一般有经验的中医尤其注意要用补阴的药物来托起来,中医里有这样一句话:"善补阳者,必于阴中求阳,则阳得阴助而生化无穷;善补阴者,必于阳中求阴,则阴得阳升而泉源不竭。"这个阴中求阳、阳中求阴的智慧是于医道体现,也是文化彰显。这种辩证统一整体观将中国的辩证法很早就推到了一个很高的境界。

第四点是"升降浮沉的圆运动观"。我们前面讲到"生生不息"这个词,如何生生不息?我们看《易经》里有一个卦叫泰卦,泰卦我们又叫地天泰。泰卦的卦象是什么样子的呢?为什么叫地天泰?我们看泰卦是上面三条阴爻,下面三条阳爻,这是一个阴上阳下、地上天下的卦象。

我们知道泰卦是主吉利亨通的，为什么这个象我
们说是吉利亨通的呢？这个答案就在它的象辞里："天
地交，万物通。"因为我们知道，阴气是主下的，阳气
是上趋的，这个卦象反映的就是阴阳相交的生命最本
质的道理。天地否卦就成了阳上阴下的阴阳离绝卦。但是从泰卦的
卦象还是不能看出中国文化里的生究竟是怎么回事。因为卦象里的
信息仍然是二维的，如果你说阴阳相交就产生生命，未免过于笼统。
如果阴阳一个直直地趋下，一个直直地向上，那就成了孤阴孤阳的
一个碰撞，不能体现出生的过程。我们还是回到太极双鱼图里面。
这个图揭示的奥秘就是"升、降、浮、沉"四个字，看似是两个近
义词的叠放，升和浮近义，沉和降也近义，那么可不可以就简化为
升降或者沉浮呢？绝对不可以！这四个字少一个都不能成立。升、
降、沉、浮反映的就是四象，是一个顺时针的浑圆运动，升是阴消
阳长的少阳之象，浮是阳极的太阳之象，降是阳消阴长的少阴之象，
沉是阴极的太阴之象。我们听过一句话"两仪生四象"，阴阳的相交
生出的四象，四象的运动其实就是"三生万物"的过程。《圆运动的
古中医学》这本书讲这个道理讲得比较通俗，它里面从医家的角度，
说这么一个浑圆的运动则生中气，这个中气是生之本也。我们学中
医的都接受了阴阳生物的观念，但是这个怎么生物？"两精相搏谓
之神"，这个神怎么产生？其实就是升、降、浮、沉浑圆运动。这个
也是太极图揭示的信息。

所以全球有华人的地方一定有太极双鱼图，因为这个图揭示的
信息就是我们文化的核心。

二、五行漫谈

1. 五行还是五形

现在高中文科教材《哲学》里面有关于"五行"的一段论述，研究马哲的学者一般把中国传统阴阳五行理论归类到中国古代朴素唯物主义的范畴。这个说法听起来很专业，其实是有很大问题的。做中国学问一定要把主义条框的桎梏打破，因为中国学问是互根、互用、互参的，你不能全部逻辑化和条理化去下一个特别明晰的定义，这个便是前面说到的中国学问里面"思悟解行"的特点。

持"朴素唯物主义"观点的学者一般认为中国人讲的"五行"就是五种具体亦或是抽象的物质，这些物质构成世界的本源。这个说法比较通用。但是这有一个问题，就是把"五行"简单化为"五形"。那么我们今天说的这个"五行"到底是什么？是物质？是元素？是属性？还是哲学上的归纳概括？联系"讲阴阳"的时候提到的一个观点，阴阳是用来用的，而不是用来讲的，用着你就知道它是什么。五行亦是如此，"观其妙而用之"，自然就知道这种东西是"放之四海而皆准"。

2. 什么叫五行

我们知道五行对应在中医是五脏，对应在地理上是五位，在儒学里的社会伦理道德上面又对应五常，音乐上则是对应"宫、商、角、徵、羽"五音。我们理解"五行"既要泛而观，又要取乎质。这些东西的联系绝对不是附会，而是中国文化特有的讲法。

所以我们把五行既不叫五形，也不叫五气。行是什么？行是一个动词，在说文解字里面，行的小篆字体带象两个人背对行走的状态，𠘧 原文释义为："人之步趋也。二者一徐一疾，皆谓之行。"我们从这段话看出，"行"讲的是运动的状态。五行最本源的意思还是在说五种运动的状态。我们还是从《说文解字》中去看，行是两个人，二者一徐一疾，谓之行。我们经常把阴阳和五行连起来讲，这个是有道理的。阴阳理论是五行学说出现的根源，五行是阴阳运动转化而来的，因此，阴阳就像两个人一样，此消彼长就形成了五种象：阳极为火，阴极为水，阴消阳长为木，阳消阴长为金，阴阳平衡为土。这五种运动状态的变化就是五行的变化。

从这个角度来说五行其实只有四行。当然这个是从最本质的哲学角度来说的，后面五行在社会沿袭发展中变为代号符号，那就是文化习俗和社会学的内容了。在中医里面五行用于表示五脏，而在藏象学说里面就用于概括五种体质，对应五个脏腑及其生理功能，这些都是把最朴素的意思加以延展和加工以适应自己体系的定义。五行中"土"所象征的绝对阴阳平衡状态在自然界宇宙和人类社会中都是不存在的，或者说是不常住。其实是这里的四行的运动达到了一个相对阴阳平衡的状态才能出现土象，也就是生命的象。所以你看五行方位图中，"土"是居于中央位置的。我们常常听到民间说什么"中央无极土"，大家要注意这其实是个口传的错误。我们近代很多写历史小说的为了故弄玄虚，讲阵法用兵也爱说"中央无极土"，其实这是《易经》的说法。五行和天干相配叫"中央戊己土"，后来这个"戊己"在民间口耳相传就变成了"无极"，要明白这个还是在讲方位。这个居中的位置非常重要。黄元御在《四圣心源》里面说："土为四象之母，实生四象。"这个说法把中医圆运动的理论雏形构建起来了。他对中土五行理论的发挥促使他后来在治疗疾病的时候特别重视调气机，特别重视通过中焦枢纽来达到一个升降合宜的作用。现在有人在临床治疗一些久病的时候，反"重剂起沉疴"的"大攻邪、大扶正"的思维，而用清散量少的药物调理中焦往往也能取得很好的效果。前面讲到四象运动而生中气，产生生命，黄元御反过来提出"中央土生四象"也没有错。前者是讲变化中蕴含着动态平衡，后者是说平衡其实是变化运动的基础，这两种说法也体现了辩证色彩，上升到哲学层面了。

当我们把五行叫做四行时，与我们讲的"少阳、太阳、少阴、太阴"四象就可以对应起来了。金为少阴象，木为少阳象，火为太阳象，水为太阴象。我们看《尚书》里面关于五行的论述："水曰润下，金曰从革，木曰曲直，火曰炎上，土爰稼穑。"打个比方说，"金"有敛肃潜降的作用，金为什么有这样的作用？我们说四季中的秋和少阴，联系到五行里面就是金属性，少阴象用卦表示就是上面一个阴爻，下面一个阳爻，这个象是阳包阴的。这里举个例子来说明为什么秋气通金属性。我们农历立秋一般是在八月份，节气对农业生产有很重要的指导作用，而节气划分的基础则又是来自于生活经验和天文术数推论。其实秋气属性开始并不是在立秋，而是在夏至，我们把夏至的阳又叫老阳，夏至讲是一阴生，这个阳气是发散到最旺盛的时候，故中国人叫老阳，这个时候虽然阳气鼎盛，但却是在走下坡路了，这个就是夏至一阴生的道理。这个阴不是无缘无故生出来的，而是盛极而衰败的那一部分产物。我们看历史上一个王朝的盛世往往也是其王朝衰败的起点。我们都爱说物极必反，这其实讲的太笼统。大治浮喧的时代，它的气象，所谓的盛气，是浮在外面的，而这个时候里面的社会矛盾就开始滋长，这个积累矛盾的过程也就是"一阴生"的过程。我们从这个道理里面就可以看出，一个人在最得意的时候一定要把自己煊盛的气敛收起来，潜下来，这样才是智慧。

3. 五行与"四大"

我们常常会听到佛教讲"四大皆空"，有人说"四大皆空""四大"嘛，就是"酒、色、财、气"都空了，这就是他们眼里的"四大"。我们回到佛教理论来，佛教的"四大"学说是继承古印度婆罗门教和当时其他苦修冥想学派理论而提出的世界构造学说，"四大"即"地、火、风、水"四种元素。我们前面说的中国五行从运动哲学讲可以简化为"四行一象"，而如果把"金、木、水、火"四行附会于"地、火、风、水"四大，则可以是"金对应地""风对应木""水火对应"这样一个说法。中医说人体得病叫阴阳失调，而佛教把人体出现疾病叫做"四大违和"。"四大"理论在古印度婆罗门教里面是"元素论"的本源说的代表，而佛教里面继承这个学说虽然没有系统阐述发展（因为佛教主旨不在此），但已经和中医的"象比"思维、"气"的思维有一定相似。尤其是在唐代，佛教的传入已经有将近数百年，佛教的影响也在魏晋逐步扩大，一些医家的著作里面开始把"四大"学说和人身疾病联系来做一个嫁接。药王孙思邈在他的《备急千金要方》里有这么一段论述："经说地、水、火、风，和合成人。凡人火气不调，举身蒸热；风气不调，全身僵直，诸毛孔闭塞；水气不调，身体浮肿，气满喘粗；土气不调，四肢不举，言无音声。火去则身冷，风止则气绝，水竭则无血，土散则身裂……"这个并不是说古印度医学、佛教医学就和中医学开始联系影响，还没有到这个层次，这个还是佛教文化的影响。中国医家开始引用佛教的一些概念，这个嫁接对中医学本身并没有太大影响和价值，而是通过这个我们可以看出这两者通过文化的一些联系。佛教医学和印度医学与中医学结合最密切、最完善的是在今天的藏医学里面，其渗透和融合特别完备。

佛教的"四大皆空"在般若宗说的比较多，讲构成世界的因缘是无常的，构成的物质是虚妄的，这个就是《金刚经》"凡所有相，皆为虚妄"的道理。这个"空"，国内有学者说可以对应的就是五行里面的"土"，也不是没有道理。如果按我上面提到的"四行一象"的理论，"土"是表示自然世界变化中不断出现又不断消失、既短暂又常恒的阴阳均衡的状态，而这个状态是其他四行出现的基础，也是其他四行蕴含的共性。故而黄元御说："土无专位，寄旺于四季之月，各十八日。"这是中医学者的说法。为什么"土无专位"？这个就要从《易经》来讲了，这里就不赘言。我们知道四季配木、火、金、水四行，土对应"长夏"，长夏这个概念所对应的季节日期究竟是什么？中医界仍然有不同的意见。唐代注解《内经》的学者王冰说："长夏者，六月也。土生于火，长在夏中，既长而旺，故云长夏也。"他认为土生火，长夏则应是农历六月，是气候最湿热的季节。另一种说法就和黄元御的观点联系上了，就是每个季节末的十八天为长夏。这个就把五行、五脏、五时对应起来了。但是这样对应又有一个问题，就是时间分配不合理，于是《内经》又提出"脾不主时"的理论。我们这一节讲"四大"，佛教说"四大皆空"，我们以前在《金刚经》讲义里面用佛教的观点阐述了这个问题，现在从和中医的联系上来讲，我们既然把"五行"和"四大"配比，那么又可以得出另一种说法，这个"四大皆空"实际上和中国的"土生四象"有一定的联系。

当然"五行"和"四大"学说目前也只能从很浅的层面附会对比一下，其内涵的差别也还是很大的。"五行"的内涵要更加广，延展应用更宽，有哲学上表示运动状态的，有表示物质元素的，有象征哲学社会中概念的。佛教把四大更多地作为元素、物质层面在说，而中国的五行就不一定是物质了，要分情况，在这个里面有的表示物质，有的表示概念，有的就只是个单位等。譬如佛教说人身由"四大"构成，最后生命结束、"四大"分离的时候，先是"地大"分散，身体越来越沉重，失去力量，"地大"融入"水大"；再是"水大"散掉，这个时候可能我们的二便就要失控了，体液的排泄也要失去控制，现代医学上就是控制这些的神经和括约肌都逐渐失效了；"水大"融入"火大"，然后是"火大"散掉，口鼻越来越干燥，而身体温度在降低，"火大"融入"风大"，我们的呼吸就逐渐减弱消失了；再往后就是"六识"的分散。这一点完全就是从元素组合论来说，和纯粹的唯物都有一定差别，和五行就更无法多做附会了。这点要清楚。

4. 五行的特性

（1）金

既然说到了五行，就不得不提这五个东西的性质。《尚书》里面说的很清楚："水曰润下，金曰从革，木曰曲直，火曰炎上，土爰稼穑。"这个是从它本来的特征来说的。如"金从革"，从是依顺改变的意思，"革"字历代的注解就太多了，有人说是作革除、改变、革命讲，有人说是作皮革。无论这两者作何讲，若要回到金敛肃沉降的特性，都是要费很多文字去解释附会的。如作"皮革"讲，翻译过来就是"金的特性像皮革一样"，那么皮革又有什么特性呢？这就又要费说法了。我们看古汉语里面"革"还有一个意思，就是作为乐器八音之一，"革"就是我们所说的鼓。我们经常听到一个成语叫"鸣金收兵"，打仗的时候敲钲、敲铜锣一类的东西，战士们听到这个就知道将帅让我们撤退了。那什么时候是前进的信号呢？那就是号角和鼓。我们看《左传》里面有个经典故事"曹刿论战"，曹刿对庄公分析战胜原因，说："一鼓作气，再而衰，三而竭，彼竭我盈，故克之。"什么叫"一鼓作气"？你打仗的时候第一次击鼓时那个士气是最旺盛的，战士们早就摩拳擦掌了，如果你再击鼓二次、三次士气就会受影响，大不如前。所以说这里的"鼓"有前进、冲锋、引领变革的作用，而"革"所代表的也是这样一种作用。"革"作改变讲也可以。你看看古代的革命战争，秋天就要多很多，从气候文化分析，春季生气弥漫要忌杀夺，夏季湿热打仗吃不消，冬天北方很多地方大雪封山，不利于行军；唯有深秋，天气清净、干燥，能见度高，最适合打仗。秋天也往往是变革最多的季节，中国近代著名的"秋收起义"，也是在秋天，这个起义是一次里程碑式的变动，对中国革命道路、方向的影响也是关键的。所以，我们没有必要一定要在文字上去附和"金"敛肃沉降的特性，"金"所主的变革，其实就是这样一种气质。《汉书》里说："金，西方，万物既成，杀气之始也。"正因为其敛肃、沉降，其形越锋利，其状越坚硬，而坚硬与锋利是主"争"的，故而主"杀""争""战""变"。

（2）木

"木曰曲直"，什么叫"曲直"？"曲"是说弯曲，"直"是延展、伸直，这个就把"木"延展生发的特性讲得非常清楚了。那有人就要问，既然是延展生发，为什么是"曲直"而不是"直"？直挺挺的多好，多延展。要知道，这样讲就不是中国人的道理了。中国人说"一阴一阳之谓道"，阴阳理论是贯穿一切学问道理现象的本质。如果说"木曰直"，的确是把延展性说出来了，可是就忽略了生发，因为一个直是不能代表生发的，相反僵直用强是折断、死亡的代表，所以这里说"曲直"非常有道理，先曲而后直才是生发之道。比如说小孩子刚刚生出来身体是极其柔软的，这个时候小孩子他的手是紧紧握住的，我们后来道教中医说的握固就是小孩子手的状态，这个握固是收摄精气的；小孩子慢慢长大，身体就变强壮，手也慢慢由握曲变为直，这个就是生长的过程。我们再看春天的叶子，要抽新叶之前先是一个叶苞，叶子是曲卷在一起的，再过一段时间叶子就由曲卷全部调达出来了，这个也是生发曲直的道理。所以老子说："将欲翕之，必先张之。"反过来说"将欲张之，必先翕之"也是一样，由曲到直是生发，而由直到曲则是衰亡，这个顺序不能搞乱，你不可以说是"木曰直曲"。

（3）水、火

现在说水、火。"水曰润下"，你一定要注意这个润下是两个字，两个意思，并不是一些中医所讲的水润下就是滋润你的下焦。水有两个特性：一主凉润，二主向下。所以你看为什么《易经》最后两个卦——既济卦，叫水火既济，火在下，水在上，因为水是向下的，火是趋上的，这个位置代表的是水火相交，水火阴阳相交就是泰，泰卦也是这个意思，还是在讲阴阳的道理。临床常见一些病人，脸上红红的像是阴虚，而手脚却是冰凉，大便也是稀溏，这种就是水火不济，虚阳外浮，这时就必须要交通心肾，要扶阳，而不能投苦寒清热药。

（4）土

"土爱稼穑"。"稼"是种植的意思，"穑"是收获的意思，而种植收获是一个农耕社会维持生活必须也是最重要的环节。所以我们说："地势坤，君子以厚德载物。"大地的品行是厚德载物的，我们相对应的土也是容纳吸收、生化承载的。在中医里面脾对应土，也是在说脾为后天之本的特征。脾胃就是受纳、消化、吸收、运化食物水谷，从而为生命提供源源不断的物质动力，这个就像我们的土地一样，这个是"生"的基础。

· 探讨孔子的人生阶段论

子曰：吾十有五而志于学，三十而立，四十而不惑，五十而知天命，六十而耳顺，七十而从心所欲，不逾矩。

这段话是孔子的一个自陈，是他不同人生阶段的感悟和概括，其影响很大，后来成了我们民族对不同年龄段的一个习惯性概括，一讲到"而立之年"就知道是指 30 岁这个年纪。我们现在很多人发现这个也不仅仅是一个习惯，而成了跨越 2000 多年的一个共鸣，"四十不惑""五十知天命"成了很多这个年纪的人挂在嘴边的一个感慨。

孔子一生在不同年龄的这个概括，我们今天来看也是符合一个正常人的人生阅历的增长和心态的变化的。孔子说："我 15 岁的时候就坚定了学习的志向；30 岁的时候就能够立足于社会了；40 岁的时候就可以形成自己的判断思维，不被外物迷惑；50 岁的时候就清楚了天地自然社会的一些规律法则；60 岁的时候心态坦然包容，达到'声入心通，无所违逆'的境界；70 岁的时候心和天地大道的境界就可以契合，放纵身心也不会逾越规矩。"

讲到 15 岁开始立志，其实这个说法是非常科学的。因为通常一个人在 15 岁之前的志向都不一定能够坚持，那个时候心智还没有成熟到足够认清自己的实际情况和明确自己的目标。而 15 岁之后，到了十八九岁、20 岁才立志，已经荒废了几年的学习和奋斗的黄金时间了，就太晚了。所以一个人在十四五岁的时候，虽然也很幼稚、不成熟，甚至是冲动，但此时的冲动只要是用在正向的路上，即便被很多人嘲笑，那也是一个人成功的开始，这个也就是我们现在被炒烂了的话题"青春"。我们十四五岁的时候，一定要树立对学习的一个志向，因为这个阶段是我们即将走向社会，要开始承担责任、思考一些问题一个年龄。我们十四五岁的立志于学，不应该还是孩童时代的被动了，要明确自己的兴趣和方向，在人际交往中和在实现目标中都应该自觉地去发现和探索自己需要的信息，这个叫"学"，这个东西是要一生去感悟的。

"三十而立。"这个"而立"怎么讲呢？后来用得很多，讲法也多，有人作"独立"讲，觉得30岁的时候自己的事业就应该稳定了，经济可以独立了；还有类似的讲法"立足"，说30岁的时候就应该小有一番成绩，可以在自己的圈子和社会上扎根了。这些讲法都不错，单纯把这个词语弄出来，都可以成立。但是你若要把这个放到《论语》里面，说孔子是这样讲的就不行了。孔子讲这段话其实上下句意是有连贯的，"三十而立"，应该是顺承上面"十五志于学"的，即15岁的时候开始立志于学习，到30岁的时候就可以靠学问立身了。这个靠学问立身不是指都成为学者、靠做学问写书吃饭了，而是你这几年学到的东西足以帮助你形成独立坚定、不随便变更的判断和价值了。我们讲年轻时的失败碰壁都是经验教训，但是到了30岁以后如果你还在处处上当、碰壁，那就要好好反省自己所学、所经历的人生是不是足够能给自己一个正确的判断。30岁讲成功有点早，但是30岁是一个人成熟的开始，也是成功的开始，你30岁以前还在向社会讨教经验，色恭礼至地向老师讨教知识，但是

30岁以后你的知识经验的积累就可以服务于自己了。这个很重要，尽管这个时候不是最好、最成熟，知识储备、人生感悟还很有限，但是要能立起来。过去传统的师道尊严，学生问老师问题要弯着腰，低着头，30岁的你腰杆就应该立起来了，并不是说这个时候就不用尊师长了，而是你弯腰讨知识的时代应该过去了，你"用知识""检验知识"的时代来了，这个叫"而立"。

"四十不惑。"前面讲到了，30岁的你在求学上面应该是有所得，可以形成独立的判断了，这个时候其实讲的是人已经开始独立地走上奋斗的正轨了。但是30岁到40岁这个阶段其实是诱惑和偏见最多的时候，30岁之前还年轻，很多时候还是一种冲动。我们中医《黄帝内经》里面讲男子数从八，二八肾气盛，二八十六岁嘛，这个时候你的元气开始启动，这个时候生理开始走向成熟，也恰恰是你应该立志的时候。按中医的说法，肾也是主志的，一个人的性格是否果断决绝，志向是否坚定远大，其实是和他的肝肾之气、先天禀赋有关，这个是中医的说法。到了30岁的时候，是四八筋骨隆盛，肌肉满壮，肾气是最盛的。也就是说，通常从16岁到32岁这个阶段的肾气是在启动上升的，这个时候人的精力最好，把这个阶段放在求学是效果最好的；30岁到40岁这个阶段的肾气是充足的，这个时候已经过了而立之年，很多事情都要自己拿主意了，这个时候通常你也有家庭了，我们说30岁之后的判断和人生观已经基本形成，是你过去所学的检验阶段，面对社会有很多需要自己处理的问题和责任、人和事物，你的看法其实很多时候可能动摇，你的学问很多时候会面临一种困惑，你的身边也会多出很多诱惑。人在十几二十岁的时候把持不住，那是生理和心理年龄所决定的，而到了 30 岁之后还把持不住，那就是自己的学问、修养没有做好。这个时期你会发现，自己原来的很多观念和外面的环境不尽相同，而且外面环境的变化也让自己感觉困惑。但是孔子说"四十岁的时候，你的心应该安定下来了"，《内经》里面说男子五八肾气衰，到了 40 岁对一个男人而言从身体上就是一个转折点。《内经》里面还有一句话："年四十而阴气自半。"到了这个年龄，你的肾气开始慢慢衰退，你的所谓雄图大志、所谓大抱负和一些困惑、愤怒，以及一些激进的情绪都会伴随你的肾气衰退而安静下来。这个时候你的学问、你的看法也在社会中检验过了，无论这个时候是成功或者是失败，其实你已经能够有自己的一个阅历和看法，你能够做到不被外在的反复和繁杂所困惑了。我们讲"不听老人言，吃亏在眼前"，我们想充当这个给年轻人指路的老人，40 岁就可以是年龄上的一个标准了。

"五十而知天命。"到了 50 岁，年过半百，这个时候孔子说是"知天命"了。其实这个"知天命"，我们要讲得通俗一点就是开始服老了。《内经》里面说："六八阳气衰竭于上，面焦，发鬓斑白。""六八"也就是将近 50 岁的年纪，如果 40 岁还有一半的英气，那 50 岁就真的沉淀下来了。"阳气衰竭于上"对身体的影响是什么？这个时候你的意志力已经不行了，所以 50 岁的人就应该是考虑安身立命的了，很少有人年过半百还能壮心不已，这个是生理规律，你的阅历也积累得差不多了。这个时候受肾气衰竭的影响，人的一个最集中的表现就是惰性开始显现，这个惰性不一定是生活习惯，而在于心理上的。比如你到了这个年纪可能就不那么想什么事情都去争一下，什么事情都冲一下。我们讲人生最能让你明白的是什么？是由盛及衰的无常，你从盛衰的变化中最直观地可以感受到天地的一个规律和道理。50岁的年纪就是这个例子，既经历了身体的由盛及衰，心理状态的由抱负冲天到随遇而安，也从这么多年的人情世故中间看到了太多盛衰变换。这个时候的"知天命"是很抽象的，就是说对天道、自然、人事的规律都有一个领悟。所以年纪越小越喜欢问为什么，总希望有个道理，而到了50岁就没有人讲为什么了，没有为什么，只有"道"和"理"，没有道理，开始真正随遇而安了。

"六十而耳顺。"这个"耳顺"倒不一定是说耳朵变得不挑剔了。其实我们讲到这里可以发现，孔子从15岁讲到50岁，意思是连贯的、一层一层递进的，而这里却突然冒出个"耳顺"，你如果完全理解为耳朵不挑剔，对什么话都听得进去，也是可以的，但其实它的重点是在这个"顺"上面。到了60岁，你所领悟到的知识就已经开始契合这个天命了，这个时候有再多的信息给你，你一般也很难再产生对自己心中那个"道"有颠覆性的看法，这个不只是耳顺，而是心也顺了，看到什么也不会奇怪，因为世间的道理无外乎就那么几条，千变万化也不离其宗。

"七十而从心所欲不逾矩。"到了70岁，你的所求和欲望都随着阅历的增加和身体的衰退变得越来越少，这个时候的心态恰恰是最契合一种"道"的境界。我以前说过，10岁是个发明家，20岁是个幻想家，30岁是个斗争家，40岁是个作家，50岁是个道家，60岁是个养生家，70岁就是个佛家了。其实在70岁之前，我们讲这个

"欲"都是要用自己的修养去克制的，从血气未定的戒之在色，到青年戒争、中年戒贪，到了 70 岁的时候已经不用告诉他应该戒什么了，很多东西在这个年纪的人眼里已经是云烟，这个时候的心态像个修行者，他能够放纵内心的想法，然而这些想法都不会逾越规矩，因为这个时候的想法已经是在规矩里面历练了几十年了。

·《庄子》心得

一、《庄子》玄吗

中国文化是儒道相生相济，一说起儒家我们就叫"孔孟学说"，一说起道家我们马上想到"老庄之术"。的确老子、庄子这两个人已经被作为一种符号和"道"绑定得严严实实。我们说向老子问道、向庄子问道，到底在问什么？求什么？道家思想源头在于《易经》，往上直追到黄帝、伏羲的思想，往下历代修证明理的也不乏宗师级别的人物，譬如陶弘景、魏伯阳、吕纯阳、王重阳，以及我们近代的陈撄宁等，这些人要么援佛入道，要么走道医丹道的内明学，要么用易学重新阐述道教修证理论，都是发前人未有的创新。他们所做出的贡献固然巨大，但其影响力和知名度也都只是在学派内部，或者是对道学、史学、传统文化有一定兴趣的人中间。而老庄的学问却是历久弥新，经久不衰，其揭示的道理、所表达的观点直到21世纪仍然被人去研究、去津津乐道。《老子》被翻译成几十个国家的文字，说明他揭示的不是道理，而是一种普世的法则，是"放之四海而皆准"的，这点很重要。

古代说"三玄"，指的是《老子》《庄子》《周易》，因为这三本书都是带有一定神秘性的。其所追求、所讲、所用的方法，我们说带有形而上的色彩；所表达的观点或者表达观点的方式，我们认为是带有一定抽象意味。而我们又常常在实践中去印证这些略带晦涩朦胧的道理，发现是正确有效的，故而对这种东西形成了一个小群体的认同和大群体的追捧。

然而在讲《庄子》之前我想问，《庄子》很玄吗？《老子》《周易》很玄吗？其实我认为不然，要看你怎么去理解。《老子》第一章里面就说："玄之又玄，众妙之门。"这里的玄是精妙精微的意思，你从这个意思层面去定义《庄子》《周易》这一类书籍，当然是恰当的，因为其阐理精微、内涵精妙，你要把握它，往往需要一点灵气，不可以完全从概念逻辑入手，中国人把这个叫做"悟性"。什么叫"悟性"呢？就是你能见到心性的程度，而心性则又是从人认知的基础来讲了。我们就从《庄子》这本书中的一句话"嗜欲深者天机浅"来说，这个"天机"原本是指自然的奥秘，引申的话就是你心性回归自然的程度，回到自然，那么一切就是智慧圆满的了，什么世俗的烦恼、得失的忧虑都不可以惊扰你了。为什么呢？读《易经》的人常说"天道无吉凶"，自然法则脱离人为界定的概念就没有什么好与不好的区别了。我们说地震是凶，是灾难，那是相对于人类社会来讲的，对于自然界本身它就是一个能量释放的过程，没什么好与坏。再举个平常的例子供大家一笑，我们班以前有个同学经常上课放屁，这对于他来说就是正常的排泄，如果他心里不感到害臊，那么这个对于他来说无所谓什么好坏。而周围的同学就遭殃了，不管放屁的人怎么想，既成的结果对于他们来说就是凶，因为臭到他们了。所以，"玄"就是精微，如果你的思维也和这个精微相通，那么你自然就不会认为它有什么不懂、晦涩的地方了。而一些不懂的人，则认为"玄"的意思就是神奇，就是未知力量，就是鬼怪神妖。如果从这个意思讲，老、庄、易三家都和这个没有关系，一点都不玄，都是很实在的观点和理论，就看你怎么理解。

二、庄子何其人

我们把这个问题提出来简直就像废话一样，因为要说庄子是个什么人，你随便找个中国人出来，即便他对传统文化、道家历史一无所知，但是一提到庄子他也总能磨叽几句差不多的评价出来。我的高中语文老师曾经写过一篇文章叫做"潇洒的庄子"，的确，庄子在中国人印象里面最深刻的就是一个词——潇洒。多么洒脱的一个人，活得多么明白！你看看他妻子死了，他能够鼓盆而歌，把生命来往当做物化规律；楚国的国王要给他大官当，派了两位大夫来请他，他却以泥龟来比喻自己，不愿意出仕，一点情面也不给。庄子就是这样潇洒。这里我们提到了潇洒，如果是做国学这门学问，那就有必要追问一句，庄子得道了吗？庄子的行为做法、观念究竟只是出于乱世避世消极思想的影响，或者是一个好心态的影响，还是真的在内明学，对中国人提出的那个至高范畴的"道"有所证悟。我们历代学者都没有从这一点去质疑过，因为他们觉得这个问题没有任何讨论的价值和余地，道家学派祖师级别的人物怎么会没有悟道？这个问题就板上钉钉了，大家反而不去关注。因此，历代学问家，尤其是元代以后的学问家，从"道"的层面思考庄子的太少，而从理上去、从文上去附会的太多，尤其是近几年层出不穷的庄子解读书籍，大家仿佛都在构造一个自己心中的庄子，从心灵鸡汤入手，从文学入手，从他浮夸的性格入手，其实就已经偏离了他作为一个修道者、得道者的角度。当然庄子老先生如果活过来，对此自然也只是笑笑众生罢了。什么是"道"上的庄子？这个问题要看从哪个层面来讲。我们把这个问题先提出来，置放在这里，在后面慢慢来讨论。

我们都知道，庄子是战国时期宋国这个诸侯国的人，庄子在宋国做过漆园吏这样的小官，很有意思的是，这个官职除了他就再也没有第二个比较出名的人做过了。本来这就是一个很小的官职，以至于在后来历史中这个职位就消失了，反而是庄子让这个职位至今为我们所熟悉。所以后来一说到漆园吏就自然而然地和庄子绑定到一起。那么漆园吏是一个什么样的官职呢？按字面理解就是管漆园的小工，一些注解用的也是这个解释。我们在战国时期，漆器技术已经非常成熟了，尤其是当时楚国的漆器非常有名，应用非常普遍，官方和民间都在使用，并非像后来陶瓷那样官方管控很严格，这样，即便是商业繁荣的宋国，单独以官方形式来大规模设立漆园，并且用吏制来管控并不一定靠得住。因此，我还是认为，"漆园"作地名讲比较妥当，漆园吏就是管理漆园城这个地方的一个官吏。据考证，漆园城大概就在今天安徽蒙城县北部几公里的位置。

钱穆先生曾经评价过庄子。他那段话的大概意思是这样的："庄子笑尽了天下苍生，然而越是被他笑，我们越觉得他可爱！"庄子就是如此一个传奇的人，他的境界使得他完全没有敌人，他获得的赞誉不是老好人那种四处讨好得来的，他眼里面根本不屑于我们，更不要说虚无的赞誉了。被他这样漠视，我们却从对他的印象中找不出一丝狂妄，反而觉得他更为可亲，既没有孔夫子那样刻板严谨的形象，也没有老子那种难以望其项背、高山仰止的距离感。庄子架构起了道家千百年来和世俗社会在精神、文化层面交流的一座桥梁，这个是他了不起的地方。

三、《逍遥游》选解

我们知道《庄子》全书分内篇、外篇、杂篇三部分，这里讲《庄子》一开篇就要抛出一个大问题：《庄子》这本书是不是庄周本人所写？有些同学可能觉得好笑，《庄子》不是庄子写的还能是谁写的？我们对历史稍微有点了解的同学都会知道，中国古代尤其是秦汉以前典籍传到今天的内容已经是经过后人很多次的整理修改了，其原本是什么样子的，我们今天已经很难见到。《汉书·艺文志》里

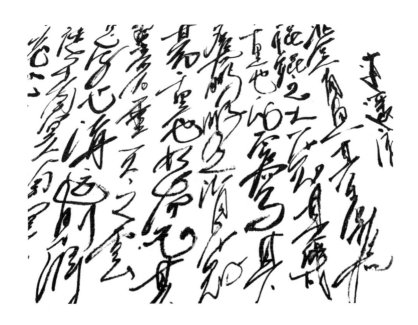

面所记载的司马彪注解的 52 篇《庄子》今天已经见不到了，今天通行的版本是西晋郭象注的 33 篇《庄子》。而且大家不要以为古代像今天一样，每个作者都把自己的著作权利益攥得紧紧的，很多古人著书立说，尤其是一些实证修行的民间学者，不但不会像今天的作者一样拼命营销自己，反而有一种传世不需留名的淡泊名利的气质，有的干脆把自己的作品通通都托到某个圣贤的名下；也有些是因为自己不出名，要让作品流通就必须托到一个名人的名下。这两种情况都有。比如《黄帝内经》《黄帝阴符经》，还有长沙马王堆出土的《黄帝四经》等，这些书名都托上黄帝这位大圣人，而其实真正成书都在战国时代，只是把羲黄时代口授师承的思想理论和当时又延展的一些东西结合起来罢了。按照学界一般的说法，内七篇为庄子亲著，外篇和杂篇则为其门人弟子的成果。

北冥有鱼，其名为鲲。鲲之大，不知其几千里也。化而为鸟，其名为鹏。鹏之背，不知其几千里也。怒而飞，其翼若垂天之云。是鸟也，海运则将徙于南冥。南冥者，天池也。

好了，我们来看《逍遥游》这部分内容。我们看《庄子》内篇开篇第一句就体现了整本书的一个行文风格，看似不着边际，汪洋恣意，但是千万不要被历代文人解《庄子》的版本给骗了，其实这些都不是在完全凭借想象不着边际地虚构。"北冥"是哪里？我们有学者说是北海，就是今天的渤海，还有一种说法是地球的北极；"南冥"就是南极，后来又有说法是庄子发现了洋流，他是在讲大气运动。这些其实都是在给我们的庄周老师做加法。如李宗吾在《厚黑学》里面的观点，历代贤圣，时间越久光辉越大，因为我们后人一层一层地在往他脑袋上添东西，结果圣人形象越来越高大。

"北冥"你可以看作是庄子构建的一个北边无边际的黑暗大海。我们北边的这片大海里面有一条鱼，它的名字叫鲲，这个鲲有几千里大，化生成为鸟，其名字就叫鹏。鹏的背就有几千里，一怒而飞起来，其翅膀像垂天的大云。这种鸟平时贴近海面飞行，每当海上生起汹涌的波涛，大鹏鸟就顺着这股势头往南海迁徙。南海这个地方，就是通天的渊池。

这一段完整的翻译就是我们从字面上所理解的内容。单从字面上看，真是要佩服庄老师的想象力了，尽管你还是不知所云。读过《道藏》的，或者是对易学了解多一点的人可能读起来又是另一种感受了。"冥"，这里为什么不加三点水？为什么不叫"北溟"？因为"北""冥""鱼"都是《易经》坎卦的象，无论北冥、南冥都没出人的身体。"北冥"所象的坎卦是哪里呢？就是我们的丹田会阴。注意啊！这个会阴穴是我们中医的讲法，道教说是"海底"，密宗又叫"海底轮"。

"鲲"，又怎么讲呢？我们看《解悬参注》里面说，"鲲"为坎中之中爻。我们知道，坎卦是两个阴爻中间夹一个阳爻，以前背卦的时候说"坎中满，离中虚"。坎卦象征水，而中间是一阳爻；离卦征火，而中间是一阴爻，还是反映了阴阳相生的道理。所以中医里面肾虽然主水，但是肾中藏着的真阳，我们叫命门之火，却是生命的原动力。所以，这个"鲲"反映的就是这个原动力，因此才能化而为鸟。这个化生不是平白无

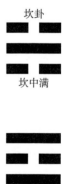

坎卦

坎中满

故就化的，就像你不可能见到牛化生成猪一样。现在说出来大家可能不相信，以前古代传说中的，在水里面，尤其是大海里面的很多生物，上了岸就马上化生成另一种生物形态。

后面马上就说了："鲲之大，不知其几千里也。"这是说这种生命的原动力既是初生的"一"，也是变化中的"万"，因为它蕴含的能量就是万象。下面又说："化而为鸟，其名曰鹏，鹏之大不知其几千里也。"鸟是离卦的象，这个过程就是道教说的"取坎填离"的过程。"怒而飞，其翼若垂天之云。"这个不得了！"怒"，反映的是能量发生、启动时候的那种状态，气脉启动的时候，真阳破阴翳那种搏动的状态就是这样。好了，这个过程经历了之后，就是我们说的"海运徙于南冥"，这个"海运"不是我们今天运输部门的海运，而是元气从海底发动，经督脉上到头顶这个过程，"南冥"就说的是我们上面的窍，道家则称为"泥垣宫"。这里我们可能有同学要有问题了。我们说上北下南，为什么这里却反过来了？北反而在下面了呢？我们看《周易》后天八卦图中，也是离卦南方在上，坎卦北方在下，这个不是我们死板地由上北下南来分的，而是从变化性质来分的。

最后说道："南冥者，天池也。"天池，就是我们脑中的髓海。所以，中医认为肾水、肾精的损耗直接影响人的智力，这是有道理的。曾经我家里面有做小企业的要招聘人，我就告诉他，你面试时听他说是一方面，还有重要的一块是观面，即看面相，连孔夫子也说："始吾于人也，听其言而信其行；今吾于人也，听其言而观其行。"如果一个人肾精、肾气特别亏虚，我们民间传统的讲法就是衰相，会走衰运。所以老人一般都会说，精力不足、衰相外露的人不可以委以重任，因为他气是浮在外面的，沉稳不下来。

《齐谐》者，志怪者也。《谐》之言曰："鹏之徙于南冥也，水击三千里，抟扶摇而上者九万里，去以六月息者也。"野马也，尘埃也，生物之以息相吹也。天之苍苍，其正色邪？其远而无所至极邪？其视下也，亦若是则已矣。

《齐谐》是专门讲稀奇古怪的事情的，这本书我们今天也见不到了。我们说清代的《聊斋》也是讲怪诞不羁事情的，但是先秦的作品和明清的不一样，那个时候还没有那么强的影射社会的目的。我们说《聊斋》虽为写鬼，实际上是写人，写社会；而先秦的作品则直接是从心里面发出来的，那个时候不用顾忌太多外面的东西。所以《山海经》这一类看似讲神话的东西，我们今天也要引起重视。上古社会究竟是什么样子？4000年前的文明是否就是我们今天教科书里面所说的茹毛饮血般愚昧的生活？这个值得更多思考。今天很多令现代人也叹为观止的一些胜迹，古人究竟怎么做到的？4000年前的文明，或者1万年、2万年之前到底有没有文明？迄今我们人类的认识都太有限，不要妄下结论。

前几年有消息说，在东非大陆发现了几千年前的核反应堆；前几天的新闻又说，美洲大陆发现了大批商代甲骨文，有学者考证，中国的商代遗民可能最后迁徙到美洲大陆。那么，他们是从哪里过去的呢？是坐船横跨了太平洋吗？这个当然太不现实。最有可能的，就是一路北上到俄罗斯的东西伯利亚地区横跨当时可能还封冻的白令海峡而登陆美洲大陆。但这个设想也有问题，要完成这么长的一段距离，而且是跨越极地地区，即使在今天也是一件大事情、大工程，何况在 N 年以前物质文明不发达的商代，如何克服苦寒，迁徙这么长的距离？这些都是问题，我们值得去关注。

再看下文："鹏之徙于南冥也，水击三千里，抟扶摇而上九万里，去以六月息者也。"大鹏鸟要迁徙到南冥去，贴水飞行，趁着水势滑行三千里，然后卷动空气而上九万里，再借助夏季风的势力，向南方飞去。这个"去以六月息者也"，从字面理解就是借助六月的气息而去。

"野马也，尘埃也。"这一句要理解就很困难了。怎么突然出来这么个字"野马""尘埃"？看似和上文毫无联系，后面我们从道教修炼的角度来看就可以很好解释，这里我们先把一些字面上和文意上的观点讲出来。郭象的注解是："野马者，游气也。"后来的学者也大都沿用了这个说法，至多是加以延展，做做加法；再后来成玄英的说法就更具体了："青春之时，阳气发动，遥望数泽，犹如奔马，故谓之野马。"今天的小朋友若是听到"青春"这两个字会马上激动起来，现在热炒的"青春"话题其实都是引申意义了。"青春"这个词本来的含义就是形容草木抽新时的那种青葱绿油油的颜色，后来引申出朝气、新生事物等含义。成玄英的解释是说，在春天草木抽新的时候，地下的阳气开始启动，蒸腾上来，而沼泽湖泊地区的雾气弥漫就像奔马一样。这些解释影响力很大，但是有没有问题呢？还是值得商榷。中国古人说："持之有故，言之成理。"你说野马是"游气"，那你的"故"是什么？根据是什么？这些都要说清楚。是先秦其他文章里面有类似的意思？还是有这个用法？这些都没有交代清楚，所以很难让人信服。当然这个如果作为一家之言，可以说的通，没有问题。那我们就按照这个意思走下去。

下面说道："生物之以息相吹也。"这个"生物"不是我们今天所说的动物世界里面的动物们，说它们呼吸相吹，不是这个意思，而是说天地之间一切运动的物体有能量地相互传递感染。

最后说到了两个问题："天之苍苍，其正色耶？其远而无所至极耶？""苍"是表示颜色的，一说深绿色，譬如我们说到苍茫大地、苍山、苍柏；一说深蓝色，就是这里的苍天。我们古代用于表示颜色的词汇太丰富了，光是一个红色就有"红""赭""殷""丹""赤""绛"这么多种说法，所以汉语博大精深，这个基础一定要打好。我们回到上面的问题，天的蓝色是他本来的颜色吗？还是因为它太遥远、广袤而难以看清楚？大家不要小看这个问题，这个是2000多年前的庄子提出来的。我们说蓝天白云是人人都看得见的，但天是蓝色的吗？云是白色的吗？有人又会说这不是废话吗？！今天科技发达了，我们知道云是由水汽和细小尘埃组成，白色是水汽厚度到一定程度发生光的吸收与反射而呈现的颜色，如果云层再厚一点就是我们看到的乌青色乃至黑色了，说白了那也不是云本来的颜色。而蓝天，现在的太空器飞到大气层以外的太空，那个天还是蓝色的吗？当然不是，我们地球上所看到的蓝色的天空都是光折射、反射出来的，反而你从地球以外的太空看地球，发现我们从上往下看也是同样的景象，这就是"其视下也，亦若是则已"。所以，你看庄子2000年前就能够提出这个质疑与推断，是多么难得！

上面我们从文意上把这段话梳理了一下。道教把《庄子》称作《南华真经》，把《老子》称为《道德真经》，而称《列子》为《冲虚真经》，所以，我们看《庄子》的时候回到道教的说法，也是有必要的。我们前面把"北冥有鱼"这一小段从丹道修炼的角度进行了解读，把它作为修行法诀，这个究竟是庄子的原意？还是后来丹道家的附会？从我个人角度来看，如果从修炼的角度讲，反而这一大段解释完全不存在任何争议，因为这些名词和他行文完全是环环相扣、逻辑清楚的，可能就是庄子的原意。但如果是在讲修炼口诀，为什么内篇后文又全然不见这种痕迹，变成以故事和道理为主，而且很多名词用法象征是汉代以后正式整理出来的，庄子同时代虽然这些用法已经存在，但是文献里面又缺乏这种用法象征的佐证，或者是庄子一开篇就从性命修养的角度讲，后面又穿插这种观点而补充了一些故事道理，从身心修养的角度来讲。

从这个角度我们再来看原文。"鹏之徙于南冥也"，真阳之炁从下面起来，走督脉到上面，"水击三千里"，毛泽东的那首诗写的很漂亮："自信人生二百年，会当水击三千里。"这个是从施展抱负来讲的。我们说《庄子》这里的"三千里"是对人身体炁启动、运行路程的一个夸张概括，"水击"就是从阴炼阳时候阴气振动变化的那么一个过程。我们说道教"小周天"至重要的"三关"，即"尾闾关""夹脊关"和"玉枕关"。一个在骶骨内部那个位置，一个在背部后心，一个在后脑，真气运行到这三个关口突破了才能算是入门。这些都是"水击三千里"里面的内容。"去以六月息者也"，又是在讲什么呢？这个"六月"不是我们今天所讲的六月份啊！农历的六月是暗示我们阳气到了最鼎盛的时候。明代憨山大师注解《庄子》的一句话很有意味，他说："周六月，即夏之四月，谓盛阳开发。"我们说无论道教，还是中医，讲生死不过就是十二辟卦反映的象，由

"一阳来复"的复卦，到第二爻也转阳的临卦，到地天泰卦，再到雷天大壮，到泽天夬，最后到每一爻都纯阳的乾卦。这个过程用到自然中就是冬至开始那种阴消阳长的气候变化，而用到人体身上就是反映的"阴渣炼尽，阳神尽出"的这样一个后天返先天的过程。而我们人生的一般轨迹则是在不断消耗先天炁阳，逐渐由乾卦到"一阴生"的姤卦，到第二爻转阴的遯卦，再到天地否、风地观、山地剥，最后转纯阴坤卦，这个是生命由初生神灵到死亡的过程。以天地否为转折，否卦以后身体多半就是气血瘀滞、阳气散失的体质了。所以你看很多来看中医的老年人，风湿病、糖尿病、关节炎，最后走路都成问题，这些都是身体阳气散失的表现。你看看阴从下面爻起来的，人的衰老也是从脚开始的，最后到大脑，到上面那一爻转阴了，就是坤卦了，而人的头顶大脑那个地方最后衰竭了，就是脑死亡了，这些都是可以对应的。回到《庄子》，这个"去以六月息者也"，这就是道教说的最后小周天打通，人气脉全部通顺，身体发生年轻化的一些变化。这个时候用"息"这个字，就是从纯阳开始要走另外的一个功夫了，就要好好回到静功把心理状态调节好，不然很容易散失掉，成为姤卦所象。所以说有的人搞内丹几十年，功夫也到了，火候也到了，最后元精充足，可又把这个化不掉，马上就要发泄掉，前功尽弃。所以历代有炼丹道者，非但不能延年益寿，身体健康，反而把身体原始能量发动起来又不能用到修行上，那种欲望比普通人有过之而无不及，有的30几岁就死了。真正功夫做得好的"息"的定力很重要，不是说小周天一通就可以"阳神冲举，白日飞升"了，这个是骗人的，要到阳神冲举的境界，还有很长的路要走。道教近200年也很少有人敢自称到这种地步，所以现在的仙学从陈撄宁前辈，到北京中医药大学胡海牙，再传到武国忠先生这里，就把养生作为着力点了。

接着就说到了"野马也，尘埃也，生物之以息相吹也"。上面我们讲到了"野马"游气说的解释，这里从修行的角度来看，我们就又有另外一种说法了，不仅道教，佛经的翻译也多沿用这一个说法名词。譬如佛教《放光般若经》里面说："菩萨行禅，观色如聚沫，观痛如泡，观想如野马，观所作行如芭蕉，观识如幻。"还有《大智度论》里说："是诸法皆从因缘生，悉是作法而不牢固，无实我法行；如芭蕉叶叶求之，中无有坚相；如远见野马，无水有水想，但诳惑于眼。"如此阐述比喻就太多了，这里就不一一列举。那么"野马"究竟是个什么东西呢？野马不是一匹马，佛家解释为"阳焰"。什么叫阳焰呢？我们爱看沙漠探险节目的同学可能会清楚，在大沙漠里面困在里面，极其炎热干燥的时候，都是能看到空气在晃动的，在这种条件下，往往会产生类似于海市蜃楼的幻境，譬如出现一大块绿洲、一大块湖，这种都是有可能的。所以一些沙漠探险的故事里面讲到，两个人被困在了几百公里的沙漠里面，看到前面有一块湖泊，走过去又什么都看不见，其中一个人就鼓励另外一个人说，他记得再走几十里就是绿洲，然后一次次的谎言和幻境加上求生的毅力，最终帮助他们走出了沙漠。当然这些是小故事，和望梅止渴一样的道理，往往给你力量的东西不一定是实在的。所以佛教把野马和芭蕉、水中月这几个东西联系起来譬喻那些虚妄不实的相。"生物之以息相吹也"，这一句话则是告诫修道者，在身体物质能量充足后，开始从心入定的境界，这个时候境界起来了，无论是道教修行还是佛教禅宗都要面临这个毛病，禅宗最后有一句话叫"魔来斩魔，佛来斩佛"，境界里面的东西全部要空掉，不然很容易走偏；道家最后任督通了之后，才只是身体通泰，阳神还未出，停在这个阶段就不用功了，要么堕落于尘，前功尽弃，要么就只是一个祛病延年，达不到道家修真的更高要求。所以这个时候出现的景象也好，还是清净也好，异象也好，烦恼也好，阳物勃发也好都不要管，化掉，这个才是正路子，"生物以息相吹"，说明一切景象都是物质和身体元素组合质变的联系，是"炁"的作用，不要怪力乱神。

下面讲到："天之苍苍，其正色邪？其远而无所至极耶？其视下也，亦若如是则已。""苍"的颜色，上面已经讲过了。我们说"苍"有深绿色和深蓝色两种表示颜色的意思，表示深蓝色的时候一般就用来说天的颜色，这个"深"不是形容颜色深，还有一层深邃、干净的意思。我们说苍天，一定不是乌云密布的，一定不是昏暗晦冥的，你看《内经》里面说："苍天之气，清净则意志治。"这个是讲自然气息和人心理状态、身体状态的关系。道家有没有这种说法呢？当然有，而且很多。道家修炼最大的特点就是要假借一些外物，甚至一些民间宗教和道家一些派别的仪式里面还要假借祖师鬼

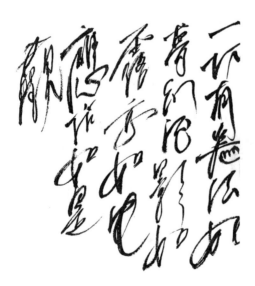

神这一类的东西。我们前面讲到元精的力量启动沿着督脉向上，突破三关后，尤其是过了玉枕关这个关卡，精、炁、神这些化作的动力到了督脉最高点，这个纯阳之气的作用就开始发挥了，这个时候修道的人感受到的是一片无比清净喜悦的内景，仿佛自己身心都进入一个极其深邃干净的境界了，这

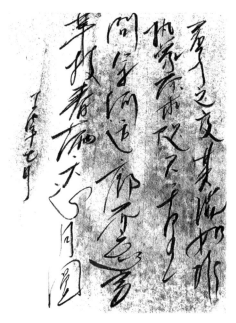

个就是法喜。但是注意，这个不能著相、耽溺，佛家也讲这个。许多修禅宗的人内观也能到这个境界，南传对也能到，然后到了这个境界就停在那里享受这种清净了，这个弄不好也要前功尽弃，尤其是修性不修命的人，在境界上耽误，最后色身还不能转，身体一死，又要重来了，而且能不能重来还是个大问题。佛教的说法说人身难得，菩萨尚有隔阴之谜，何况大多数习禅法的人还只是在初禅、二禅、三禅里面打转转，四禅都上不了。所以说，这里还不是炼神返虚，还是在小周天里面，这里的清净也是骗人的。

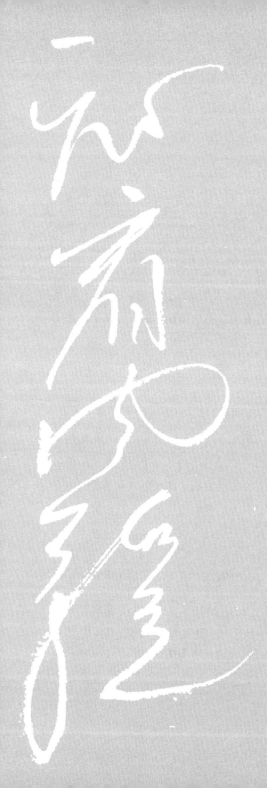

叁　我看《内经》

•《内经》碎言

今天我们说起《黄帝内经》，都评价这是一部医学巨著，很多人都知道，然后呢？如果不是学习中医的人可能就没有话说了。现在的民间中医队伍里面不一定有很多人重视《内经》，我就听过一种说法，说《内经》侧重于说理，内容过于庞杂，涉及面太广，主要表达一种调和思想，对临床来说远不如背《伤寒论》、本草来得直接，所以《内经》对临床指导有限。持这类说法的人，到了临床实践后，也是侧重于看医案，看经验集、用药集，这个也很好，很多人走这个路子业务也能做得很好，临诊水平凭借经验和方剂的使用也能很高，这个你无可否认。

我们其实会发现一个很奇特的现象，学中医的人流派、思想、体系众多，每个中医的用药习惯也不尽一样，学派之间互相批判和质疑的现象更是层出不穷，更不要说具体到某一个用药上的经验习惯了。你无法去判断对错是非，你会发现，即便是学术上看似相互对立的两个流派的两个医家，其最后的临床疗效都可能很好。而从学派之间互相的质疑批判，包括对历代中医著作的修订质疑中，你也会发现对于《黄帝内经》这样的著作，除了在某些文字上去考据，对其内容思想从来没有人去大张旗鼓地口诛笔伐，因为不管你走任何流派，你的思想一定是符合一个"道"；你的学术思想再标新立异，用药再怪异难揣度，要想有疗效，你还是要回到一个合乎"道"的方式。一切疾病的根源最终简化就是阴阳的失衡，至于外感、内伤、某一脏腑的虚实、经络的瘀滞等都是在这个体系下的，你的治法也是要合乎一个理性，就是培养生气，因为你是要把人治活而不是治死。即便在外邪盛或者内部有病理产物的时候，你用到了一些药物或者治法来攻消都是以伤害正气为代价的，但是你的攻消祛邪从长远来看也是培固生气。整个中国文化就是一个求生的文化、贵生的文化、讲求实用的文化，生生不息是我们文化的核心。《周易》里面说："天地之大德曰生。"我们这个民族如果说商代还带有迷信色彩浓厚、巫祝文化泛滥、敬鬼畏神的原始特征，到了周公以后，尤其是孔子时代之后，重心被拉回人与社会的关系，礼法开始用，祭祀开始回到文化的层面，中国文化乃至医学的一个最重要的特点——"实用求生"便开始奠基。

所以说《内经》一开始立足点就很高，是从"道"的角度，从"生"的角度来理性地阐释天地规律、万物消长的趋势和力量对比。你不可能要求中国的医生学者在《内经》成书的那个时代就能够拿出一系列具体到某个疾病的治法治则，不可能要求张仲景在汉代就开始用藿香和乳香、没药这一类后世才被发现和引进的药物。但是一个时代既有它的局限性，又有他的恩赐性和难以替代的特殊性，正是在《内经》成书以前至上古的那一段所谓的单纯时代，生产力的低下和求知欲的旺盛，加之理性的萌发，才有了无数先贤通过"悟""证""践"的方式去朴素地归纳自然界和人体的固定规律；正因为那一个"思无邪"的时代，才有了那么朦胧真诚的语言去总结自己发现的宇宙天地乃至人情世故。我们学校以前一个教《内经》的叫张新渝，他总结《内经》的时候说道："这是一部战略性的著作。"他用到了"战略"这两个字。我认为《内经》不仅是战略性的著作，更是一部泉眼性的著作，汩汩地滋养着它这个体系延展出去千万里的思想。

所以，《内经》不是说你才开始学中医的时候就一定要把每一章句、每一个字词都去弄懂，我提倡的一个方式就是《内经》常翻，看不懂的看看注释、看看历代医家的注解，不必全信也不必拘泥，看起走就是了，先过一遍有个印象；大二的时候再翻翻，可能就有不同的感觉了；临床的时候再翻翻，就开始信服里面的一些观点和理论了；临床10年、20年、30年、50年你翻《内经》时的感悟都是不一样的。所以说这是一本泉眼性的著作。无论你后来接受的是哪个体系，哪个方式的治法用药，这本书其实是你终生提高的一个东西，无论在哪个阶段都会给你启发。如果对于本身类似南怀瑾一样的谙通传统文化诸门类的杂家，这样的人要学医，《内经》倒不见得在你的感悟体系里有多崇高，但对于绝大多数专医的人，《内经》确实是一本提高悟性的基础心法。你临床几十年，对《内经》的某些章句的理解完全可以有不同于历代大家的一个观点，这很正常，这就是《内经》的特点和魅力。我以前把《易经》说成是中国文化的泉眼，由《易经》思想影响下的诸子百家，儒、道、医、阴阳、兵法等各不相同，但是他们从不同的切口发挥易学的一个思想核心，形成自己的体系，最后要变革、革新也是从溯源开始。比如儒学的大变革一般都是以对《易经》的重新注解开始的，从周文王演六十四卦开始，到孔子正式创立儒家做易传，董仲舒引《易经》及先秦诸学派观点倡"天人感应"以迎合统治者奠定儒学正统；到了宋代，推动理学建立的"北宋五子"，周敦颐、程颢、程颐、邵雍、张载无一不是易学大家，周敦颐和邵雍重在象数，二程、张载重在易理，包括南宋的朱熹也是易理方面的大家。回到《内经》，其实《内经》在整个中医学体系里面的地位和作用就类似于《易经》在中国文化里面的地位和作用，都是泉眼性的著作。朱熹在《观书有感》里面说："问渠哪得清如许，为有源头活水来。"这个是做学问要参的大话头。我们整个文化绵延不绝、有生命力，就在于我们的源头清澈深邃；我们中医能够根据历代不同的实际情况、社会情况而发展，至今还有生命力，也是"为有源头活水来"，这个活水就是《内经》。你看仲景确立的辨证论治原则、六经体系，虽然其六经与《内经》的六经不尽相同，但是其基本思想仍然是来自于以《内经》为代表的上古医籍。张仲景自己也在序中说："撰用《素问》《九卷》《八十一难》《阴阳大论》《胎胪药录》。"这个《九卷》就是我们《内经》的《灵枢经》部分。你看看后来的补土派——李东垣，他在自己的著作中就大量征引了《内经》的原文来阐释自己的理论。他当时也是面临一个特殊的实际情况，就是社会环境很动荡，兵荒马乱，瘟疫流行，还有大兵围城的情况，在这种情况下饮食生活就难以很好地维系，他发现对于很多突发情况，仲景的方子用起来不灵了，于是也是从《内经》理论入手，形成了他重视脾胃的思想。再举后来温病学说的兴起，也是由于社会环境变了，明清的气候远没有两汉那么寒冷，而且社会相对稳定，封建集权体制进一步发展加强。再看人口，汉代初年是一两千万，即便经过了文景的休养生息和武帝的文治武功也不过增长到五千万左右，到了东汉三国时期征战不休，人口又开始锐减，你看《三国演义》里面最后灭亡蜀国的时候刘禅给邓艾的那个财务人口表里，蜀国户28万，男女94万，这个战争对人口影响很大。到了明末呢？人口接近2亿，清末人口更是接近4亿，就是我们经常听到的清末一些讲救亡的诗里面"四万万人一同哭，去年今日割台湾"。所以到了明清瘟疫热病很多，还有家庭结构、社会局势稳定了以后，虚劳、房劳之类的疾病也很多，这个时候温病体系应运而生，你看《素问·生气通天论》里面那句著名的"冬伤于寒，春必温病"，这类思想就成为温病学伏邪说的基础之一，而在温病里面对应的症状表现及伤及脏腑和气血的原理在《内经》里面就更是数不胜数了。所以，《内经》既是中医学由经验医学走向系统和体系的标志，也是不断推动中医理论发展，防止中医滑向经验医学的根本保证。

·《内经》的作者和内容特点

现在说《内经》的作者是谁，如果不是学中医的，可能会笑出声来，《黄帝内经》作者不就是黄帝吗？难不成还是炎帝、蚩尤写的？我们学中医的油条，或者对传统文化有一定了解的学生都知道，中国人有尊古敬古的沿袭传统，你看《淮南子·修务训》里面说："世俗人多尊古而贱今，故为道者，必托之于神农、黄帝而后能入说。"《淮南子》是西汉的书，那个时候就已经有"尊古贱今"的说法，其实这种思想在先秦典籍里也俯首皆是，你看孔子经常说："周监于二代，郁郁乎文哉，吾从周。"他还说："一日克己复礼，天下归仁焉。"他认为当时这个时代是礼坏乐崩的，他想通过克己复礼回到他所憧憬的文明的、礼法未坏的周朝。《庄子·大宗师》里说："古之真人，其寝不梦，其觉无忧，其食不甘，其息深深。真人之息以踵，众人之息以喉。"《知北游》篇里又托孔子之口说："古人外化而内不化，今人内化而外不化。"和庄子一样，老子对待现状也是不满的，也是趋向于复古的，只不过他更彻底，他要回到"小国寡民，鸡犬之声相闻，老死不相往来"的那种部落社会。我们看先秦两汉这种崇古思想已经很泛滥了，到了后世也总是这样，认为一代不如一代，现在不如老祖宗，这是中国人的思维特点。你看中医里面，遇到不能解决的问题，即使是很有名气的中医了，他也会说我去请教我的老师；武侠小说里面，遇到打不过的高手，一定会说要是我老师在世一定能打赢对手，尽管他老师若在世已经是耄耋期颐了。这个有一定的道理。因为中国的学问重传承和经验，年龄大自然经验可能更丰富，领悟也可能更深，但也不绝对，韩愈在《师说》里面就提到："是故弟子不必不如师，师不必贤于弟子。"我们很有名的叶天士一生以拜师多而出名，但是叶氏集其大成，其众中未能有影响超过叶者。邵康节学易时，王豫听闻其名要来指教他，结果反而被其学识所折服而拜其为师。中国传统的学问，包括现在很多学科，悟性决定上限，努力决定能不能达到上限，这个悟性里面，既包含天赋的，也包含被环境和现实抽打出来的，这一点我深有所感。学国学的人，搞医道的人，不要自己先把自己送到香火前，一副不沾俗气的样子，这种人是自断根性，越学越蠢，要吃大亏，只有深入五浊，才能明白一些冠冕的圣训，背出来不叫悟性，讲出来不叫悟性，都是自欺，用出来才叫悟性。

我们讲述的中国古代这种思想，现在仍然有很大影响，有其合理性，但也不绝对。而在古代那种社会环境下，一个人没有名气要想留下著作是很困难的，尤其是古代印刷术不发达，纸张又极其金贵，所以很多医家要让自己的学术流传，大多托名上古的贤圣，而魏晋后的著作则常常托名当时的名士，或者前朝的大家。这个很正常，李东垣所传的那么多著作一部分也是托名。

由此可见，《内经》作者当然不是黄帝。那么，是不是就是某一个医家的托名呢？当然也不是。《内经》成书虽然不是我们所想象的那么遥远，到了上古炎黄时代，但是其成书历程应该还是比较长的。这本书反映了对周代以来到汉代这一大段时间的一个文化的整理和收纳，很多经验通过口传心授传承下来，一些修行者的感应也被记录，最终到春秋时候很多观点其实散布在诸子的著作中。譬如我们刚刚提到的那么有名的《庄子》里面关于真人的论述，还有什么至人、圣人、贤人，我们在《素问·上古天真论》里也能看到其踪影。这个并不是说《内经》理论借鉴了《庄子》，而是中国文化和修道、医学，乃至巫祝一类在以前都没分开，所以《内经》的很多思想和先秦诸子的思想其实都是有交叉的，也正因为如此，现在要想把中医学好不能忽略先秦的其他著作。至于《内经》很多篇章的行文特点更容易从中看出浓厚的先秦韵味。宋代很博学的学者邵雍就说："《素问》《阴符》七国时书也。"《素问》当然就是我们《内经》的内容了，《阴符》就是我们讲的《黄帝阴符经》，"七国时"就是我们说的战国时期。因此，我们认为，《内经》的东西整理、汇合应该在战国就开始了，即把当时口传心授的经验、说法和其他著作里面的生理学、养生学知识进行汇集，只不过正式成书应该更晚一些。这本书里面的东西是在不断丰富的，直到东汉都还有内容在加进去，比如运气学说那七篇明显就是后来补入的；唐代的王冰在整理注解《内经》时也都还有东西补进去。

　　《内经》的思想非常包容。你看一些有易学基础的人就把《内经》运气学那几章单独挑出来研究，而一般中医也有完全不看运气学那几章，只看《素问》其他内容，搞针灸的就看《灵枢》比较多。我记得以前一个中医院校《内经》教研室的老师就被一个学生考住了，这个学生告诉老师"心开窍于耳"，而老师和大多数中医一样通常只注意"心在窍于舌"。这个学生指出，《素问·金匮真言论》原文中就说："南方赤色，入通于心，开窍于耳。"可是在《素问·解精微论》里面还有："夫心者，五脏之专精也，目者其窍也。"这又是说心开窍于目，这些东西是不是《内经》自我矛盾的地方呢？当然不是。这是由于《内经》的理论太庞杂丰富，不同的地方有不同的含义和代表不同的功能归属，这三个开窍都不是对心系统整体功能的一个颠覆，反而是相互补充、裨益。这个就是《内经》的包容性。因此，我们的网上既有偏于中医专业一点的王洪图的《内经》讲稿，也有文化学者曲黎敏从她的角度，从文化和养生的角度来讲《内经》。南怀瑾老先生也有《小言黄帝内经与生命科学》这本东西，虽然这和中医已经相去甚远，但也是借着《内经》在讲述他的文化百科。这是《内经》的特点，从医学、生理学、解剖学、针灸学延展到人事、政治、军事，最后合乎一个自然之道。

· 注经之要

　　中国人信奉经典，中国文化里面留下的经典著作也是整个民族文化发展的取之不竭的源泉。我们知道"经"是指的一些概念性、核心性、不能随便变动的文字或者理念，《说文解字》里面说："经者，织也。从丝为经，衡丝为纬，凡织，经静而纬动。"这是说古代织布，竖线为经，横线为纬，织布的时候，竖线是固定的，而横线是活动的，因此，我们后来说经典，就是指那些骨架纲领的东西。当儒家正统地位确定了之后，就把研究儒学经典叫做经学，而那些不入流的借助占卜、隐语、预言之类的东西来补充经学权威的就被称为谶纬。

　　经典和经典的注解补充，这个大板块的内容几乎占据了整个中国古代学术的大半壁江山。除此之外，就是文学创作和史学研究，以及其他工农铸造等实用的科学。

　　《黄帝内经》这本书的分量自然不用再赘言。我们要看历代注解，包括现在学者的注解，如何有效的鉴别和挑出其中有分量、价值的内容，对现在这个时代仍然有意义的部分是很重要的。

　　我们这一节叫做"注经之要"。传统的注解经典有三种方式：第一种叫做"以经注经"，即以其他极具权威的书籍的观点理论，或者记述来印证这本经典的观点和理论。譬如拿《内经》作为范例，你看《周礼·天官冢宰第一》里面记述："凡和，春多酸，夏多苦，秋多辛，冬多咸，调以滑甘……四时皆有疠疾：春时有痟首疾，夏时有痒疥疾，秋时有疟寒疾，冬时有嗽上气疾。"这个和《内经》里面的《金匮真言》和《阴阳应象大论》的很多内容是不是可以放在一起佐证研究呢？《周礼》成书应该比《内经》要早，虽然关于《周礼》的成书时间学术界也有很多争议，但最晚也就是战国，其实应该比战国要早。

第二种方式叫做"以理注经"。荀子有句话："持之有故，言之成理。"中国古代的注解论述，包括经典一类的著作，全部都是包含在一个大体系下面的，中国文化就是讲求一个点往外发散的，所有学术溯源其实都是回到大致一个地方。因此，即便是不同派别、不同门类，他所论证引用的可能都是同一部文献。中医的道理、中医对人的认识，儒家的道理、儒家对社会的认识、对人的认识，道家的道理、道家对社会生命人体的认识，虽然可能各不相同，但是这个各不相同绝对不是针尖相对的，反而就是在中国的道体系下从不同点切入发挥，故而可以相互印证。所以"以理注经"就是回到"道"的高度，回到他整个作品体系中去，看这句话、这段话的理论符不符合我们这个"阴阳之道"的思想。譬如《内经·四气调神大论》里面的那句"天明则日月不明"，怎么理解呢？《内经》后面还有"苍天之气，清净则意志治"的条文。如果天气清净，日月怎么会不明呢？王冰的注解是："天所以藏德者，为其欲隐大明，故大明见则小明灭，故大明之德不可不藏；天若自明，则日月之明隐矣。所喻者何？言人之真气亦不可泄露，当清净法道，以保天真；苟离于道，则虚邪入于空窍。"这个理论就是把我们说的自然的"天"拔高到大道之体的地位了。王冰想表述的道理和老子那一套有点类似，以其藏德而朴，不彰而自明，而自身大德外现则非道常，真气泄而晦暗。如果大家想从王冰的这个点来完善，把《庄子》里那个倏忽浑沌的例子举出来也行，不过这种说法可能过于把文意复杂化而略显附会，讲来讲去讲得通，但是很难让人完全信服。所以，后来有学问家注解说，"明"通"萌"，"萌"象征晦暗，这个应该是"天萌则日月不明"，天气浊重晦暗，日月则隐现不明，这个就从理上完全说得通了。他从句子里去考据，认为原文可能有差误而给予修正，这个就是"以理注经"的一种方式，从道理上讲不通，就放弃对这个文字的附会，而是从文字考据方面入手，最终达到文字的翻译理解符合我们整个作品乃至整个文化体系里面的一个习惯。这种方式在《伤寒论》中也经常用到。譬如《伤寒论》第176条："伤寒，脉浮滑，此以表有热，里有寒，白虎汤主之。"这段话，你看白虎汤里面的药"石膏""知母""甘草""粳米"，尤其是石膏量特别大。我们知道这个方子一般是用于阳明热盛，或者是气分的实热，而真正的"表有热，里有寒"的情况，脉可能出现沉紧或者微细的多一的，并且多是少阴的病证，用附子的情况很多，用四逆的很多。白虎汤所对应的证应该是表里俱热，怎么能说表热里寒呢？这个从道理上就讲不通。你看第350条里又说："伤寒，脉浮滑而厥者，里有热也，白虎汤主之。"你前面说"里有寒，白虎汤主之"，后面又说"里有热也，白虎汤主之"，这个不是矛盾了吗？脉浮滑主要是主表热，前面说里寒，后面的浮滑而厥则明显是热极的重症，所以在历代医家的注解中大多数是把这个"里有寒"当作传抄错误，而作"里有热"，或者"里有邪"来讲，使之符合治病的道理和规律。

第三种叫做"实践注经"。就是对于经典文献的内容，以实践的方式去验证。我们说一部作品能够称为经典，必然有能够经得起时代检验的部分，但毕竟任何作品也是时代和实践的产物，其中的某些东西既然有时代的特征和应运而生的成分，也必然会随着时代的变化而给予否定和修正。甚至于一些经典在传抄、流传或者是作者著述的时候，由于主观因素，本身就出现了错误，我们也需要在实践中去进一步明了。这个在本草著作里面就更明显了。譬如中药的性味，拿石膏来说，《神农本草经》里面说它味辛、微寒，《名医别录》却说它是味甘、大寒。我以前在跟我老师的时候，他也认为石膏是微寒的，是很平和的一味药，因为他自己亲自吃过石膏，也煮过水，他是一位经验很丰富的临床医生，他在用药的时候也发现石膏没有那么大的寒性。还有蒲公英，我们学校有方剂老师认为特别寒凉，而一些老师却认为很平和；柴胡也是，以前医家通常认为柴胡有劫夺肝阴的弊端，故而配白芍，而我的老师却对这种观点给予批判，其根据是什么呢？就是自己的临床实践，这些都是要在实践中去验证。李时珍的《本草纲目》里面认为"水银""马钱子"都是无毒的，其实这两味药毒性都特别大，后世医家和现在药典早就做过修正。本草里类似"实践注经"的例子非常多，不同医家对药物配伍的认识往往有自己的经验和理解，故而有时可不拘泥于书本。

我们讲了注解经典的三个主要方法，其实也是便于我们向下理解《内经》这本大书。《内经》的很多内容，我们也还是秉承这样一种态度：以经佐，以理求，以实践验，这才是我们阅读经典、理解古人智慧的正路。

·《内经》选讲

一、上古天真论第一

此开篇即述"昔在黄帝，生而神灵"，然而神灵之性，阴阳之律，非鬼神怪力，而已明乎理，发乎道，其存在于天地而昭彰。其说上古，未必专指久远之前，久远先民也未必尽如所述，而印证中华文化重传承、尊师敬古之沿袭。2000年前之文明，无论欧洲、印度、中国，皆是理性初始之阶段，学者代替巫祝成为政治文化之核心，而隐秘不能知者，皆不再以原始崇拜为表现，欧洲基督信仰肇始，中国古人一托"上古"，二托"天道"，老子言："玄之又玄，众妙之门。""天道""上古"虽为隐秘之托，玄机之辞，却为中国先民探求自然之动力，而以上求下之求玄切实与以下推上之格物致知则为中国学问固有之特色研究方法，医道、天文、术数皆以此为代表。《内经》亦成书于2000年前，中医学由零散向系统、由经验到理论的进步是此书之要也。其所述之言，医、文、政、德、兵等无所不包，然贯穿于道，究竟以全养身心、和于外物天地为要。

昔在黄帝，生而神灵，弱而能言，幼而徇齐，长而敦敏，成而登天。乃问于天师曰：余闻上古之人，春秋皆度百岁，而动作不衰；今时之人，年半百而动作皆衰者，时世异耶，人将失之耶。

生而神灵的灵感

我们这里第一篇开头就是说"昔在黄帝，生而生灵……"看似是在对黄帝这个中华民族的传奇人物做赞美。我们看这一段的时候尤其要注意这个"生而神灵"，它不只是在对黄帝进行赞美，而是对一切生命初生现象的一个精辟的概述。那么，什么叫作"神"？基督把全知全能的上帝叫做神，把能主宰一切现象的力量的叫做神，这和我们中国人的说法有没有差异呢？没有差异！中国人说"阴阳不测谓之神"，这个是《易传》里面的句子，在《内经·天元纪大论》里面也有。阴阳的变化是自然的规律，也是物质世界运动发展的规律，而阴阳变化不能推测的部分，甚至于驱动这种变化原始的动力就叫作"神"。这个在基督教里面也有类似讲法。很多人要求上帝的感应，要看到神迹，而一些传道的牧师则说自然、人类、万物、宇宙的变化本来就是神迹，就是神的造作旨意。所不同的是，中国人坚决反对把这个"神"人格化，所以从这点来看，中国古人确实是理性的。《内经》里还有一句话："生之来谓之精，两精相搏谓之神。"这个还是说阴阳既有机械性的增减组合的特性，也有从一至万的过程变化的内涵，这一点就是中国人所讲的大道的德行。所以一个生命初生之时，他所表现的来的一系列状态是最合乎原始朴素的自然之道的，老子特别推崇这种状态，他在《道德经》里面有"含德之厚，比于赤子""专气致柔，能婴儿乎"等一系列的句子。我们看褥褓赤子究竟有什么德行，能让老子在字数不多的作品中多次强调、复归这一个概念，这个就是"生而神灵"。你看看婴儿的状态，双手握固，蜷成一团，这个是精气收涩敛的表现，而一个人生命的终结是怎么样的呢？我们叫撒手人寰，手握不住了，神灭而肝魂不藏了，中医说"肝主握"，你的握力其实也是你生命力的一个体现。《内经》里那句话："两精相搏谓之神，随神往来者谓之魂，并精而出入者谓之魄。"中国医学里面讲的魂魄，不要和民间迷信的鬼神魂魄相混淆，魂是随神往来的，魄是并精而出入的，肝主魂，肺主魄，而很多神志上的毛病也都会看中医。我们说的"魂魄不宁"，其实说到底还是阴阳的不调、营卫的失调，肝肺升降枢纽系统出了问题，所以《神农本草》里的"丹砂""人参""木香"之类的很多药物都说能祛鬼魅邪气，其实还是在强调这类药物对于神魂气机联系的调理作用，再笼统一点就是安神的作用。

生命初生时候的那种能量就是"神"，而这种能量支配下能认知、感知外物的能力就叫作"灵"。所以，老百姓把学东西学得快，叫作"头脑灵光"，这个就是你认知、感知的能力好。神灵就是自然赋予你的先天原始动力能量和后天能动改造的能力。搞丹道的就更注重这一点，越年轻越好，最好是童子身，这样在身体气脉运作上动力才足，不然"八八"之数后心有余而力不足了，他们认为就要添灯油补亏续命，把油加够再来修。这个是中国人的讲法，我们现在养生也要注意这一点，要善于呵护自己身体本身的阳气，这样才能达到一个身心的协调。很多心理上的问题、神志上的问题、精神上的问题说到底还是身体上的问题。

岐伯对曰：上古之人，其知道者，法于阴阳，和于术数，食饮有节，起居有常，不妄作劳，故能形与神俱，而尽终其天年，度百岁乃去。今时之人不然也，以酒为浆，以妄为常，醉以入房，以欲竭其精，以耗散其真，不知持满，不时御神，务快其心，逆于生乐，起居无节，故半百而衰也。

夫上古圣人之教下也，皆谓之虚邪贼风，避之有时，恬淡虚无，真气从之，精神内守，病安从来。是以志闲而少欲，心安而不惧，形劳而不倦，气从以顺，各从其欲，皆得所愿。故美其食，任其服，乐其俗，高下不相慕，其民故曰朴。是以嗜欲不能劳其目，淫邪不能惑其心，愚智贤不肖不惧于物，故合于道。所以能年皆度百岁，而动作不衰者，以其德全不危也。

德全不危

《上古天真论》从开始讲到这里，还是有一个尊古贱今的思想存在。在《内经》成书的时代所谓的上古是什么时候呢？夏商？显然不是。夏朝整个政体都不完备，商朝迷信色彩浓厚，那个时代的先民无论智力还是身体素质都和我们春秋战国圣人心中的高智慧的上古先民是不匹配的。再往前就只有茹毛饮血了。"上古先民"是否是我们民族臆造出的一个概念，用于阐理和教化？这个不好说。因为玛雅文明，中美洲那一块，还有包括古印度、古埃及这些其实都带有浓厚的先民圣人的崇拜，南怀瑾在他的书里面说他的一个美洲弟子，他们那个民族有一个远古圣人口耳相传的咒语很灵验，结果一说出来是什么呢？就是佛教的观音心咒，也就是我们汉地很流传的六字大明咒。如果这个故事属实，那说明万年以前远古社会的面貌是否会颠覆我们的想象。我们研究文明史的学者很容易发现，世界各个民族都留有丰富的神话，对比这些神话结果发现很多东西是有联系的，甚至很多民族的神话说的都是同一个事情，只是称谓、叙事的体系不一样而已，这个值得注意。我们看《山海经》这本书，中国人当作小人书、神话书看，而很多国外的学者却视如珍宝，不惜花很大代价来研究。最近有一条新闻说，在美国考古发现了中国的甲骨文，如果这个新闻属实，那就值得我们关注了，不能再把一些东西当作"齐谐志怪"来看待了。美国著名的学者默茨也考证，《山海经·东山经》里的很多记述和美国的地理山脉完全符合。中国明清两朝学者做考据的很多，但是都不把这些当回事，因为在中国的国土上很多东西是不符合的，故而认为其多故弄玄虚，很多记载的生物也看不见。现在全球化了之后，发现很多美洲生物和《山海经》的记述很像。所以，我们说大禹治水到过美国，到过欧洲，到过东南亚，你们信吗？这个不好说，慢慢看吧，毕竟拿不出实际的证据。

上面我们讨论了很多"上古之人"，这究竟是实在，还是我们一种意淫？大家可以各自保留自己的看法。我们搞医学的，完全可以不深究这个问题，姑且把这个作为一个代号。

现在我们来看，中医认为理想中的生命是怎么样的。第一句"其知道者"，他要知晓这个"道""法于阴阳，和于术数"。这个是指既要合乎自然之道，顺着自然的生、长、收、藏的规律去做；又要善于调养精气，掌握养生的一些技巧。这里的"术数"和后来《易经》分派里的易理、象数里的"象数"不是一个含义，不是指卜算、天文这一类的，这里主要还是指身心调养技巧一类的。文字越往上走，其含义越单纯，要注意区别。然后是"形与神俱"，即达到身体与精神的统一。所以你看中医很了不起，几千年前的书籍里面提到很多观念现在反而愈加被肯定。《内经》里面这种东西很多，譬如心理对生理的影响，情志对身体具体器官系统的影响，这些都很超前，还有"移精变气"的很多内容现在也在逐渐研究。

这一节的小标题叫"德全不危"，也是《内经》里面关于上古社会那种朴素健康氛围的一个梗概。从字面上理解，我们可以说"德行完备而不会危险"，这个"德"后面包括我们现在也是一般都理解为道德品质、美德，那什么是我们的德行呢？《周易·系辞传》里面说："天地之大德曰生，生生谓之易。"说天地最大的造化在于生。这里的德就不是德行了，你不能说天地的品德，当然也可以从这个字面上去理解，这里的德就包括其造化、规律、内涵。陆广莘有一段著名的论述："循生生之道，助生生之气，用生生之具，谋生生之效。"这个就是医道想通的理念。"生生"其实就是大德。"德全"不是说这个人道德很全面了，而是真正领悟到自然的规律，循生生之道而生活。老子的《道德经》其实是"道经""德经"两个部分，现在通行的《老子》是"道篇"在前，"德篇"在后，是由我们的经学大师王弼整理的，分了81章，而我们马王堆发掘的帛书版的《老子》是"德篇"在前的，这个比较合乎一个理念，就是"淳德归道"。"道"是我们文化里面一个至高的命题，而"德"则指的是遵循追求道的理念去实践的行为和思想。所以这一小节里面记述的"虚邪贼风，避之有时，恬惔虚无，真气从之……"这些都是"德全"的内容，或者叫做"全德"的内容，这个"德"的理解就是"从道"。这样看"德全不危"就很好理解了。为什么没有损害？这个"危"可以理解为"损害""破坏"的意思，当然也可以直接理解为"危险"，遵循大道法则和规律办事的人能够永远没有损害，而以妄为常的人半百而衰。还是引用《老子》的"天之道，其犹张弓与？高者抑之，下者举之，有余者损之，不足者补之"，一切成住坏空、诸无常，其实都还是在一个天道规律里面，而上古所谓得道者，是选择顺从这个规律，故而能够做到无余无损，达到一个帛书版《老子》里面的"恒道"的概念，故而其生气能够长生不受侵害。这个仍然可以用老子的观点来阐述："天地所以能长且久者，以其不自生，故能长生。"所以，就养生来说，今天很多中医老师打着《内经》的旗号去营销自己，讲养生，教你怎么吃饭，怎么睡觉，怎么控制血压、血糖，然后又用一大堆现代营养学的东西给你灌输，补充什么营养素，吃哪种水果等，诸如此类，这些其实已经违背了《内经》的观点。养生是要做减法，摄护住自己身体本身的生气。我看过很多临床上的病人，因为吃水果，导致脾胃虚寒下利。还有长痘痘，因为四川地区的气候特别潮湿，熟地都不敢放开用，甚至有些四川的老师基本少用熟地，因为临床应用效果太差，很容易滋腻。这种气候的地区，反而吃一些辛辣的东西发散开，有助于排湿气。除了疾病需要，没有必要因为某某的讲座马上就把自己的生活方式、饮食习惯全部改过来，因为这个本来就具有地域差异。《内经》已经讲得很清楚了，《异法方宜论》里就有很详细的关于不同地域人的体质差异和诊治方式的描述，因人、因地、因时的一个考量在 2000 年前的中医已经很成熟了。我在跟诊时候见过四川很多老太太因为看某养生节目之后，大量吃蔬菜水果，饮食过于清淡，而导致了脾胃虚寒、中焦湿阻的情况。所以，养生要按照一个标准来，就是能不能让你身体本身的能量、生气激发出来，让这个力量发挥作用。西方人普遍喜欢运动，喜欢肌肉力量的训练，东方人的体质差异要大一点，你要说哪一种方法好？说不清楚，只有自己适不适合，阳气旺的人不自觉地就喜欢运动，而阳气差的人自然喜欢安静；阴虚的人身体会让他喝水，水饮内停中焦的人你逼着他喝水他反而会吐出来，所以所谓的"每天八杯水"这样的理论在中医看来是荒谬的，真正的养生就是四个字"德全不危"，你跟着规律走，做到节制有度，自然而然身体本身的力量、生而神灵的感应，这些我们叫做正气也好，浩然之气也好，会慢慢起来的。

夫上古圣人之教下也，皆谓之虚邪贼风，避之有时，恬惔虚无，真气从之，精神内守，病安从来。是以志闲而少欲，心安而不惧，形劳而不倦，气从以顺，各从其欲，皆得所愿。故美其食，任其服，乐其俗，高下不相慕，其民故曰朴。是以嗜欲不能劳其目，淫邪不能惑其心，愚智贤不肖不惧于物，故合于道。所以能年皆度百岁，而动作不衰者，以其德全不危也。

这一段，提到了"精神内守"。前面那句说到了"虚邪贼风，避之有时"。"精神内守"是从内调养来说的，而"避之有时"是从外规避邪气来说的。邪气我们一般说邪实正虚，那"虚邪"是什么意思呢？我们看王冰的注解："邪乘虚入，是谓虚邪。"《素问·评热病论》有："邪之所凑，其正必虚。"那么到底是虚在前，还是邪气攻伐致虚？如果说是因内虚而致邪气易袭，那么和"精神内守"这种调内御外的东西有什么区别呢？那就还是变成在说"正气存内，邪不可干"了。如果说是邪气攻伐致虚，那么还是应该用实邪来说。王冰的很多注解过于偏重于"意"上的把握，比如后面他注解"天明则日月不明"，提出"大明现则小明灭"的观点，明显就有点复杂化了，把很多东西弄玄了。关于"虚邪"的含义，我们还是从《黄帝内经灵枢注证发微》（以下简称《注证发微》）里面的解释比较合理。《灵枢·九宫八风》里面有以下论述："风从其所居之乡来为实风，主生，长养万物；从其冲后来为虚风，伤人者也，主杀，主害者。谨候虚风而避之，故圣人曰避虚邪之道，如避矢石然，邪弗能害，此之谓也。"这里的"虚邪"应作"虚风"讲，但这个虚风又和六邪的风邪有一定差异。风邪善变，无处不在，你可能今天出门穿少了，都会感受风邪，身体虚了开个窗子也能感受风邪，而虚风一般是指气候上大的不正之气，包括了风气、寒气、暑气等，于不正之位则伤人。故而生长为物候正常气化，为实风，而物候的不正常反应，譬如东部亚热带、温带季风气候的中国，天气回暖，春季开始吹的东南风，带来太平洋的暖湿气流，形成降水，长江黄河流域地区植物开始生长，这个是实风。有学者说，秋冬西北风就是虚风，这个是不对的。秋冬季节正是西北风当令，其在令在位，行肃杀之职，名正言顺，不为虚风。中国人讲，五日谓之候，三候谓之气，五天一个周期，十五天一个节气，自然界的能量部署要发生规律性的变化，法于这个变化的就是正当的生长收藏的自然之气，逆之则为虚邪贼风。如果要从中国天文术数、九宫八风的那一套来讲就更复杂了。

总之，这句话中"虚邪""贼风"应该表示的是一个意思。打个不恰当的比喻，狐朋狗友，你不能把"狐朋"拿出来单独解释，然后把"狗友"拿出来单独解释。再宽泛一点，"虚邪贼风"解释为不正之气，虽过简，但也在理中，而若解释为"邪乘虚入"，则非。

"虚邪贼风"都还是从外面讲的，你要避之有时。譬如今年是乙未年，去年年底我在成都听到了几声冬雷，我虽然对运气学说的内容掌握得不多，但是根据传统文化和中医的讲法也可以大致有一个分析，雷为震卦☳，一阳发于下，阳破阴翳，故搏击变化有声。我们说惊蛰那个节气应该打雷，这是春雷，对应的天雷无妄卦，☰在上，☳在下，这个是天气暖，而地气需要动，冬天年底应该对应的是复卦，☷坤上，震下☳，这个是天气还未暖，地里面阳气开始来复，而冬天打雷是阳气发动过早，升之过早，当令则不足，到了春季阳气升发不透，必然阳气被遏，易生温病。这个就是"虚邪贼风。"这个时候听到冬雷就要预防来年的温病了。而"精神内守"则是讲身心内部的修养，藏精收神。藏精，是说身体不要妄作妄劳；摄神，是说情志上、欲望上要"恬淡虚无"，故而"真气从之"。这里讲养生还是在利用自然界和人体本身的能量，不是在做加法。

帝曰：人年老而无子者，材力尽耶，将天数至也。

岐伯曰：女子七岁，肾气盛，齿更发长；二七而天癸至，任脉通，太冲脉盛，月事以时下，故有子；三七，肾气平均，故真牙生而长极；四七，筋骨坚，发长极，身体盛壮；五七，阳明脉衰，面始焦，发始堕；六七，三阳脉衰于上，面皆焦，发始白；七七，任脉虚，太冲脉衰少，天癸竭，地道不通，故形坏而无子也。丈夫八岁，肾气实，发长齿更；二八，肾气盛，天癸至，精气溢泻，阴阳和，故能有子；三八，肾气平均，筋骨劲强，故真牙生而长极；四八，筋骨隆盛，肌肉满壮；五八，肾气衰，发堕齿槁；六八，阳气衰竭于上，面焦，发鬓颁白；七八，肝气衰，筋不能动，天癸竭，精少，肾藏衰，形体皆极；八八，则齿发去。肾者主水，受五脏六腑之精而藏之，故五脏盛，乃能泻。今五脏皆衰，筋骨解堕，天癸尽矣。故发鬓白，身体重，行步不正，而无子耳。

女七男八

今年在部门里面，一个大一的同学问我："七是阳数，八是阴数，为什么《内经》里面反而是女七男八的数字呢？"这个问题其实真的不好回答。《伤寒论》里面有："发于阳，七日愈，发于阴，六日愈。"如果很简单地回答说，七是阳数，六是阴数，当然讲得通，但是然后呢？实践其实不是这样。发于阳到底是发于三阳，发于太阳，还是太阳中风？这个你要去从实践来印证原文，而真正面对疾病的变化，就不是纯理论那样按照术数规律来指导身体的正邪变化了。身体正邪力量的对比随时都在变化，太阳经的病可能很快就传变，也可能一直在太阳，出现表郁不解的情况。所以学中医要了解一些道理，但是在临床的核心就是辨证和因人、因地、因时。

关于"女七男八"的数字规律，当然和我们先民在实践中的观察有关系。中国古人不可能像现在这样喜欢做大数据分析，做对照组、参考组，也没有专门研究这个的，通过做实验，看男子女子的生理周期，但是基本的经验还是有的。还有就是，中国易学里面关于数和宫卦的推算，四川的邹学熹老先生以前是搞医易这一块的，不知道他老人家有没有关于这一块的解释。我们可以看一下清代唐容川《医易详解》里面的原文："《内经》……男起八数，女起七数，注家皆无确解，不知天癸未至时，皆少男少女也。实应艮兑二卦，故男女皆从此二卦起数。"他认为天癸未至的时候都是少男少女，这和我们现在讲的少男少女不一样。我们现在是从年龄来分的，很多高中生也说是少女。中国人认为女子月经未来、男子生殖之精未成熟的时候都是属于少，少就是能量在蓄积生长。但当天癸来时，他的能量已经能够达到孕育下一个生命的程度了，这个时候就应该叫做"弱长"，他在生理上、在功能上已经达到了"长"的地步，但是血气还未完全充盈，故而这个时候即便已经可以生育，中国古人也不赞成这个时候结婚，现在看来也是有道理的。然后唐容川说，其对应的是艮、兑二卦，学《周易》的人最开始背的那个"乾天父，坤地母，震雷长男，巽风长女，坎水中男，离火中女，艮山少男，兑泽少女"，这个是八卦的基础知识，所以这里说对应艮、兑二卦。接着他说故"男女皆从此二卦起数"。那么说到这里，跟"女七男八"有什么关系呢？我们看《内经》里面的话，"女子二七天癸至""男子二八天癸至"，什么叫天癸呢？十天干里面甲乙丙丁戊己庚金壬癸，我们经常说东方甲乙木、中央戊己土、北方壬癸水，壬癸水里面又分阳水、阴水，壬为阳水，癸为阴水，张景岳说天癸是"言天一之阴气耳"，天癸其实就是元气的作用，古代医家如景岳很早就有这样的认识："天癸者人之未生，则此气蕴于父母。"这个现在的生物遗传学也可以印证啊！你调控生殖的功能不是说你后天慢慢学会的、慢慢补出来的，而是生来就具有，秉受父母的。关于此还有著名的"天一生水"理论。有的医家就认为天癸在肾，有的又说天癸在脑，其实中医讲的肾是系统的，不是器官的，肾的很多功能大脑里的很多部分也在参与。回到主题，为什么"女七男八"？我们说癸为阴水，对应坎卦的话，少男艮少女兑，从先天八卦排列顺序，由艮卦向左走十六正好是坎卦，由兑卦向右十四正好是坎卦。为什么艮卦要从左开始数，兑卦要从右呢？《内经·阴阳应象大论》里面说："左右者，阴阳之道路也。"所以我们就沿袭以左为阳，以右为阴。人体气机也是左升右降的，但是你要说左肾主阴，右肾主阳。还有一些医家认为左手脉主阴，右手脉主阳，这是另外的说法了，我们这里不讨论。关于这一段的解释，很多古代医家的观点都不一定能够说得很清楚，譬如景岳的观点，他认为用"阴中必有阳，阳中必有阴"来解释，其实就很牵强。除此之外，现在的李今庸老师的解释很不错，可以参考。

二、四气调神大论第二

此篇名"四气调神"，续上篇讲上古得道者之法和以"天人合一"为要点，求民于天之协调。上篇之论归真，而此即述求全。四时之气，生长收藏，能顺之则生气周流不殆，逆则内格。故《经》中言："四时阴阳者，万物之根本。"其苍天之气、四时之变化通乎人体，天道无亲，唯顺则能新。圣人于己，从而不逆；圣人之治，虚其心，实其腹也。未乱而治，名曰化；已乱而治，名曰革。自周公以来，我民族尚化而恶革，缘兵者不详之器，《说苑》谓："文化不改，然后加诛。"于国如此，其身异乎？邪病外来，然攻于人体，不异兵武。然天道无吉凶，人所谓疾，乃自己所厌恶也，于天道气候岂有正邪之说？！若因己所恶之，而不知正邪同源，不查天地变化，待疾病起时，又大作攻伐，毒药入饮，岂不如国君骄奢而烽火起时方大梦初醒而遣调猛将，治国是如此，治身亦复如是，《内经》所言尽如。

天气清净，光明者也，藏德，不止故不下也。天明则日月不明，邪害空窍，阳气者闭塞，地气者冒明，云雾不精，则上应白露不下。交通不表，万物命故不施，不施则名木多死。恶气不发，风雨不节；白露不下，则菀槁不荣。贼风数至，暴雨数起，天地四时不相保，与道相失，则未央绝灭。唯圣人从之，故身无奇病，万物不失，生气不竭。逆春气，则少阳不生，肝气内变；逆夏气，则太阳不长，心气内洞；逆秋气，则太阴不收，肺气焦满；逆冬气，则少阴不藏，肾气独沉。夫四时阴阳者，万物之根本也。所以圣人春夏养阳，秋冬养阴，以从其根，故与万物沉浮于生长之门。逆其根，则伐其本，坏其真矣。

1. 天明则日月不明

我们在前面的"注经之要"里提到过这句话："天气清净，缘其藏德而光明也。"天之藏德是什么？《象传》里说："天行，健，君子以自强不息。"这里的断句要从天行那里就断开，当然不断开意思也一样。"健"应该是通"乾"这个字，。这句话是说天道运行不止，是乾卦所示的象，君子当（效法此）自强精进不止。这个是天的德，就是运行不止，阳气升发推动不息，这个才是生命的动力。"藏德，不止故不下也"这句话，在《太素》的本子里面是："藏德，不上故不下也。""藏德"王冰以后的医家大多数作"天德不露"讲，说天德内蕴不彰显，因此"不下"，不会下泄。其实，"藏德"如果作"不露潜藏"讲，按照王冰的观点，正好为后面的"大明彰而小明灭"做铺垫。这里"藏德不止"并不是说"天德不露"，而是天蕴大德时时彰显，人们从各处彰显的现象中感受到苍天内蕴大德，内涵不代表潜藏不露，天之道以动为常，此其德彰也，因德彰小明方能彰，故而不存在"大明彰小明灭"的说法。因此"藏德"因作"内蕴大德，彰化万物""不止故不下"这句话倾向于从《太素》版本的，这句话才是开始说这种"德"虽彰显，是从"无为而不无为"的，而非"用德"，乃"用道全德"，只有从这个角度来讲，这种德虽然彰显，才不会离道而废、离道而反，老子言："上德不德，是以有德。"

"天明则日月不明"，如果从理上讲，天气光明，日月不彰是说不通的，如果按王冰之流解释，在中国文化的道理里面是成立的，但未免有给经典做加法，过于牵强复杂之弊。后面有做考据的医家注此处"明"通"萌"，"萌"有昏暗晦蒙的意思，这个从理上就可以说通了。

黄元御自己的悟性很好，他的学术喜欢一步就踏到三楼的顿悟路子，直接从"道"上去靠。他的解释是什么呢？他进一步阐释了"天明即不藏德"的观点，认为"天明"即是"天萌"。

《太素》本是"上下则日月不明"，前一句提到"天之藏德，不上故不下"，此句续"上下则日月不明，天德不居上为尊，故而其德如常，如居上阳位则夺日之使，其必有衰，待其衰而德崩众位逆乱，故天地不交日月不明"。

2. 天地气交的过程

前几天我看微博的时候，看到以前我们"中辩"的一位老师说了这样一句话："面对生物的人，要有生物医学；面对文化的人，要有文化医学。"中国的医学从一开始就不走分科细化的路线，或者说整个中国的学问都没有走彼此相对孤立的分科化路线，中国的医学同其他学科一样，在很早就占据了很高的立足点。你看《黄帝内经》

的内容，由生理病理，讲到自然、天文、习俗、地理、政治、心理等，这也要求中医在关注疾病和生理变化的同时，从情志、社会文化、自然地理的角度去观察天地和人体的联系，这个是中医整体观念的肇始。

上面说到"天明则日月不明"，不管持何种说法，终归到实践中解释就只能说"天气晦暗，日月不明"这一层意思，所以承接这个意思，我们向下看。

"邪害空窍"，"空窍"我们一般说是孔窍，指眼、耳、鼻、口这一类，有的医家则注解为全身 365 个穴位。其实这里的"空"不作"孔"讲，而作"虚"讲，也可以。《素问·评热病论》里面有"邪之所凑，其正必虚"的原文，这里作"虚窍"讲就更侧重于表示全身的皮肤腠理这一块，至于说穴位就有点牵强了。《内经》时代真正认识记述的穴位并不多。

"阳气闭塞，地气冒明"是说什么呢？我们知道，地球上的热量最主要是来自于太阳，太阳每天辐射到达地表，同时地表也在向大气不停地辐射，大气中的物质尘埃、水蒸气也在吸收和释放辐射，这就构成了地球的一个热量的循环。这是现代研究的说法，你不可能要求中国古人在他的体系里面也用到这些现代名词。中国古人很智慧，也很浪漫，他们用了两句话，就是"阳气闭塞，地气冒明"，我们说阳气是往上走的，阴气是向下的，但是如果阴阳这样机械的组合，呈现的就是我们的天地否卦，阴阳是离决的，不是交媾的。如果阴阳离决，生命是不可能产生的。我们在地球上的生命既然来自于天气地气的交感、阴阳二气的和合交媾，那么天之阳气必定不能孤上，天之阳气居上位而温煦下，这个才是天德，如果天德失位，那么地气就不能"冒明"，"冒明"就是萌发向上。现代研究表明，地表水受热，蒸发水蒸气，水蒸气向上，到了一定位置遇冷凝结成液态后形成水珠下降，这个就是雨的形成。云是地气上升的产物，雨则是天气下降的产物，但是这个雨的形成的来源又是地气带上来的水蒸气，而云的形成又必须依赖天气的调控，这个也就是我们《素问·阴阳应象大论》里的"地气上为云，天气下为雨；雨出地气，云出天气"的内涵。你看中国古人的表述虽然很朴素，但是真的非常科学。所以这里的"冒明"，虽然《注证发微》《类经》等诸大家皆注为昏暗、不光明，但如从理讲，则不可泥古。

前面其实都在讲天地之气不交的原因和过程，后面马上接上了"云雾不精，则上应白露不下。交通不表，万物命故不施""云雾"泛指自然界水汽代谢运动的一个过程，这里讲"不精"，诸家有从"精微"讲，有作"极"来讲，还有作"清明"讲，若以理讲，当作"晴"。云雾的产生，包括后面讲的"白露"，大致都是在讲自然界水汽代谢运动。天地气不交，水汽代谢则紊乱，云雾本不应长存，阳气煦下，地气趋上，天地交，而云雾作而消，随之代谢，则雨水能顺利降下，阳光也应充足，自然界农作物、植物方能生长有时。若天地气逆乱，云雾成于不应成之时，而不消于应消之时，雨水不降，或者雨水过多，阳光不足，皆不足以濡养万物。如在今日，大家都能饱暖，不知饥馑，这样的自然变化对人类健康直接的威胁不大，而在汉代、先秦社会，以农耕为本，人居处御寒不足，衣单而粮少，故而六气伤人直接显见。

3. 太阴不收，少阴不藏

以前在杂志文摘讨论五行的时候曾经讲到，五行如果从四气运动的角度来讲，就只有"四行一象"，即金、木、水、火四行和土象。春季对应的就是木和少阳之气，夏季对应的的就是火和太阳之气，秋季对应的就是金和少阴之气，冬季对应的就是水和太阴之气。当时在讲的时候，就有人用《内经》这段原文来质疑，你看原文是"逆秋气，则太阴不收""逆冬气，则少阴不藏"。我说我的说法并没有问题，因为从四象来看，少阴是阳消阴长的象，太阴是阴极之象，从这个角度来说，秋天在自然界也是阳消阴长，冬天是相对阴气到了一个最大程度的地步，所以从阴阳二气的运动比例来看，秋气通乎少阴是完全没问题的。

那《内经》这里的"太阴不收""少阴不藏"究竟是什么意思呢？如果原文没有传抄错误的话，杨上善、马莳、张介宾等是从经络对应的角度来讲的。春气之生发关系到全年阳气的量和输布，而在一天之中与阳气的量和输布最有关系的就是子时。子时是少阳胆经当令，李杲的《脾胃论》就有"胆主少阳春生之气"的说法，自然春气是应该少阳之气生发，胆气不升则肝气陷，夏季的太阳则是太阳小肠经，"太阴"则是"手太阴肺经"，"少阴"则是"足少阴肾经"。其经络角度对应，在春与少阳环节讲得很好，我都不免要用《脾胃论》中的原文来附会，而《注证发微》里解释夏季，又搬出太阳小肠与心表里对应，然后还有丙火、丁火这一套，就不免牵强了。秋冬正好直接与肺经、肾经对应，此时为何不从六腑经络着手用庚辛金、壬癸水这一套呢？故说牵强。

此处虽原文如此，翻译应仍然作"少阴不收，太阴不藏"来讲。

4. 春夏养阳，秋冬养阴，以从其根

"春夏养阳，秋冬养阴"这句话不管是现在的养生讲座，还是讲

课都用得很多，似乎这句话怎么讲都可以，怎么讲都对。其实，关于这句话的注解本来就是五花八门。但某些医生在搞讲座的时候，把"养"理解为补，这个就是原则性的错误了，在实践中也要吃亏。譬如春夏阳气旺盛，如果体质本身很好，秋冬藏精又是足的，你再去补阳不是多此一举吗？如果阳气本身就不足，秋冬藏精又是不足的，春来阳气一生发，结果底子不够，本来就容易虚火外浮，你再去补阳不是火上添油吗？或者藏精不足的，春天易生温病，你还需要去补阳吗？秋冬季节，本身就阳虚的人，你再去补阴，那不是整个冬天都是冬眠状态了？所以，我们在实际情况中就发现，秋冬两季做艾灸的、泡温泉的、吃补药、喝羊肉汤的，用这些温阳散寒方式的人很多，而夏天里吃冰淇淋、吃西瓜、冲凉的人就更多了，那是不是违背我们"春夏养阳，秋冬养阴"的原则呢？其实不是。王冰把这个"养"注解为制约，这样虽然能在实践中找到很多的例证，但是还是跟《内经》的一脉理论不符。这里的"春夏养阳"，从养生角度来说，还是要从《内经》养生的"生气"理论来说，无论你采用什么方法，你要找到能让你自己体内生气激发源源不断、生生不息的方式，这个才是养生，这里的"春夏养阳，秋冬养阴"其实都是在养生气，是给你提供一种基本的模板和范本。春夏季节是你体内阳气随着自然界能量的输布改变而适应的表现，这个养阳就是要让身体的适应能够最大程度发挥，达到天人合一。这个养阳为什么不是补阳？养是指通过各种手段去调节，当然包括了补，更包括了消、清、制约等内容。如果你一味蛮补，从临床上来看当然就不符合中医的辨证论治原则。从道理上讲，如果机体生发正常，藏了多少，今年又生发多少，这个是正常的循环规律，此时加补阳其实是在刺激身体的生发，反而把能量外耗散过多，到了秋冬则容易出现阴血精的亏虚。秋冬盲目补阴也会干扰来年的生发，都是同一个道理。王冰的"制约说"也只看到了一面。所以你看，《四气调神大论》一开始就说，春三月，披发缓行，夜卧早起；夏三月，要使气得泄，使志无怒；秋三月，收敛神气，使志安宁；冬三月，使志若伏若匿。这些就是"春夏养阳，秋冬养阴"的内容。

三、生气通天论第三

人身之气禀乎父母，成乎二气，人之神成于精，精者体物用乎鬼，治身者须调神服气，治病者则需调气回神。万病之源，不离阴阳；万病之化，不离阴阳。善体阴阳者，知病之所在，知病之所化。仲景有观脉证随而治的说法，其善查者观乎气，其次观乎脉，再次问其疾，再次剖验仪器，此为最下，乃以果度因，不免常失而离道也。故而，体察天地，验于人身，知六气之起伏，从医之基石也。

阳气者若天与日，失其所，则折寿而不彰，故天运当以日光明。是故阳因而上，卫外者也。因于寒，欲如运枢，起居如惊，神气乃浮。因于暑，汗烦则喘喝，静则多言，体若燔炭，汗出而散。因于湿，首如裹，湿热不攘，大筋（纟奥）短，小筋弛长，（纟奥）短为拘，弛长为痿。因于气为肿，四维相代，阳气乃竭。

养阳之要

上面讲到了"春夏养阳，秋冬养阴"，我们说这个"养"不是所谓的"补"，如果把养阳认为是补阳，那就相当于说养孩子就是把孩子喂大。不同人对"养"的理解不一样，其养生效果也不一样。就像不同人养孩子，有的人只是把几斤的一个生命养成了一百多斤的生命，而有的人养出来一个德、智、体、美全面发展的人才，这个就是不同层次思维影响下行为和结果的差异。《内经》所提到的"养"应该有更全面、更丰富的内涵，即一切有利于阳气生发的手段。当然对于这个"阳气"的概念，现在的"中基"教材讲的很客观，但是中医必须面对的就是你永远无法量化规定一个指标性的东西。对于阳气大致的理解大家基本都是一样的，可是对于阳气一些具体和临床上运用的定义，每个医家可能就各有各的说法了，虽说是各按各的路子走，可只要临床效果好，也都能成为大家，这就是中医学的特点。中医的各家各派其实就像一群登山的运动员，大家都看见山顶的灯，但各走各的路。中医各个流派甚至互相批判别人的路是错的，这都不要紧，只要你看见山顶的灯，走得越远水平就越高。这盏灯就是以《内经》甚至《易经》为代表的了义大书。

我曾经听李可老中医引用郑钦安的观点，说他临床几十年从未见到过一个真正阴虚的患者。就我目前所走的路，和我的思维及临床的一些经验，虽非火神派，但心里也是默默赞同这样的观点的，只不过畏惧此观点太过绝对，怕说给别人听遭受批判。我把这个观点跟我的老师讨论的时候，他也表示赞同。他说这是他认为唯一一句绝对而又正确的话。但要清楚的是，还有大多数医家对这个观点是诛伐的，这个就是各个医家接受的理论不一样，对"阳气"范围的定义也不一样。《素问·生气通天论》这一篇开头就如是说："阳气者，若天与日，失其所则折寿而不彰。"这段话虽然不起眼，但它其实道出了中医学乃至中医学体系里关于对生命认识的基本观点。我们很多人喜欢看养生节目，知道中医学讲究阴阳平衡。从理论上讲，中医的一切治病方法都是在于调平阴阳，这个没有错，但具体到各个医家的流派和学术思想上，那就有一些细节上的分歧了。我非火神派，虽然也看了火神派的很多东西，但对其中很多东西不敢苟同，可我绝对赞同其一句话："临床上并没有绝对阴虚的患者。"这个观点从临床用方用药来论证很有说服力。不是说用附子就叫扶阳，成都的"火神"大师卢崇汉也不是每个初诊病人都必用附子。保守阳气，或者叫保守正气，其实也是我现在学中医这门学科愈进愈深的感受。拿一个湿热证来说，初学中医的头几个月，我认为湿热当清火败毒为要，用药严格按照中药学的寒凉温热来用，白术、豆蔻、苍术、党参这些都不敢用。但到现在，我治疗湿热证除了一些急性炎症的攻消比较猛外，基本上都是走脾胃，调气机，炒二术、防风成了我治疗某些湿热证最青睐的药物。我个人认为，这个也是一个扶阳的思想。一个人的生气和生命最根本的还是能量的鼓动，能量充足了，物质是很好生长生发的。易学里面有"天一生水"的说法，在农耕社会雨水被看作老天的恩赐，为土地带来生机和收成，而雨水是怎么形成的呢？现在科学发现是水蒸气上升上去遇冷再凝结而降落的。在《四气调神大论》里讲了一个阳气和雨水的关系："阳气者闭塞，地气者冒明，云雾不精，则上应白露不下。"说天上的阳气闭塞不通，地上云雾就久不散去蒸发，天空久不放晴，雨水就降不下来。你看不管是现代科学，还是古中医学都讲到了这个，水蒸气蒸发上升是要靠来自太阳的热量的，而地之阴气上交于天也是要靠能量的，这个能量就是上天的阳气。而具体到人体，很多看起来好像一派阴

虚症状的人，舌头也是红红的，一摸脉，阳气不够了，阳气不够了
就要跑出来，显示出热象；阳气不够了，阴气生发能量不足，也会
出现真阴的亏损，这种病一般很复杂，往往从中焦气机走，把他的
阴阳重新交通起来，病证的现象就简单多了，再调理就要好一点了。

回到《内经》那句话："阳气者，若天与日，失其所则折寿而不
彰。"说阳气就像苍天和太阳的作用一样，如果丧失了它本来的位
置，那么就在潜移默化中损伤人的寿命。"失其所"就是失掉其本来
的位置，"所"就是位置的意思，折寿不彰的"彰"是显现、表现的
意思。就是说人体失去阳气，或者叫内伤的疾病，一般是在潜移默
化中损伤寿命和身体的，这个可以区别于外邪伤人。六淫戾气伤人
都绝对不可能不彰，一定是一下子就彰显了，而往往一些内伤，比
如熬夜、纵欲、饮食不节等都是逐渐埋下病根的。现在我讲的这一
章这一节，就是针对现在人的体质和生活方式的。现在生活条件、
物质条件都很富裕，外在的六淫邪气伤人没有以前古代农耕社会那
样威胁生命，更多是一些积累的慢性病，比如三高，比如糖尿病，
比如癌症，这些病其实都是自己伤了身体的阳气，积累郁毒把气机
阻痹了。当然在治法上我们从解决一些症状的角度考虑，很多时候
还是要用养阴的药，但从理论上我们攻邪也好，养阴也好，甚至是
降火、清热也好，我觉得都是把握一个状态、病象，而终归是在养
阳、养正。真正的元气之火没有清法，但是人体的病理之火，因虚
也好，邪感也好，所呈现的邪火是可以用清法的，这个清火、攻邪
也是在保养真元，即所谓的"邪去正自安"。当下很多营养专家、养
生专家今天提倡吃这个保健品，明天要你喝八杯水，后天又要你吃
水果、蔬菜，说这个降血脂、那个降血糖，把一些药食同源的中药

当成保健品用，然而到了真正的中医这里，只有一句话：保守阳气，条畅气机。

阳气者，烦劳则张，精绝，辟积于夏，使人煎厥。目盲不可以视，耳闭不可以听，溃溃乎若坏都，汩汩乎不可止。阳气者，大怒则形气绝，而血菀于上，使人薄厥。有伤于筋，纵，其若不容。汗出偏沮，使人偏枯。汗出见湿，乃生痤痱。高粱之变，足生大丁，受如持虚。劳汗当风，寒薄为皶，郁乃痤。

《内经》这一节讲生理和病机很多，每一句话都可以延伸出来做一个很长篇幅的讲解，甚至可以讨论很多字词文意上的东西。譬如"高粱之变，足生大丁"这句话，究竟是脚上长了个大疮，还是说足以生大丁？我的看法是临床自己验证。以我个人的经验和观察"足"还是作"足以"讲，可能临床找案例会更多一些。

这里选取"劳汗当风，寒薄为皶，郁乃痤"这句话，是想从个人见到的一个典型案例来和大家分享。这个案例印象很深。学校"中辩"部门招新的时候，一个大一的同学最后通过了面试被招了进来。部门平时文摘讨论，除了一些医案、一些好文章在交流，大家有什么身体不舒服也在互相交流。这个新进的同学当时就有个小困惑，他当时军训时候带的那个帽子，遮住了额头，军训又特别热，额头就出了很多汗，训练一天本来就很疲惫，回到寝室用冷水洗洗脸就睡觉了，结果军训完了额头就开始长很多痘痘。他找了学校一些老师看，有用清热解毒的，有从脾胃入手化湿的，但是效果都不好，痘痘还在。文摘讨论的时候他就说了这个困惑，我当时的第一反应就是《内经》的这句话："劳汗当风，寒薄为皶，郁乃痤。"既然已经投了清热化湿之品无效，我又分析了一下病因，然后就给他用了一个桂枝汤加味，加了蒲公英、藿香、白芷。没想到效果非常好。这个给了我很大的触动和启发。这个案例我不是从《伤寒论》六经来辨的证，而是从《内经》的观点和病机的分析来辨的，最后给了一个《伤寒论》的方子加味，效果也非常好。以前我一直认为，《内经》是讲理论的，初学好好看，真正到临床，《内经》并没有多大指导意义，可从那以后我开始转变了这个观点，真正临床遇到没有头绪的病的时候，还是要回到中医这个泉眼来取水。

　　阳气者，精则养神，柔则养筋。开阖不得，寒气从之，乃生大偻。陷脉为瘘。留连肉腠，俞气化薄，传为善畏，及为惊骇。营气不从，逆于肉理，乃生痈肿。魄汗未尽，形弱而气烁，穴俞以闭，发为风疟。
　　故风者，百病之始也，清静则肉腠闭拒，虽有大风苛毒，弗之能害，此因时之序也。

　　"阳气者，精则养神，柔则养筋。"这里还是在讲阳气的作用。整个中国传统医学最大的一个亮点和贡献就是发现、阐释了人体的自愈、自我调节的功能，并将其应用到整个临床诊疗中去。我曾经在一个三甲中医院老年科病房见习过，那段时间，除了完成手上的工作之外，闲暇就去给病房里的病人摸脉，翻看他们的医嘱单。当时这个科病房最让人头疼的病就是哮喘，因为是冬天，那一年又正好特别冷，所以那些有老慢支肺气肿的病人，还有一些中风后外感的病人就特别难过。有一个中风恢复期的病人我至今记忆犹新，当时他正好肺部感染，咳痰特别厉害，一天吸痰三次都不够，那种咳是很吓人的，咳起来眼睛都鼓出来了，真的是我看到了才知道古籍里面说的"目如脱状"是什么样子。科室的老主任给他的治疗就是输液抗感染，一天最多的时候九组液体，还有一些中成药，是补肺肾的路子，我翻看了他的医嘱单发现，还给他开了大剂量的苡仁、炮山甲、瓜蒌、桔梗这一类消痈排脓的中药，但是症状却越来越加重。我一摸脉，洪大滑但缓而无力，很明显的里寒内停、水饮留结的证型，因为是见习，我也不好去评价那个老主任的处理方式，所以看看就走了。因为那段时间在病房里摸脉很准，所以很多楼上楼下的老年人也都专门跑过来请我摸脉，这位中风咳痰病人的家属后来也私底下找到我，说她实在看不下去自己老伴遭那么大罪，问我有什么办法。我就说让他试试中药。我给他开了小青龙和栝楼薤白枳实汤，又加了葶苈子，主要是打开胸阳、散寒除饮，结果当天晚上家属就给我打电话，开始我接到电话还有点害怕，我心想一个肺部感染用温热药，会不会出什么事情了。哪知家属说吃了一天咳白水痰就减少了，晚上咳嗽也好多了，效果很好。我也很高兴。一年以后这个病人做了一个手术，又出现肺部感染，也是这种症状，也是用一个小青龙加附子、石膏，效果也是立竿见影。说实话，我觉得当前中医西化一个最重要的特征就是受西医病毒、细菌、炎症这种对抗思维的影响，变得开始对麻、桂、附这类药畏惧不用了。可至少在四川地区我处理的很多呼吸道疾病，都是以扶阳为主。我父亲的肺气肿在华西也看过很多次，最后严重到喘息不能卧，我处理还是以扶阳散寒为主，效果很好。所以说中医最有特色的东西之一就是扶阳，这个扶阳不是一定要用附子、要用热药才叫扶阳，中医里面千万不要认为保护阳气就是纯大辛大热，有些病人阳气被郁住了，出现阳虚的症状，我用清清爽爽的几味平和调气机的药把他气机调顺，阳气调达的功能发挥，原来阳虚的症状就消失了，这个算不算扶阳呢？老实说，我虽对扶阳学说有好感，但是真正要让我评价哪个药有扶阳的作用？附子？桂枝？其实都没有，没有什么药能够直接补益先天真气，相对来说最保养的方式反而不是用药，而是规律生活、情志调节，这个才是大补。有时候遇到一些沉疴顽疾用到这些药，也不单单是温阳，而是这些温阳药能够疏通痼疾壅塞的气机，能够刺激人体本身正气的发挥，这个很重要。而我看某些网络医生的案例就落入到扶阳的窠臼里面了，无论什么证，必开大剂量附子、桂枝，疗效如何呢？并未可知。但我看了的第一感觉就是，这个不是在扶阳，是在烧火取暖。我还跟朋友开玩笑说，这样子开方还不如吃打火机算了。整个人体最重要的也是最核心的就是阳气，一切治疗手段最终都要以保护正气为目的，吐、下、汗、消、攻这一类治法虽然有时候会以损伤正气为代价，但是它是以外邪亢盛为背景的，一旦内外邪气、病理产物清理得差不多了，这种方法就不能再用了。因此，从长远来看这也是在保护正气，这个正气虽然不一定就等同于阳气，但很多时候其作用和功能又与阳气重叠，甚至滋阴有时候你也可以说是在保护阳气，这个就是中医的奥秘之处。功夫往深处做，很多东西要自己去过精微。

"阳气者，精则养神"，是说阳气在内发生化生精微的作用时，能让人生命力旺盛。这个"神"是精气的外现。"柔则养筋"，是说阳气不亢浮，或者不被外寒束缚的时候是润养经脉的，我们看很多时候治疗痛症是以温通发散为主，西医讲是改善循环，而从我们中医讲就是把束缚拘急的阳气调达出来。

> 故风者，百病之始也，清静则肉腠闭拒，虽有大风苛毒，弗之能害，此因时之序也。

在《素问·风论》中提到"风者百病之长""风善行而数变"，这说的是风邪的致病特点。第一点风邪无处不在，第二点风邪袭人最常见，通常是外感致病的先导，六淫中其他五邪多依附风邪来袭人。那我们就要问为什么呢？其实从中医哲学上讲，风邪反映的既是邪气中极具动力和变化的那部分，同时又反映了脏腑阴阳气血、天地阴阳变化极具动力和变化的那部分，这是风邪最个性和特殊的部分。

先从外感来讲，我们常见的太阳中风的案例，即桂枝汤证，有人争论桂枝汤是发汗还是敛汗剂，发汗剂的赞同者是从症来推断，一般风寒证服用桂枝汤，再加点热水、热粥，微微取汗后，风寒邪气得以排出，故而桂枝汤为解表发汗剂；而敛汗剂的赞同者则说桂枝汤治疗各种外感、内伤的自汗出有效，能够调和营卫，敛收自汗。其实这些都是偏见。桂枝汤治疗的就是营卫不和，我们把桂枝汤证的外感叫做太阳中风，就是风邪从腠理袭人改变了原本的营卫格局。桂枝汤证的条文是什么："啬啬恶寒，淅淅恶风，翕翕发热，鼻鸣干呕。"我们一条一条来梳理。"啬啬恶寒"反映的是什么？原本营卫格局被打破，卫气不共荣气，故而腠理开阖受影响，腠理一开人体自然就恶寒，不论强壮的人还是羸弱的人。所以说内伤恶寒责于动力不足、温煦无力，外感恶寒责于荣卫秩序。

桂枝这味药当然有发汗的作用，其发汗作用来自于其走营血而煦卫气。其实喝一大碗开水，或者趁热吃一碗米粉也有发汗的作用，可见桂枝并非发汗之物，也并非解表专物，其解表发汗功用不过是温经络血脉作用的附属。而单味桂枝就更无敛汗之效了，其敛汗主要靠芍药和姜枣配比。所以桂枝汤证对应的风邪袭人，并非专指风寒，虽然现在多用于风寒外感，其实这同样也只是桂枝的附属作用，桂枝汤是把稽留在表卫的风邪排出，当然也有散表寒的作用。仲景法里面这个汤头更主要是让腠理营卫恢复正常秩序，真正遇到比较严重的风邪夹杂寒证时桂枝汤里药物的比例还要变，或者在原比例上还要加防风、羌活等。提到风邪不得不提桂枝汤的原因就在于此。

这段《内经》原文说："清净则肉腠闭拒。"说一个人只要效法自然之道，心态淡泊，腠理密闭，即使外邪再重，都不能伤害到他。这段话是有道理的。我处理一些更年期的女性，很多伴有潮热、出汗症状的一律都以桂枝汤为基础方加减，加一些疏理肝气、养营血的药物，效果都不错。很多外感易感体质，一方面是生理原因，阳气不足，温煦体表无力，卫气摄护的作用降低，肺气也不足，我处理的很多过敏性鼻炎就是这类的，一般用麻黄附子细辛汤和玉屏风加减效果也不错；但另一方面更多是营卫不和，腠理开阖没有规律，而腠理这道屏障一旦被打乱，即便是强人也容易受外邪。而营卫不和除了仲景时代的外邪干扰所导致外，现在更多的就是因思虑过度，思虑伤营血，长期气郁影响卫气布束，则导致了稍有邪气则机体易感。真正修行人很少外感，去很险恶的环境也不会感冒，而现在城市坐办公室的人一出门离开空调就要打几个喷嚏，就是这样，气血差了，思虑又过重。

故病久则传化，上下不并，良医弗为。故阳畜积病死，而阳气当隔，隔者当泻，不亟正治，粗乃败之。

病邪稽留在体内久了，就会让机体内环境发生变化。这里《内经》说"传化"，"传"是指邪气在深浅、脏腑、经络的变化，伤寒有六经传变，是邪气在六个不同深浅层次对人体的影响，脏腑也可以传变，譬如常见的肝火犯肺、土壅侮木这些；"化"就是人体本身功能发生变化。按照中医的观点，一切疾病的发生都是人体的相对阴阳平衡被打乱，最后一切疾病的转归也是阴阳的失衡。因为我是学国学在先，见过太多浮夸穷理的文字游戏，所以学到中医的时候，虽然入门很快，但始终对阴阳这个归纳，感觉临床指导意义不大，认为太笼统。搞了一段中医后，发现我错了，一切疾病最终还是要回到阴阳，就像我是看经典在先，因为理解不够也觉得乏味，后来走马观花地看了几乎从宋元到近代的各家著作，也上了临床，发现后世医家的东西如医案貌似实用，但是一旦形成了自己的体系，很多医论医案也只能走马观花，最后还是要回到经典，用药还是要回到阴阳。

《内经》这里说，疾病到后期，就是上下不并，也就是阴阳离决，这个程度就严重了。《周易》的卦里面天地叫做否，"☰"在上"☷"在下是否的，我们说否极泰来，泰卦就是"☰"在下，阳气重新藏回命门了，对生命来讲就是一个安泰。所以你看中医有个名方叫"交泰丸"，用肉桂、黄连，黄连泄热坚阴，走上焦去心火；肉桂引火归元。这个方子组成是很精妙的，但也只适合分析一下，临床上治疗失眠、遗精这些单纯心肾不交适合交泰丸的证并不容易见到，至少在四川地区我看的很少，当然我的临床经验也并不丰富，以后如果对这个方子有一些好的应用再讨论。

所以疾病到了这个程度，再高明的医生都没有办法了。我们前面不停地提到阳气的作用，这里说到什么"阳蓄积病死"，阳气没有在正常的地方发挥作用，蓄积在体内也是要死人的，而且这种病一般症状表现比较重。"而阳隔当泻"，这个时候就要给蓄积的阳气找出路了。麻黄一类的热药为什么能够治疗高热，就是它能把腠理打开，让被外寒束缚的阳气调达出去，就是这个道理。而这里不可以说一见到阳气蓄积的病证，看症状发热、心烦，甚至咽干、吐血就马上投阳明白虎法的方剂，这样不但阳气出不去，里面还弄虚了。《伤寒论》治疗郁热的栀子豉汤，很平淡，一些郁热清清一宣发就出去了；温病名家的很多方剂也是，辛凉平淡就出去了，不到热血的地步不要凉血，不到实热搏结的地步不要用下法。

四、阴阳应象大论第五

治病之本必求于阴阳，阴阳之道，其生其杀，生杀之内，其物化而生。有诸内必形诸外，有其病必见其证，其万病变化始于阴阳寒热，终于阴阳寒热。上工用药精当平淡，是体察秋毫，知理入微；中工能识脏腑阴阳，但未体察天地之道，穷究活尸，故时有不效；下工穷力病理，不识脏腑，不辨阴阳，不知法象天地，但于邪毒淫感处用药，故虽效亦陋。天地无情有性，人有情性，草木诸药亦复如是，故有以功效论药者，有以情性论药者，是诸不违大道故能常全。

阴阳者，天地之道也，万物之纲纪，变化之父母，生杀之本始，神明之府也。治病必求于本。

故积阳为天，积阴为地。阴静阳躁，阳生阴长，阳杀阴藏。阳化气，阴成形。寒极生热，热极生寒；寒气生浊，热气生清；清气在下，则生飧泄；浊气在上，则生䐜胀，此阴阳反作，病之逆从也。

故清阳为天，浊阴为地。地气上为云，天气下为雨；雨出地气，云出天气。故清阳出上窍，浊阴出下窍；清阳发腠理，浊阴走五脏；清阳实四支，浊阴归六腑。

这里谈到具体的病理了，说到了"清"和"浊"两个方面。我们说清属阳，浊属阴，为什么这么说？这个不是一个因袭，国学里面很多东西可以从理论上附会、因袭，但是作为临床医生，你要用这套理论面对病人的生理、病理，就必须要把这个理论的很多东西用你的体系去细化，这才是《内经》的精神。我们的中医生要搞清楚，不要西医批判你笼统，你自己也习惯了笼统，很多时候一言带过，而自己也不去深究原因。

"清"的概念是什么？清，一般指的是成分纯净，而且是一种弥散状态，如果是聚合状态，那必然会形成具体的物质，而由具体向弥散所需要的动力就是阳气，这一章里面所说的"阳化气，阴成形"也是这个道理。如果这个阳气进一步不足，那聚合状态更厉害，对人体而言就成了病理产物。浊，一般指的是成分复杂，比如水浊，还有就是多种物质的聚合状态。大千世界就是物质的不同组合状态，越弥散成分越单一。西医微观分析到了细胞，到了分子原子，就很单一了。中医为什么有时候理论很笼统，一方面是当时的生产力局限，不能研究到很细；另一方面是思维的特色，中国文化重视实用，很多东西我们要的是实践效果，如果把物质分的很细，有时候就脱离了整体的观察。所以中国古人用阴阳来表示天地，也用来阐述人体。我实践过很多囊肿和增生，包括肿瘤，一些病人感到很神奇，吃中药囊肿、增生就变小甚至消失了；西医也觉得不可思议，认为我用了什么靶向性强的中药，能够对病灶有效。如果是我们中医同行会觉得稀奇吗？不稀奇！一般的增生和包块，中医认为是病理产物的瘀积，有热我们清热，有痰我们化痰，对证的就是活血化瘀，气滞再理气。人体是活的，这个是我们老祖宗、也是中医最核心的命题，把人体自己的功能调动起来，这个在中国兵法里面也是最注重的，叫做"不战而屈人之兵"，老子也讲"不战而胜"，这叫做上善。所以，中医一定要学好传统文化。西医的靶向疗法、切除、化疗这一切都是在战，而战的结果就是两败俱伤，因此，用这种疗法一定要兼顾正气。我治疗一些增生，最直接的就是活血化瘀，对病理产物再对症下药，而最关键的是什么呢？扶阳！我治疗鼻甲肥大，最常用的药就是桂枝，有时候用附子；前列腺增生老年人很常见，为什么？中医都知道肾阳不足了，身体一些包块都是因虚所致，所以莫忘扶阳，理论出处就是"阳化气，阴成形"。有的病人心肌肥大，谁都知道丹参好，市面上改善心脑血管的成药一般都有丹参，很多医生也习惯加丹参，但是核心是要辨证，除了辨证之外，心为君主之官，阳气最旺不受邪，现在心肌都增生了，为什么？阳气不足啊！就是这个道理。

所以中药真的没有什么唯一的靶向药。有些中药确实对某些疾病疗效好，但是你如果有兴趣去研究这方面也很好，也能造福一大批人，但请不要打着中医的旗号。有一次我治好了一个很疑难的过敏性鼻炎，过后一大帮病人在网上找到我，让我公布药方，这种情况我怎么敢，我给那个病人调了很多次方子，桂枝、附子都在用，即使你敢吃，我担得起这个责任吗？这个才是中医。

《内经》这里说："清气在下，则生飧泄。"清气属于阳气动力的表现，是走上面的，如果脾胃的清气困在下面了，而浊腑是收纳一些水谷的，清气在里面，浊腑是不受纳的，所以要么是夹带着浊阴上逆，要么就是走腑道排出，走腑道就是泄下了。这种病，用药上葛根、防风效果就很好。"浊气在上，则生膜胀。"这个"浊气在上"，说的是浊气抑清气，清气生发不上去，在中间积聚，就成了腹满胀气，这时用药要怎么办呢？药味一定要微微辛一点，行气药都有这个特点。如果这种病人说你的药太苦，那就可能处方里很多药走下面了，若有点甜黏那就可能积聚得更厉害了。药的味道也很重要。现在医药分离，很多医生连药材都不认识，也没有尝过，很悲哀。这一点并不是光说别人哈，其实也是在说我自己，作为90后，我并没有过去那些医生直接接触野生药材、又懂炮制鉴别的经历，现在大家都是在纸上谈兵。

风胜则动，热胜则肿，燥胜则干，寒胜则浮，湿胜则濡泻。

天有四时五行，以生长收藏，以生寒暑燥湿风。人有五藏化五气，以生喜怒悲忧恐。故喜怒伤气，寒暑伤形。暴怒伤阴，暴喜伤阳。厥气上行，满脉去形。喜怒不节，寒暑过度，生乃不固。故重阴必阳，重阳必阴。故曰：冬伤于寒，春必温病；春伤于风，夏生飧泄；夏伤于暑，秋必痎疟；秋伤于湿，冬生咳嗽。

这里提到了自然界的五种状态。这个是对应五行、五脏的，这里的风、热、燥、寒、湿不是讲的六淫邪气。中医文化同根于中国文化思维，要尽量去避免绝对的孤立、对立。所以我们讲的邪气恰恰不是最反常的孤立，而是最自然的变化，偏颇了，自然界的状态就可以影响人体状态，人就会出现失衡，这个是从外面讲的；人体自己的平衡被打破，就会对自然变化异常敏感，所谓"邪之所凑，其正必虚"，这个是从内讲的。《内经》这里讲的可以解释为五邪伤人的病理表现，但是最根本的它是在讲五种状态下的生理表现，这个必须引起重视。

"风胜则动。"中医很多情况下，尤其是在学习阶段，要不求甚解，这是我的态度，不然就会有很多坎坎，就卡在那里了，但是到了教书、写东西的时候，字眼就要旗帜鲜明地拿出自己的立场，搞中国

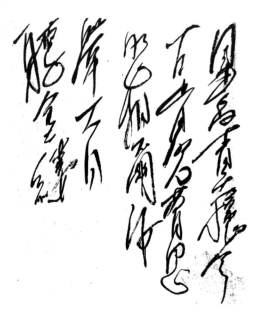

学问最基础的就是咬文嚼字。"胜"的含义我们一般理解为有余、多过，但是这里既然把五态对应到五行，那么这里的"胜"就不能解释为单方面的亢奋。《尔雅》里说："胜者，克也。""风胜则动"，就是风这种属性的状态亢奋而出现对其克制一方的强势。风是和木相配的，木是一种阳升阴消的状态，肝木又克制脾土，所以风这种状态亢奋强势的时候，就是阳气生发亢奋，而这种状态如果是外邪，邪气就是呈游走性的状态，难以固定局限在一个地方。而寒邪伤人就是收引，所以一般寒邪所致疾病就易成痼疾，夹杂湿气越走越下，"老寒腿"之类的就是这样。如果是内部的情况，到了动风的地步，首先就是肝的问题，而动风的状态一般伴随肌肉抽搐，这个就是生发太过而克制脾土的表现，倒不一定说是脾虚，而是这种状态就是风动肌肉，破坏了中土平衡。其他四者亦复如是。

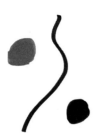

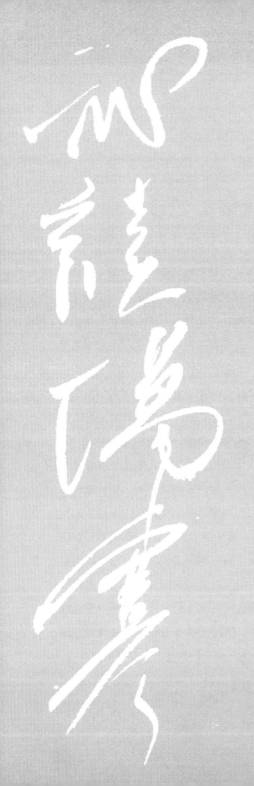

肆　我读《伤寒论》

·《伤寒论》心悟

一、关于小青龙汤

　　小青龙汤，中医教材一般都认为是里饮表寒，这可能是从药的直观功效来归纳的，而且方里有解表的麻黄、桂枝的架子，又有干姜、细辛温化里饮的药物，于是便认为是外解其表、里化其饮的方剂。其实这种解释并没有问题，真正表寒里饮的情况用小青龙也是适合的。但是小青龙这个方从根本上来说，并不在于表寒与否，而只在于两个字：水气！小青龙里桂枝的作用我个人更加偏向是振奋心阳来推动胸膈和肺上的水气；芍药的功效一个有防止麻、桂辛散过度，水气被辛散破开，又出现发热、心悸的阳脱情况，第二个就是芍药虽酸收，但亦可以用于饮证发挥其功效，比如《伤寒论》原文中的头痛、翕翕发热、无汗、心下满微痛的表不解，胸膈成阳明虚痞结饮的证里反而去桂，用芍药加术、苓，芍药在《本经》的记载有"去结气、利小便"的作用，这个确实仍然有临床的指导意义；干姜、细辛有温肺去水饮的作用，肺与胸膈之处结饮，此处心阳直接温煦，如果此处结水气，说明阳气被遏阻的厉害，必须要用桂枝通心阳，也可以辅助薤白。我不认同的就是把桂枝在此方中看成解表。桂枝配合麻黄温心阳而宣肺，使得被水气遏阻的肺气得以重新恢复宣降，加五味子降收，防止肺气被辛散太过，半夏来燥湿降气，所以小青龙的根本证型是水气病。《伤寒论》原文中小青龙汤两个条文，只有一个提到了表未解可用，而两个条文均提到了心下有水气；《金匮要略》几个小青龙条文，一个说心下有水，一个说咳嗽吐涎，还有一个说溢饮，几乎全部强调水气的因素。所以没必要把重心放在强调小青龙汤是治疗寒饮的方子，一定要病人明显表现出寒证才可用，凡属于水气致病，即便有化热，抓住这个病机就可以用小青龙，我们不是也有小青龙加石膏的搭配，对吧？！亦有张锡纯用小青龙汤之后用从龙汤清敛凉收的治法。所以即便这个病人体质并非虚寒，出现了胸肺、心下的水气导致咳喘痰鸣，即可以用小青龙汤加减，等痰止喘定后就可以用清肺敛阴的方法收尾。《伤寒论》治病的基本观点是邪正观，然后在邪正观的基础上强调寒热观，这个是我的个人看法。用药法自《本经》更注重药对症状的作用，而非后世用药的先强调寒热温凉、性味归经，这两种认识都有各自的长处和不足，但就认识《伤寒论》和解读《伤寒论》条文来说，则还是走《本经》这个路子更尊重原意。

在小青龙的临床应用中，原文最常出现的症状描述就是咳逆和肺胀，对于慢阻肺后期的急慢性发作和老年人的入冬易发咳喘痰鸣，这个方子通常使用频率较大，如果把葶苈大枣汤跟小青龙汤合用，对于很多哮咳的慢阻肺效果很好。寒重加附片，热重加石膏，都是行水法。所以这个汤最常用的还是一个咳喘的病证，儿科用的少，小孩子适合这个方的情况比较少，中老年阳衰者适合这个的比较多。一般的咳嗽和小青龙汤典型证的咳嗽鉴别，通常在症状表现上，一般的外感咳嗽是由外向内的各种因素导致了肺气的宣降问题，这个病位就相对表浅。内伤咳嗽，如果是阴伤咳嗽通常要带有阴伤的表现，从脉舌上可看出一点，譬如燥咳，痰黏难咯、痰中带血、胸痛等这些症状又是另一点；肺肾气虚的咳嗽，舌脉鉴别后，那就要从症状上来看，呼吸频率节奏有问题的地方要观察，就是我们说的肾不纳气的情况有没有，人的体型、精神状态、体力活动能力也是一个指征。小青龙的典型症状包括，目胀、咳嗽伴随明显的哮鸣音，感觉胸口憋闷、气短、咳痰清稀，要么难以咳出，要么大量泡沫痰。这些都是阳衰水气阻肺的情况；从脉象上来讲，滑是重要指征，既可以洪大而滑，也可以弦硬紧滑，沉细滑也常见，也会出现沉牢一类脉象，这种的病位要更深一点，非小青龙的典型脉，但也并非不可能出现，要注意与葶苈大枣泻肺汤、木防己汤系列鉴别。

虽然都是攻水，单用葶苈大枣泻肺汤更适合于体质较热、壮实者。同样是水饮致病，葶苈大枣泻肺汤的主要对象是邪，这说明在葶苈大枣泻肺汤适合的病证下邪正的对立相对更明显。小青龙汤用了很多调动正气、恢复气化的药。木防己汤系列，比如加芒硝、加石膏汤之类，水气多结在膜间膜外，这个地方结水我们不管是陷胸汤还是防己汤系列都是用寒下，因为此处是血不足、气有余的无实质脏器，主要是通道而非脏腑之气直接温煦的地方，而小青龙的水结在膜内脏间，位置又是心阳直接温煦地，此处结水不是阴邪太盛阻碍阳气，就是阳衰，故都要通阳。

二、通阳药与利小便

关于利小便，有淡渗法，如茯苓、泽泻、猪苓等；通淋法，如车前子、木通、金钱草等；宣肺法，如紫苏、麻黄、杏仁、桔梗等。

除了这三个常规方法外，学《伤寒论》的还要重视一个理法，就是通阳法，叶天士有"通阳不在温而在利小便"之训，这是他诊治温热病的宝贵经验，大家应该都背过，耳熟能详。叶是用淡渗凉利小便来恢复湿温阻痹的阳气，但是到了治疗杂病，利小便就不在引下，而在通阳，这是我从《伤寒论》得来的心得。从这个角度看，细辛、桂枝、附子、葱白，甚至石菖蒲、薤白，都是适用于某种证型的利小便良药。气虚癃闭用补中益气没效，加个细辛，尿就出来了。通阳药利小便的机理在于通阳能推动气化，桂枝、附子是典型代表，还有一类如葱白、细辛、菖蒲之类是通阳开窍法，常用在上窍鼻塞、耳聋，用于下窍癃闭也适用，前提还是对证。

三、阳明气弱痞证初探

阳明有气热、腑实、中寒和中风，这个原文和历代医家都有较多阐释，而阳明也有气弱痞证，这个历代著作就几乎没有提到。很多杂病尤其是胃病，从《伤寒论》来讲是太阴、少阳、阳明的合病，在阳明经的主要病机即是气弱痞热。这个治法暗含在时方用药的加减中，因此研究经方的医家就几乎未对这类病机在《伤寒论》理论上再细化。阳明气弱痞由太阳传化而来，轻则是去桂苓术汤，更偏里一点就是小陷胸汤，痞饮再重则是大陷胸汤，而这个气弱虚痞为杂证，多见便秘，个人经验就是白术芍药栀子汤，生白术要一两以上，栀子适量，芍药适量。

四、补血阳补与阴补

补血也有阳补和阴补的区别。我们通常所知道的四物汤、首乌、胡麻这类方药都是适应于物质不足的填阴，而对于能量不足的鼓动生成气血，黄芪桂枝五物汤、桂枝新加汤是首选。有痛经属血虚夹瘀的桃红四物汤证，用桃红效果不彰，加一味桂枝进去可能会不一样。桂枝不只是个温散解表药，还是个非常重要的补虚药，也是个非常重要的体质药，桂枝体质的人得各种病先以一张桂枝汤打底加减，很简单。桂枝汤也是个补虚要方，而现在教材更强调其解表。用好桂枝是新手治疗杂病提高业务量的捷径。

五、阳明也有气弱虚痞，白术是良药

尤其对于伤寒用药，不要以时方和明清本草记述先入为主，或者受现在中药学教材限制，受脏腑辨证体系下用药，以及性味归经这套理论的局限。后世本草的记述确有发展和增神，一定要熟悉，但是具体到经方用药上更该重视《神农本草经》体系的用药，这个体系更强调一个邪正观，然后再强调寒热观。

譬如白术这味药，我们教材上说健脾燥湿，很多人遇到津亏便秘就不敢用了，怕白术燥湿，其实白术在《伤寒论》原文里面也有治疗大便坚的加减法。为什么燥湿的白术能软便生津？白术是个太阴和阳明经的药，《本经》里面记述术的功效，有除痉疸的作用，还有除热的作用。我们知道甘温能除热，譬如东垣那套理论用甘温来治疗一些发热，把中气培补调动起来。甘温除热的机理一个是在于其有阴分损伤的一面，阴分损伤所导致的热烦，仲景那里的小建中、甘麦大枣汤都是例子，都是用甘药和之，同时还有阳分损伤的一面，其基本病因还是有形之精的亏耗在先，再导致气阳的损伤，所以桂枝汤、小建中都属于甘温除热的方剂，但具体到李东垣的方剂其机理又有不同。从脾胃来论治的甘温方，还有一个中气清阳不升的问题。你看到了下雨之前、乌云密布的时候，天气总是更加闷热，此时地阳的上升是被郁住的，闷热过后，上升的水气下降成为雨，重新滋润地阴；雨过天晴，天上的太阳和地气互相交通的时候，又非常凉爽，所以东垣方就是给了郁火、阴火一个上升的动力，这个动力也是归源的途径。那么，白术苦温所除之热的机理又是什么呢？在《伤寒论》里面我认为阳明经有阳明气弱痞证，而且是属于很常见的证型。阳明经气血最旺，遇邪即盛，但亦有各种情况导致阳明经气热相对偏弱，导致虚热邪气于阳明经结痞。阳明气弱痞证，主药就是白术。白术苦能破结，既能升太阴的清阳以济阳明，又能降阳明浊阴以归中土，和石斛、麦冬、芦根这类养胃津的药物不同，这类药物属于甘寒，多用于热病伤津，主要是从肺胃来调节津液，而白术适用的阳明痞结的口干、大便坚硬，是从益脾精、实太阴之气而升、降浊结之邪气而趋下，使壅塞在中焦的湿气、热气得以散开，而让胃中的津液能够正常回复，上承口舌。

　　总而言之，药都有相对性，你把白术看作补脾药，在四君子汤里面白术本身就比较壅塞气机；你把白术在阳明痞证中用，又是开通气机、除热散结气的良药。

六、苓桂枣和苓桂术的讨论，顺带谈扶阳用药

小C：有个问题，苓桂枣甘汤（简称苓桂枣）中培土制水为什么不用白术而用大枣呢？其和苓桂术甘汤（简称苓桂术）有什么区别？

文：苓桂术是心阳不足，阴邪水饮结于中焦而横犯于心，白术更重要的是化饮，苓桂术有一个饮证在胸膈和中焦，而苓桂枣是下焦阴邪上犯，你看《金匮》条文："心下有痰饮，胸胁支满，目眩，苓桂术甘汤主之。"苓桂术的主要作用在中焦和胸膈，包括中上焦；苓桂枣是下焦阴邪上犯。

小C：就是说本来肾水是可以正常温化的，由于心阳受损，心肾不交了，所以苓桂枣的重点不在化饮，是吧？

文：对的。苓桂枣更多的是扶助心阳来降逆。茯苓有一定的逐阴邪作用，而在这里既用它的安心神作用，也用它和桂枝搭配，来帮助桂枝通阳的效果更好。桂枝的功效很多，既可以走肌表，又可以温胃，还可以温肾阳、通血脉，但是一旦是心脏上的问题表现，桂枝和茯苓搭配、桂枝和甘草搭配，都能让桂枝更精准地发挥到它所需要作用的部位。而若把桂枝和熟地搭配、桂枝和麻黄搭配，其作用部位又有差别了。大枣和甘草都是甜的，对吧？！它们在中焦起化气的用，而不是逐饮和化阴邪。

小C：也就是说，它这个程度还没有那么甚，饮也未出现，如果继续发展是可以发展成苓桂术证吧？

文：既可以发展成苓桂术证，也可以发展成其他证。化气了的

心阳才能更充足地去震慑下焦阳气。

小C：即辛甘发散为阳吧？！

文：就是这个。发散是针对辛味的，而甘淡既可以制约辛味的发散，同时甘又能养阴精，让阳气生化有源。临证面对阳虚证，如果表现为寒与郁重，痰湿凝结，阴邪凝结重，我们用药主要以辛味去通，而一些能量和精华都不足的阳虚证，譬如温补学派那类用药，不管是温补气血，还是温补脾胃、温补下焦，用药都偏于辛甘、甘温这类。一些阳脱证，是不是要重补元阳，回阳救逆？但是这个时候如果光用一些补火的药，如附子、干姜之类，针对某些情况可能适用，有一些情况则可能导致病人回光返照一下，然后就去世了。这是因为本来身体阳气耗竭，一味地用辛散通阳之药，可能手一热，尿一下来，人就死了。

谈到阳气这个问题，就多讲一个故事。几个月前，我一个朋友的舅舅，糖尿病肾病晚期，到了阳脱的阶段，症状表现跟真武、四逆汤证表现完全一致，当时找了我们学校一个很有名的老师看，之后这个朋友又私下问我的意见。我说真武、四逆汤加减，大剂量附片和收涩药搭配。她说那位老师当时也是用的真武、四逆汤。我说方证对应，效果应该不错吧？！结果病人吃药后2个小时就去世了，去世时身体一热、头汗一出、四肢一舒展就失去意识了。我疑惑出现这种情况的原因，又具体问了一下那个方子，大概是：附片9g，人参6g，生姜6g，干姜9g，茯苓9g，芍药9g，炙甘草6g。这个方子平淡轻灵，当然很美，我并不爱评价同行处方，甚至反感这种行为，这里只针对这个证讨论，并没有其他意思。如果针对阳脱证，四逆、真武汤里面，附片要学习火神用法，李可的经验也是可取的，

200g，300g 的附片和西洋参浓煎下去，这样才能回阳，附片量少的时候通则阳有余，回阳不足，甚至更耗散真元，而且我当时说搭配收涩药，用大剂量山茱萸搭配附片救脱，这个是张锡纯的经验，我认同，非常好，还可以加点龙骨、牡蛎、五味子，可能这种情况效果会不一样。

小 C：这种病不到万不得已，还是西医治疗比较好。

文：这个我赞同。在急救手段和效率，包括标准化评价疗效方面，西医拥有绝对的优势，不要当了中医迷，看了几个名家医案，就觉得天下没有中医不能治的病，且不说所谓很多医案半真半假的，就是真的有回生之力，患者又是否有必生之命数？需要急诊的就必须急诊，缓过来了再用中药调理，这是是对病人负责，也是对生命负责。在一些不具备急诊抢救条件的地方，或者西医手段也无力的情况下，如果用中药就要考虑回阳的时候一定要敛阴气，不然病人很容易脱得更快，一些格阳的情况用猪胆汁这类都可以，没有猪胆汁用蛇胆粉也可以。

小 C：回到老问题：苓桂术和苓桂枣的应用区别。白术的药性感觉还是不清楚。

文：一旦出现阴邪停滞于胸膈中焦，病理反应则是影响到阳气往上，就会出现头晕、目眩这些，都可以用苓桂术。你看桂枝去桂加茯苓白术汤证，是不是也有心下满？而苓桂术的心下满就是夹饮的，所以用白术不是健脾胃。你看《伤寒论》用药体系和原文，哪里能找出一句健胃的说法？很多方子里有照顾胃气、照顾津液、缓中，这些说法是有的，而针对后世脏腑辨证体系里的健胃、清肺这些概念都是没有的，《伤寒论》体系里本来就没有。当然你用方时可以用时方的思路来用，但是千万不要一提到麻杏石甘汤就是清肺，小柴胡汤就是疏肝，《伤寒论》体系里本来也没有疏肝的概念，《伤寒论》的基本观念就是邪正观，所以麻杏石甘汤是一个清表肃里的方子，肺热咳嗽可以用，湿疹可以用，某些表郁里热的神经官能症失眠、狂躁也可以用。如果你肺热的概念先入为主那就有局限了。小柴胡是个和解少阳的方，也可以算个万能方，很多杂症都可以加减，又能通调三焦津液，你如果疏肝的概念先入为主就局限了。白术也是一样的，用好《伤寒论》方的白术就要把《伤寒论》药解吃透，把仲景的原文加减、病机吃透，不要一个健脾燥湿就概括了。阳明虚痞，白术重用能生胃津、软大便，这个原文也有印证。苓桂术一加猪苓、泽泻，成了五苓散的架构，而白术对中焦痰饮的作用就不强了，整个病位就在太阳经和膀胱了，这些都要思考。我个人的学术体系是轻方证、重药证，国内胡希恕和他的传人冯世纶一派对方证的应用多一点，你可以看一下他们的著作。

小C：哦哦，师兄，你真的把《伤寒论》方用得好活啊！等我们再学一段时间的《伤寒论》，然后再和你讨论应该更有收获。《伤寒论》中关于药的搭配和《伤寒论》中关于胃气的很多处理方式有没有特别之处呢？

文：这个药的搭配太多了。譬如你提到的白术跟生姜这种辛散药搭配有化中焦痰饮的作用，有和胃降逆的作用；跟桂枝这种通阳药搭配，就对心下胸膈中焦的湿气阴邪有驱化作用；跟甘淡的白参搭配，就有培土生气作用；跟干姜搭配，就对寒湿停滞于中焦或者肌肉有良好的作用，譬如《金匮》的干姜苓术汤搭配。

《伤寒论》中对于胃最重要的是攻法，因为胃腑、肠道既是阳明经血气两旺之处，一旦阳明经有热最容易煎熬胃中津液，而导致腑道不通。胃虽为阳腑，但喜柔润而恶燥，胃腑一旦不通畅，阳明经血气就会壅塞，轻的就是腹满、发热，重的就是阳明血气之热上逆冲心而谵语发狂。承气汤系列就是针对这种情况。理中汤，因为人参、炙甘草这两味药，使得其更偏向于阴分血气的温养，也就是更偏于太阴这块，但是太阴跟胃肠也有密切关系，不要一提到胃就是个阳明，胃、大肠就是一个器官，而六经是一个无形的能量系统，太阳可以影响胃肠，少阳可以，太阴也可以，阳明经跟胃肠致病关系就更为密切，六经都有其经气聚集和活动反应的主要场所，所以抓住六经的病位很重要。太阳之气旺于肌腠营卫和太阳膀胱经，其下出于少阴，中得阳明气阳的资助，从胸膈又得到心阳的直接支持最后归于肺，一条途径走肺出于口鼻诸窍、皮毛腠理，另一条途径通过心与肺，环流于血脉走通于周身。这个是我的六经观，你可以参考一下，我就是用这种思路去认识《伤寒论》方证、药证的。《伤寒论》不存在，至少没有明显存在有后世概念里的健胃说法，因为《伤寒论》对脏腑体系并没有过多深入的认识，但是《伤寒论》又特别重视胃气，通常都是用生姜、大枣来和缓中气以和胃，很多情况下津液伤的时候，和气机，初利得，让病人少少饮水以和胃气，也有通过攻法来和胃气，这都是《伤寒论》基本观念——邪正观的体现。对于胃的处理，《伤寒论》还有一个特色，就是对于痞证的寒热同用，即泻心汤系列，这种药味的搭配很杂，也正适合痞结那种寒热虚实交杂的情况，以这种方式来和胃气。

小 C：看来这药还是要吃透。虽然用药简单，玄机却很多，我后面一定要好好学《伤寒论》，现在觉得自己了解太浅。谢谢师兄！

文：嗯嗯。这都是我的个人意见，你做个参考就是了。多看《伤寒论》各家的书，最后你自己才有自己的思考，然后的阶段就是一个人的书都不想看了，后面的提升全部是自己跟自己的较劲了，就是悟的阶段。跟任何医家没有关系了，谁也不能指导你了。这个阶段过了是啥子我还不知道，总之一句话，先提阅读量上去再说，看书不要太局限了。提升阅读量的另一个最重要的目的不是在于要学多少知识，而是多长点见识，不那么容易入坑上当。

·《伤寒论》注疏

　　《伤寒论》体系以六经为纲，然脱离六经而取伤寒法者亦繁，虽或效良，其人攻其以异端。学术可树立帮派藩篱，然救身于人焉有门户之见？故学《伤寒论》者有自诩仲景原法，师传心授，正宗脉门，拘于原方，必不增减。其人功底若深，自可独当一面；若功底不深，领悟不够，路数即偏，流于斯陋。清末慈禧面临变局，颓挽无力，有"古有万古不易之常经，无一成不变之治法"之慨叹。于医于道，亦复如是。故于道愈深，其路愈少。现今之教育，非个体师承、独立教育，故学子功底尚浅，而网络发达，所见甚繁，于学有益，但勿新奇攻异，尤其以《伤寒论》为例，勿要人见为先，扎好功底，自然有自己体系。此篇所注，亦为人见，路数不一，所见亦非，望有专于此学者，见之勿怪，或有偶得启发，则当感恩先世前辈，共勉与此，不知所云。

　　六经之说，诸家已陈，然其实质，或有有形之论，或有无形之言，然非要论。初学者无需于六经实质上下功夫，临床见证，自能以太阳、阳明、少阴等经受病相应，其临床益久，理解愈深，是时发论，自成一家之言。（注：以下《伤寒论》原文前之序号，即原条文之序号）

　　1. 太阳之为病，脉浮，头项强痛而恶寒。

　　此开篇即言太阳受病之概要。太阳病亦多出现太阳经受邪之状，但勿以经络概陈粗述。邪气中于太阳，先逆营卫，邪正搏击于表，阳气外亢，交于浅处则脉浮；客于太阳经故头项强痛；由皮毛而逆，即犯太阴肺经，肃降失调，则发为咳逆；营卫失和，卫气不束腠理，腠理漫开而恶寒于表。近火不温，知非温煦无力，此太阳病辨证之要。若脉不浮，即非正气交搏邪气于表，或有以桂枝、麻黄处理，亦非太阳之治法。

2. 太阳病，发热，汗出，恶风，脉缓者，名为中风。

中于风邪，脉必不紧，一分紧者一分寒，一分紧者一分实，故可见寒束气血，亦可见之于实邪于经脉、腑脏深内伏拘。发热因于恶寒，伴汗出、恶寒者，卫气受拘，阳气不能输布分肉，故郁表而热；汗出者，营卫失调，腠理开阖非常，而血气未损，营卫受扰，故时有汗出。

3. 太阳病，或已发热，或未发热，必恶寒，体痛，呕逆，脉阴阳俱紧者，名为伤寒。

太阳病，无论发热与否，现恶寒、体痛、呕逆，知寒邪稽表。体痛者，知邪气较前有深，入营而收引气血，不通则痛。呕逆，尤在泾谓之"寒邪犯胃"，大谬也。寒邪若由表直深入胃，其如何而入？若能直入脏腑缘何表现以太阳证为主？盖此因卫气束拘极重，而卫气生成其主为肺，其源在于胃，胃得水谷化气归肺，其肺卫闭束，胃气自壅而上逆。阴脉，寸口脉之尺部；阳脉，寸口脉之寸部。若寸部独浮紧，必现上气喘咳，乃风寒袭肺；尺寸俱紧，知是伤寒。

4.伤寒一日，太阳受之，脉若静者，为不传；颇欲吐，若躁烦，脉数急者，为传也。

伤寒病起始必太阳经受之，因太阳经统摄营卫之气，主表而卫外。脉静非脉势已缓和，乃脉象无急变也。故浮者仍浮，紧者仍紧，知邪正仍在外交争。脉不躁动者，知正气尚能抗邪于外，故假以数日，必有自愈之象。若颇欲吐，躁烦，脉数急，知正气不能交争邪气，邪气有乘正化热入里之象，欲吐、躁烦，初传阳明之兆。

5.伤寒二三日，阳明、少阳证不见者，为不传也。

伤寒乃外感之病，其邪不里入，即当愈。邪正交争时长，表卫亦虚，邪气亦弱，长期稽留于表，则不在此条讨论范围。但二三日，阳明、少阳不见，知不感新邪，亦不在传。所以者何？正气能御也。仲景言二三日，实是言汉末之重邪不速传者，知能留经。今之外感，不拘时日，盖莫受误。今时之世，非阴居以避暑、动作以驱寒之时代，少寒邪、风邪独立成病而不兼杂。今人饮食甚精，优于先民，然多湿淫于中，气郁于脏，邪气虽轻，七情为变，嗜欲已久，食多味厚，故处理此类外感，在太阳亦佐柴芩，以里开郁热宣透，每每效佳。

6.太阳病，发热而渴，不恶寒者为温病。若发汗已，身灼热者，名风温。风温为病，脉阴阳俱浮，自汗出，身重，多眠睡，鼻息必鼾，语言难出。若被下者，小便不利，直视失溲；若被火者，微发黄色，剧则如惊痫，时瘈疭；若火熏之，一逆尚引日，再逆促命期。

此条异于伤寒者，病起温热也。仲景虽未列方药，后世处以银翘、桑菊一类亦为精当。热毒聚实，以抗生素对抗支持亦无不可，但须见温热留聚成实，若不见而弥散气分，亦不可以抗生素凉其血。所以者何？在气勿治营也。故而温邪犯肺，轻证取上焦轻宣，味需薄辛，寒苦则如下走营，其证或罢或否，亦为下工之治。仲景此处提要，勿以温药、发汗，或火艾熏灸，今人已少犯此误，但时人感病已多从里经而入，亦不可寒凉彻下，此另误也，仍需诫记。

7. 病有发热恶寒者，发于阳也；无热恶寒者，发于阴也。发于阳，七日愈；发于阴，六日愈，以阳数七阴数六故也。

发热恶寒，发于太阳；无热恶寒，发于少阴，不必过分解读，杂糅蔽其实质，于临床无益。七日、六日，皆为理想之模式，术数之秘通于医道，然面对人体，须知病邪有数而变化无穷，不足拘也。知其略感其道即可。

8. 太阳病，头痛至七日以上自愈者，以行其经尽故也。若欲作再经者，针足阳明，使经不传则愈。

阳气经于七而来复。太阳病，若病邪自退，其行太阳经尽故也；若有内传之势，无必再待时日，宜针其阳明经。针阳明经泻里之热，亦振奋诸身之气，其邪不传则愈。

9. 太阳病，欲解时，从巳至未上。

巳至未上，乃一日中阳气上升至胜之时，邪在外，阳气升长至盛则抗其外出，风寒轻证，此时用葱豉，或饮热汤，窍通而汗出，即愈。四川之地有酸辣汤，轻证饮此加姜，亦取桂枝汤之意也。

10. 风家，表解而不了了者，十二日愈。

平素表卫不固者，感轻邪，或于十二日愈，七日阳气来复循环一周，故有抗邪外出之力，旧邪得透。尤加五日者，五日为一候，三候一气，五日之变，风也，人法于自然，应亦复如是。医者须知术数天气，推度运气，以时用药，功尤彰也。于风家，七日应愈，不愈待期，五日风化，即可彻透，亦须防时气之变，再感新邪。

11. 病人身大热，反欲得衣者，热在皮肤，寒在骨髓也；身大寒，反欲不近衣者，寒在皮肤，热在骨髓也。

阳热内炽，痹经阻络，逆乱气血，输布不及，格阴于外，故身寒。阴寒内盛，迫阳出表，时时欲脱，现身热、唇干而烦躁，知是元阳中寒或者阳虚欲脱也。此条知理即可，不宜过分解读，于临床无益。

12. 太阳中风，阳浮而阴弱。阳浮者，热自发；阴弱者，汗自出。啬啬恶寒，淅淅恶风，翕翕发热，鼻鸣干呕者，桂枝汤主之。

阳浮，谓浮取而见浮状；阴弱，谓之沉取而不足，此非里虚，其弱必濡软而大，故唐本言濡弱，甚妥。不可以细弱沉微主之。其阳取而浮，表卫邪克；沉取不足，营阴内耗，故阳郁发热与自汗而出同见。

13. 太阳病，项背强几几，反汗出恶风者，桂枝加葛根汤主之。

风寒之邪中于太阳经脉，现项背强硬等，桂枝加葛根两味即解。经文又补充反汗出恶风者，乃桂枝汤证。桂枝汤证，太阳经脉受邪，见项背气血拘郁，治以桂枝汤加葛根；若无汗出恶风，即桂枝、葛根精减亦可。

14. 太阳病，下之后，其气上冲者，可与桂枝汤，方用前法。若不上冲者，不得与之。

此处其气上冲非奔豚之阴阳失调，水气遏阳，否则桂枝汤不去芍，重加桂苓焉能治之？！此乃下之后引邪入里，而正气尚足，抗争冲上，知邪未入里结，上以上解，宜表于上，其冲上自消。成无己之注言之甚详，余以为无误。

15. 太阳病三日，已发汗，若吐、若下、若温针，仍不解者，此为坏病，桂枝不中与之也。观其脉证，知犯何逆，随证治之。桂枝本为解肌，若其人脉浮紧，发热汗不出者，不可与之也。常须识此，勿令误也。

坏病者，实非坏而不治也。因非六经典型之证，邪正交争非于固定格局。汗、吐、下、温针误治后，其内已虚，邪气亦弱，弱为半表半里欲解，小柴胡和之。若成脏腑虚弱，邪漫三焦，而不见六经证，邪旺而化热，不以六经辨论，当以气血论治。若其人坏证日久，辨证则走脏腑。故仲景言观其脉证，随而治之。邪已离经，桂枝慎也。

16. 若酒客病，不可与桂枝汤，得之则呕，以酒客不喜甘故也。

非酒之罪，何故古来怪之。仲景所言，为嗜酒之人，多呈面目油腻，腠理致密，体型肥壮，痰湿蕴内，胃中克湿热也，不应执句。

体虚面白瘦弱之人，感寒而重，温酒发之而后行桂枝汤亦无不可。酒客如遇表证，多易化热，但若为桂枝证，何以忌桂枝焉？不过酒客体质用桂枝汤，炙草宜以生甘草易，白芍以赤芍易，姜枣不必。

17. 喘家作，桂枝汤加厚朴、杏子佳。

太阳中风证，里气机不利，故迫肺而喘，非风寒犯肺之咳喘，然其解风寒犯肺之咳何也？皆表寒，而利胸膈之气也。近代蒲老治一幼儿，高热而喘，众医无策，桂枝汤加厚朴、杏子两剂而解，其辨证精确也。若遇咳喘而风寒不重，荆防、止嗽散从肺论治，不用桂枝、厚朴，盖非专解肺之品。

18. 凡服桂枝汤吐者，其后必吐脓血也。

桂枝乃温和胃精，宣升脾阳，何以作吐？必内有湿热聚集，不耐甘温，得之而吐。吐罢或罢，不罢，其气必得热逆上，热灼胃络，吐以脓血，热由中焦上冲，或灼伤咽络，亦吐脓血也。

19. 太阳病，发汗，遂漏不止，其人恶风，小便难，四肢微急，难以屈伸者，桂枝加附子汤主之。

太阳病，其卫阳本虚，营阴不敛者，当以桂枝和解，若以麻黄、烧针、艾灸，重发其汗，以至汗脱亡阳。恶风者，非桂枝汤证营卫不和，其腠理大开，卫阳欲废，不能司阖，其若城门洞开，内民焉不瑟瑟然。小便不行，以汗脱伤心阳，君主不令，后勤不行，非唯现代中西医结合之论，体液不足、电解质丢失、尿量减少也。虽亦有此理，但桂枝附子汤证岂是补液、补电解质能解？补液、补电解质多状似人参白虎汤证。其人四肢微急，屈伸不利，卫气废也。《素问》有"营虚不仁，卫虚不用"之说法。此治法宜外调营卫，速回真阳，即桂枝汤加附子。

20. 太阳病，下之后，脉促，胸满者，桂枝去芍药汤主之。

今世医家，见脉促，以为有热，岂不知，脉促为正邪相搏，如何敢再伤正气，寒凉撤火？太阳病误下后，脉促，胸满，邪气内陷也，非辛温不能破阴滞，故去芍药，以扶心阳，宣通胸膈。

21. 若微寒者，桂枝去芍药加附子汤主之。

脉微而恶寒，更宜振奋阳气，托阳温表。此时不应见汗出、恶风，见之，仍不去芍药。

22. 太阳病，得之八九日，如疟状，发热恶寒，热多寒少，其人不呕，清便欲自可，一日二三度发。脉微缓者，为欲愈也；脉微而恶寒者，此阴阳俱虚，不可更发汗、更下、更吐也；面色反有热色者，未欲解也，以其不能得小汗出，身必痒，宜桂枝麻黄各半汤。

太阳病八九日不解，不见他经传变之指征，而表卫已虚，若邪气不衰，必陷脏腑或里经，其未见者，邪气亦衰。发热恶寒如疟状，一日二三度发，经言："卫气行阳二十五度，行阴二十五度，一日往复。"此疟发者在营卫，名为太阳疟，邪气伴卫气行于肌表周身，间日而发知已在内；一日二三度发，则言邪随卫气游逸肌表。若有阳疾疮疡，亦于时加重，入卫则发热，入营则恶寒；面有热色，阳郁于表；痒为风邪，祛风当用麻黄，故而以桂枝麻黄各半汤。桂枝汤何以无功？桂枝证本为调虚安营卫，实邪稽留当用麻黄也。

23. 太阳病，初服桂枝汤，反烦不解者，先刺风池、风府，却与桂枝汤则愈。

太阳病，应以桂枝汤解外，而服后反烦不解，是邪气由肉腠入经络，则初以桂枝汤稍加麻黄、防风而愈。麻防量不应大，否则方义同于麻黄汤，宣散过度也。此时已烦，刺风池、风府，泄经中之气，经言："卫气每至明旦，大会与风府。"邪从外入，其由经而深，未不由风府始也。邪气客脊背，每至于风府则腠理开，邪气易入。风池为太阳经要穴，解外桂枝汤不应，以风池、风府祛循环经中之邪。

24. 服桂枝汤，大汗出，脉洪大者，与桂技汤如前法。若形似疟，一日再发者，汗出必解，宜桂枝二麻黄一汤。

此条应存疑。与桂枝汤，大汗出而脉洪大，不见烦、渴、热，则知阵汗邪退。洪大者，如激涛浪，以荡滞淖，不可误以为桂枝汤为宣散发汗而急以凉血收汗，否则其病或去或否，新疾又起，以桂枝汤为双向调节之剂，能收能散，脉收症平。但此条有大问题，读者不可不注意。其汗出、脉洪大，亦有辨证失误，动阳明气分之热，是我就不敢再行桂枝，故需辨别烦、渴、热有否。若体质素来壮实，腠理坚实，魁梧面垢之人，服桂枝汗出、脉洪，即使不见烦、渴、热，我亦不敢再行桂枝。

25. 服桂枝汤，大汗出后，大烦渴不解，脉洪大者，白虎加人参汤主之。

此条续上，见烦、渴、热，知风寒已去，宜清肃内里，加人参则益气生津也。后世清暑益气汤一方与此方证似，可做比较。

26. 太阳病，发热恶寒，热多寒少。脉微弱者，此无阳也，不可发汗，宜桂枝二越婢一汤。

太阳病，发热多，恶寒少，知表邪仍在；脉微弱，仲景言无阳，非阳气衰微，而是正气搏邪无力，则脉不躁动，反见微弱。邪兵不去，城内无师，再不可强攻，否则真若亡阳也。以桂枝汤与越婢汤，桂枝汤调肌腠营卫，越婢汤肃表邪清内。此条越婢汤需重点理解。前言，脉微弱是正气搏邪无力，但非浮缓、浮弱之脉，是邪在表卫有初漫里腑之象，若病人状佳，体质亦佳则可饮温休息而愈；若病人体质不强，其里必发燥热，故虽脉暂静，亦要用越婢。

27. 服桂枝汤，或下之，仍头项强痛，翕翕发热，无汗，心下满微痛，小便不利者，桂枝去桂加茯苓白术汤主之。

此条文去桂加苓术，历来争议颇大，余亦费解。虽诸家为圆条文之述，费加理析，如引太阳之水下行，头项强痛自解，无汗不宜再用桂，和脾胃以宜三焦云云。但中医理论从来宽泛，如不临床，尽可以阴阳五行、甲子运气、脏腑周流长谈，然医者临阵如御兵，非有一成不变治法。今时中医爱好者，盲学大家，理中探药，以化阴化阳周旋天地，略有纸上谈兵之弊端。饮结于胸，亦可头痛，但头项强痛则多非水结，水结痹经有，但少见；发热无汗，既有饮留气化不行，亦可是外邪未解；小便不利，知饮结气化不行，宜解表除水。并非内热结胸，何以去桂？而去桂留芍药，其心下结痞可除否？宜去芍药留桂，有五苓散之味，但非五苓散证，其猪苓、泽泻此处不见其证，不用其药。是下后脾胃气损，故重用苓、术、姜，加炙草、枣、桂以解。此证只宜留桂，或再加桔梗、薤白宣散之品，不宜去桂而留芍药阴柔之物。

　　补录：此条注解为 2015 年底留，后发现亦见有如原文去桂加苓术之方证，故更补为太阳结饮证以去芍药加茯苓白术汤．此汤适应太阳不解，而虚邪内陷结饮。后笔者得以总结伤寒六经亦有阳明气弱而为一病者。阳明气弱证最易结虚痞，此与单纯脾胃气虚又有不同。阳明气弱之虚邪因在阳明，最易化热，易结虚实，故不宜盲补，如栀子豉汤类方剂为解阳明气弱痞热之方，此方亦为阳明气弱痞饮之方。

　　28.伤寒，脉浮，自汗出，小便数，心烦，微恶寒，脚挛急。反与桂枝欲攻其表，此误也。得之便厥，咽中干，烦躁，吐逆者，作甘草干姜汤与之，以复其阳；若厥愈足温者，更作芍药甘草汤与之，其脚即伸；若胃气不和，谵语者，少与调胃承气汤；若重发汗，复加烧针者，四逆汤主之。

　　自汗出，小便数，心烦，微恶寒，脚挛急，病在少阴，宜先用四逆，或桂枝附子汤。若以桂枝汤从表论治，其虽非专为辛散，但里阳不足，再动里阳于表，则易成厥证。厥后咽干、烦躁、吐逆，是内微之阳尽由桂枝宣散，外浮而现热，急以干姜大将守中府，炙草调中整顿错乱之阴阳。待阳气回复，即以芍药甘草汤解肌肉之痉挛。其阳明腑道陷热，调胃承气汤。重汗亡阳，四逆急守。

29. 问曰：证象阳旦，按法治之而增剧，厥逆，咽中干，两胫拘急而谵语。师曰：言夜半手足当温，两脚当伸。后如师言，何以知此？答曰：寸口脉浮而大，浮为风，大为虚，风则生微热，虚则两胫挛，病形象桂枝，因加附子参其间，增桂令汗出，附子温经，亡阳故也。厥逆，咽中干，烦躁，阳明内结，谵语烦乱，更饮甘草干姜汤。夜半阳气还，两足当热，胫尚微拘急，重与芍药甘草汤，尔乃胫伸。以承气汤微溏，则止其谵语，故知病可愈。

条文支离，增述上文。有医家以为非仲景原文，余意亦同。其关于脉象描述，风则生微热，虚则两胫挛，牵强欠妥。外感临证，虽应重脉象，但仍应从征象切入。浮大一脉，今见亦繁。

30. 太阳病，项背强几几，无汗恶风，葛根汤主之。

此伤寒表实，经输不利，寒气中太阳经络，宜以麻黄宣散，葛根、桂枝、芍药调整津液气血输布。

31. 太阳与阳明合病者，必自下利，葛根汤主之。

下利本属阳明，此处太阳寒邪不解，玄府郁闭，邪迫阳明，即欲下解，此里不虚无积热，乃升降失常，以麻黄解外，葛根升提中府气机，故能止下利。经云："清气在下，则生飧泄。"葛根升提中焦清气，兼透内邪也。

32. 太阳与阳明合病，不下利，但呕者，葛根加半夏汤主之。

续接上条，下利乃太阳邪气内迫，中府非病，清气逆下则下利，浊气逆上则呕呃。下利，葛根；呕则续加半夏。有以麻黄汤加半夏，则为太阳少阳合病，不与此条方证对应。于此汤中方义不可附会半夏兼透少阳，半夏与葛根配伍取升降中焦。

33. 太阳病，桂枝证，医反下之，利遂不止，脉促者，表未解也；喘而汗出者，葛根黄芩黄连汤主之。

本为桂枝证，粗工误下，重下则脱，引邪于三阴，亡阳失津，小泄则引入阳明而化热，邪热迫胃腑肠道，更兼喘而汗出，故宜用葛根轻透表邪，使下气得上；黄芩清透三焦热气，使汗而止；黄连苦杀胃肠邪热，炙甘草固护胃气。此条若见表未解，以葛根重用；若表邪已微，喘而汗出应是阳明三焦之热，非太阳之邪，重在清中上邪热。临床若见表邪仍重，加桂无妨。

34. 太阳病，头痛发热，身疼腰痛，骨节疼痛，恶风无汗而喘者，麻黄汤主之。

伤寒表实，寒气束卫，腠理迫闭，邪随风上，则首蒙清窍；郁邪欲发，则聚于首面；表郁不解，则体若燔炭。太阳经循腰股脊背，上至颠顶，下抵足根，经脉受邪，则身痛腰痛，骨节烦疼。腠理已闭，当不恶风，然恶风者，恶寒也。表卫郁束，皮毛肌理不得温养条达，故而恶寒，恶寒岂有不恶风？风行善动，见阴而携，内则损阳，外则引邪。温病家有"温邪上受，首先犯肺"，盖病气由口鼻呼吸道吸入也。伤寒之病，虽鲜经口鼻，但邪由皮毛，合肺所主，相傅当惊，故寒热邪气，初发应速解外，留则迫肺而作喘咳，故用麻黄借相傅之符而开玄府，杏仁安降。今人治外感，莫不寒凉解肺，温热解外，升降具行而不得其理，用方庞杂，无效则怪之中药不如西药峻速，其不悲哀？！此条重在无汗，但今人外感，无汗者多，有汗者少，不可以之教条僵化对应。盖今人饮食精细，腠理疏松，内湿颇重，情志亦繁，邪气中伤，虽不若古人之重，但极易入里极易化热，杂症旁兼，多见无汗，不可妄投麻桂，其宜轻灵。

35. 太阳与阳明合病，喘而胸满者，不可下，宜麻黄汤。

邪气有重于营卫者，有重于经者，有重于肺者，其症非俱现，但明主次亦知缓急。重于卫者，恶寒发热；重于经，则一身拘急；重于营，则汗出乏力，或血燥亢进；重于肺则咳喘上逆，胸闷多痰。常有数症均现，观其脉症，随而治之。入擒蛇虫，无大力不侵之武，不可头尾盲顾，上焦非轻不举，表证尤忌重浊伤内。此条喘满，邪迫于肺，内闭胸膈，若粗以为当行其气，然行气不解，反至逆乱，是鼓动邪气于内，重宣肺不得法，反至肺气开而邪深络脉，虽时效而流弊；误以为内结，下之则胸膈空虚，邪若得沸，应以麻黄汤解外而宣降散邪也。

36. 太阳病，十日已去，脉浮细而嗜卧者，外已解也。设胸满胁痛者，与小柴胡汤；脉但浮者，与麻黄汤。

太阳病，过经十日，脉浮细，是邪气微，血气不足；嗜卧者，盖自体欲静养血气，无余证者，服粥糜多眠睡，必自愈。如反胸胁不舒，是血弱气尽，少阳感邪，当以和解。脉但浮，无余证，亦不必再治，热粥服而安卧，必自解。仲景言以麻黄汤，是汉代感邪重，十日不解，表邪仍在，宜速将剩勇，以击留寇。今人感邪轻，久不解，不可以麻黄重投，轻宣灵散为佳。今人鲜信岐黄，崇饰西学，小儿外感见炎症即以抗生素，此至阳之体，备加寒凉，轻伤脾胃，重则破阳；是其年长外感，终不见典型太阳证，再复外感，竟无发热，众以为是体质强壮，窃兴愚欢。实不知三阳之气已不复能抗御邪而反应于营卫，故见症虽轻，反复而感，寒邪中人，多于少阴而发，故今人外感多见咽痛为先，不见发热。

37. 太阳中风，脉浮紧，发热恶寒，身疼痛，不汗出而烦躁者，大青龙汤主之。若脉微弱，汗出恶风者，不可服之，服之则厥逆，筋惕肉瞤，此为逆也。

汗出而烦躁者，一者，阴伤血热；二者，阳竭浮溢。不汗出而烦躁，见伤寒表实，身作疼痛，是阳郁之重，表卫阳气郁闭，强不得发，内攻三焦腑道，当以大青龙，行云雨之汗，涤荡土气之热。不得法而服之，强蒸土气之湿，以为乾天之雨，是地心寒而草木枯，于人身则为元阳寒而津液亏，其木气不升达，而筋膜肌肉颤动。

38. 伤寒，脉浮缓，身不疼，但重，乍有轻时，无少阴证者，大青龙汤发之。

此条文简扼，理法疏集，是我于今人身躯娇贵，性情蛮横，见此证不敢冒险投大青龙也。

39. 伤寒表不解，心下有水气，干呕，发热而咳，或渴，或利，或噎，或小便不利、少腹满，或喘者，小青龙汤主之。

小青龙条文指征甚繁，然其要旨唯心下有水气。呕者，此水气干胃；咳者，水气迫肺；渴、利、噎、小便不利、少腹满，皆为水气故也。此方既可化饮，又可温肺，化饮无需见明显寒证，水气集结，非阳不通，温肺加减更能化寒痰，善用受益。大青龙为洋海之力，小青龙为江河之力，江河之水非雄力不起骤然翻覆，洋海似静而波涛汹涌。

40. 伤寒，心下有水气，咳而微喘，发热不渴。服汤已渴者，此寒去欲解也，小青龙汤主之。

不渴为拒水，服汤已渴，是江河水去，调达疏布，稍稍饮者，灌溉四旁，津液流转，木气调达，一身气机运化皆开。不可以为文中小青龙汤主之为欲再请龙王兴覆，矫枉过正，影响面子。以为得法，不假思索，喜窃乱神，强矫为误。况此方为温燥，临床曾见动患者蛮横之性情，盖何顾前治之功劳。医者必凛凛而动，神复乱也。

41. 太阳病，下之微喘者，表未解故也，桂枝加厚朴杏子汤主之。

太阳病，下后而喘，必非喘而下之。喘而下之，若剂重少见表不解，邪必陷也。其应病在肌腠，下后迫肺壅塞胸膈，肌腠未解，胸中气结，桂枝厚朴杏子汤主之。

42. 太阳病，外证未解，不可下也，下之为逆。欲解外者，宜桂枝汤。

言语已确，无可赘言。成都一医生喜用下法，其儿科扬名，是小儿纯阳，情志单纯，调达不在气机，唯在腑道。不可盲学，若用于七情淫浊成人，下之则气机乱，百病由生。

43.太阳病，先发汗，不解，而复下之，脉浮者不愈。浮为在外，而反下之，故令不愈。今脉浮，故知在外，当须解外则愈，宜桂枝汤。

观其脉证，随证治之，常须识此，勿令误也。熟记此条，临证必谨。

44.太阳病，脉浮紧，无汗，发热，身疼痛，八九日不解，表证仍在，此当发其汗。服药已微除，其人发烦，目瞑，剧者必衄，衄乃解。所以然者，阳气重故也。麻黄汤主之

曾听一师言，伤寒表实可刺鼻血衄。若阳郁在卫，强刺血而出，邪则从血解焉？必表不解而更复恶寒。此条须不可疏忽，断章取义。其伤寒表实蓄结八九日而不误治传变者，卫郁营血亦必受郁热而扰，表证不解，发汗而开卫气，其表虽解，燥其营血，其人发烦目瞑，血热受气蓄积于上，其剧者，必自找出路，衄而下血，血下则脉中阳热得除。

45.太阳病，脉浮紧，发热，身无汗，自衄者愈。

其理同上条。发热无汗不恶寒者，邪重由卫入营，自衄则血气和，得安。

46.二阳并病，太阳初得病时，发其汗，汗先出不彻，因转属阳明，续自微汗出，不恶寒。若太阳病证不罢者，不可下，下之为逆，如此可小发汗。设面色缘缘正赤者，阳气怫郁在表，当解之、熏之。若发汗不彻，不足言，阳气怫郁不得越，当汗不汗，其人躁烦，不

知痛处，乍在腹中，乍在四肢，按之不可得，其人短气但坐，以汗出不彻故也，更发汗则愈。何以知汗出不彻？以脉涩故知也。

何以汗出不彻，转属阳明。太阳经传变以阳明为先，发汗易燥气温血，汗出邪不解者，当再行汗法，外解则里不易蓄热，汗出不彻，血气归属海，蓄积阳热，故微汗出而不恶寒。此时若太阳证在，不可涌泄中热，如此必成坏证。发汗则邪气散，汗而不彻，肌络空虚，邪气因入，游逸脉中，随处而发，故一身不适，难以言表。气足者，宜追穷寇，再汗则愈。汉民淳朴，感疾多外，故而仲景治外感，不可不谓：汉民感寒，当汗则汗，汗之又汗，不厌其汗。今人贵身，怖汗喜补，不当补亦补，补之又补，不厌其补。

47.脉浮数者，法当汗出而愈。若下之，身重、心悸者，不可发汗，当自汗出乃解。所以然者，尺中脉微，此里虚，须表里实，津液自和，便自汗出愈。

浮数者，病仍在表，其应上解，反作下法，其下则胸中之气俱乱而膈虚；其身困重而心悸者，虚而夹邪扰，此时亡羊补牢，再做汗法，心阳必损，其症但静，虽为坏证，不可急治，如兵法，躁乱则先安君，静者宜观守，心之君主阳气但发，其气顺而汗出，自解。

48.脉浮紧者，法当身疼痛，宜以汗解之。假令尺中迟者，不可发汗。何以知然？以荣气不足，血少故也。

营血不足夹外寒，发其汗，夺阴损阳，张石顽言以小建中频和，甚好，当虚人外感治法补气血加轻散之品治疗亦可。其尺中迟不可作尺脉迟象而解，其尺中迟是述寸口三部脉象由尺中来徐迟之象。

单部迟为脏腑虚，不可作营血少讲。

49. 病常自汗出者，此为荣气和。荣气和者，外不谐，以卫气不共荣气谐和故尔。以荣行脉中，卫行脉外，复发其汗，荣卫和则愈。

病常自汗而出，未必营气和，但外不谐为常。汗出有三：一为内热蒸腾，实脏腑之热郁蒸气血从腠理而泄；二为肺肾精气之亏，精不敛内，由下则滑泄淋漓，由上则清窍不养，由里则气化不动，由表则汗出如漏；三为营卫不和，脉中精气，游逸而出。营卫不和者，桂枝汤主之。

50. 病人脏无他病，时发热、自汗出而不愈者，此卫气不和也，先其时发汗则愈，宜桂枝汤。

有是证用是药。此言桂枝证备，故用桂枝汤无咎。桂枝汤之用法范围经验，前注已阐发备至，笔者亦有专论，在此不复赘言。

51. 伤寒，不大便六七日，头痛有热者，与承气汤。其小便清者，知不在里，仍在表也，当须发汗。若头痛者，必衄，宜桂枝汤。

里气实，热无所发，则冲上犯首，当速下之，不可以发热而行表燥气，不可以头痛而宣上疏风。其小便若清，脉证和，当以桂枝汤解。

52. 伤寒发汗，已解。半日许复烦，脉浮数者，可更发汗，宜桂枝汤。

发汗已解，又复烦，是发而不彻或腠理开又感。医家须明了此烦非里热不安，而是外邪不解，表郁烦热。浮数乃汗后阴阳躁动之象，或新感邪交争抗表之象，若作热讲，当另行治法，当再行发汗。

53. 凡病，若发汗，若吐，若下，若亡血、亡津液，阴阳自和者，必自愈。

外感病，汗、吐、下、亡血亡津，皆戕伐正气之法。邪但退者，正气必引而自和，不当治。

54. 大下之后，复发汗，小便不利者，亡津液故也。勿治之，得小便利，必自愈。

大下后，腑中津液已亏；行发汗，脉中津液已耗伤，其小便不利，非病在膀胱与气化，是三道之水，俱从两道走矣。再利小便，必发燥渴而脱阴，不必治，正气若足，必口渴而饮水，其小便自下。

55. 下之后，复发汗，必振寒，脉微细。所以然者，以内外俱虚故也。

下令内虚，汗令表虚，其身振栗而恶寒是身之自救，丰其饮食，静观七日，其气往复，寒去而自解。不然则甘温救之。

56. 下之后，复发汗，昼日烦躁不得眠，夜而安静，不呕，不渴，无表证，脉沉微，身无大热者，干姜附子汤主之。

下后复汗，现其证若阴，虽虚无惧，其昼日烦躁若阳实者，知其阳真虚。无他证，姜附回阳。

57. 发汗后，身疼痛，脉沉迟者，桂枝加芍药生姜各一两人参三两新加汤主之。

汗后身疼不解，不可以寒治。脉沉迟，营血不足，经络失养。加参者，脉沉迟故；芍药、生姜各加一两，以养血气也。今见此证，脉多无沉迟，或细或濡，以芪代参，加鸡血藤、木瓜、秦艽之属。

58. 发汗后，不可更行桂枝汤。汗出而喘，无大热者，可与麻黄杏仁甘草石膏汤。

汗后得静，里无热，再行桂枝汤加减固表无不可。但汗出而喘，表无大热，是在治肺，麻杏甘石汤主之。今医家见肺热均喜用麻杏石，或合千金苇茎汤，或加虎杖、鱼腥草，其效颇验，实此乃仲景方之加减活用，非此方证密切对应。麻杏甘石汤于此条方证，麻黄用至四两，石膏半斤，石膏倍麻黄，是里外两清之剂，非独肺也。故抓住此方证，治疗盗汗、抑郁、烦躁、湿疮、瘾疹，若对其证有良效。今人麻黄已多用炙过，甚有用炙麻绒，石膏三四倍于麻黄不止，再加贝母、鱼腥草、芦根，岂能说是麻杏甘石汤方证？

我曾治疗一"慢阻肺"，先以小青龙加味，后调理以金水六君、二陈汤、苏子降气、肾气丸等，最后收尾时诸症唯余夜间干咳，以为前法温燥伤阴，又行养阴利气之品，不效；换以麻杏甘石汤收尾，良效。但其舌脉表现均无任何肺热之证，是我思考前治疗行温通法、化痰湿法、补脾肾法，治法繁而用药杂，身体渐安，诸症虽转佳，但里外有壅塞不宣通之象，故作干咳，当以麻黄宣外，石膏清里，内外宣达，其病自愈。故麻杏甘石汤是清内宣外、沟通表里之方，治疗真肺热者，或再减麻黄之量，或炙以归肺，或加其他清热之药。

《伤寒论》六经病仲景焉有以经对应脏腑？肺热、肾虚、肝郁一类词焉能见之？故欲攻《伤寒论》，先扎好六经基础，不可见麻杏石以肺热先入为主、见柴胡汤以肝郁先入为主。

59. 发汗过多，其人叉手自冒心，心下悸，欲得按者，桂枝甘草汤主之。

心阳受损，方剂简而精要。证见心阳不足，或痛，或冒，或悸，久病新病，外感内伤，皆可投此方。

60. 发汗后，其人脐下悸者，欲作奔豚，茯苓桂枝甘草大枣汤主之。

其汗为心之液，汗后损及心阳，君主之气，盖不自虚，宛若于皇城，天下既安，君主何惧？外邪如贼寇，发汗如动禁卫，京师兵虚，藩镇焉能不动？故而伤心阳，其人脐下悸动，缘下焦阴水乘虚上凌，君令失威，地方虎视蠢蠢，亦是此理。故此方桂枝扶心阳，茯苓安君神而去饮，炙草、大枣以固护中焦之气，令气血得生。倘若为政，君侧亏虚，藩镇虎视欲动，当先速强禁卫（如桂枝之力），再抚京城民心，更勤内政（如茯苓之功），以充备粮草、地方军补给作勤王之备（如炙草、大枣之效）。

61. 发汗后，腹胀满者，厚朴生姜半夏甘草人参汤主之。

汗为心液，故汗后易伤心阳；汗为精血之余，故汗后易伤精血；汗为水谷化物，故汗后易伤中气。此条则为伤中气所致。膈中气虚则运化无力，故致中虚而胀满。但须明知，仲景此条言汗后胀满之证，并非脾胃内伤已久致胀满，故而炙草、参量最小，量大则脾精、脾气本不虚损，而致壅塞，反胀满不除。内伤胀满者，参、术、姜一类宜大。

62.伤寒，若吐、若下后，心下逆满，气上冲胸，起则头眩，脉沉紧，发汗则动经，身为振振摇者，茯苓桂枝白术甘草汤主之。

尤氏言："吐下之余，定无完气。"此条吐、下后，膈中气虚，反致饮停，气逆冲上，而致眩晕。其脉沉紧而为水饮故者，强发其汗，以又损心阳，引水入经，故身为振振摇。急以苓术化饮，桂枝结君主之火而破阴。此方治痰眩，临证可酌情合泽泻汤、《内经》之泽泻饮，以及枳术汤、小半夏汤。但治痰眩一证，若合此证对应，合方加减时，泽泻、茯苓应重用至二两以上，鹿衔草亦可重用。苓、泽量少则虽为此合方，但变五苓散之方义，效缓不迅也。

63.发汗病不解，反恶寒者，虚故也，芍药甘草附子汤主之。

发汗后其病不解，不可再行治表法，以附子温其里，芍药收涩制附子之温散。知桂枝汤为救营卫，笔者唤姜枣汤为小桂枝汤。姜枣汤为桂枝汤轻证，亦救营卫；附子芍药汤为大桂枝汤，乃桂枝汤重证，亦救营卫。以附子得芍药而入营阴温血气，若去芍药恐直回心肾之阳，通脉宣散，此非寒结，乃营血不温，无芍药则身先暖后复恶寒也。

64.发汗，若下之，病仍不解，烦躁者，茯苓四逆汤主之。

汗下之后，病不解，反烦躁，知损心阳，应以四逆汤救阳。膈中内虚人参补回，其若中虚而阴邪凌犯君主，茯苓四两以伐水助阳。诸家注以人参、茯苓养阴，其谬误也。茯苓伐水实为助阳。人参回隔胃中气，以其下之故，阳回气行则阴水自下，岂不如阴云蔽日，云雨不下，而气流下沉，热郁地下，其民自烦躁渴水，再以阴寒凉其土地，热不上升，其阴阳不交，云雨更不行也。若其郁热而久，热上而阴雨自下，云行雨施，烦躁自解，土地生灵滋长，此为天一生水之法，圆运动之机，火神立足之论。但理论完美，临证需慎，无大医功底误学火神招式，无异于引火自焚。文中若不用苓、参，四逆亦可救烦躁，但下之后中气已损，不以甘缓，恐四逆后阳明再现痞结。

65. 发汗后恶寒者，虚故也；不恶寒，但热者，实也，当和胃气，与调胃承气汤。

发汗后恶寒，其表里或虚，其邪或不罢。至于不恶寒而热，知汗出不当，或误投辛散，表解而内实，观其脉证，其未结实者，可以白虎汤投之，反温热辛散。至于脓痈，或出乳蛾，或溃烂于咽，或出鼻窍，或于肺叶，桂枝加银花、蒲公英、败酱草之类，知热无疑，去桂加凉宣寒血通下之品。温热误汗劫阴，当白虎汤加洋参、天麦冬、生地；见血热而动，当加青叶、犀角、丹皮一类；内实而温热羁表者，升降散投之，非独调胃承气汤也；若中热而燥，大便难行，一味芒硝，频服温水即可。

66. 太阳病，发汗后，大汗出，胃中干，烦躁不得眠，欲得饮水者，少少与饮之，令胃气和则愈。若脉浮，小便不利，微热消渴者，五苓散主之。

太阳病，发汗后，大汗出而烦躁不安，若躁动营血，当清血；若劫夺阴液，当救阴。而其病不温热，亦不发于痈脓，阳气不伤，少少与饮水，其气化水为阴，和胃自救而愈。脉浮、小便不利、微热消渴，亦不应全以五苓散对应，观人阴竭，以五汁饮、五豆饮，和胃复阴，小便自下，其热自除，渴解脉复。其若不如法而汗，表津伤而里气化不行，以水救表，通道逆乱，反现太阳不解，小便难下，五苓散主之。

67. 发汗已，脉浮数，烦渴者，五苓散主之。

发汗而已，脉浮数，烦渴，原文以五苓散，知是病仍在太阳。条文简扼，其出现如此脉证，病在阳明可否未知，病在脏腑三焦可否未知。众家以小便不利为指征，劫阴者亦不小便，明须看苔之燥滑。五苓散证劳其气阴，须加参为春泽也。从此方证立论，发汗已，是动里津出外，里津游逸于表，随太阳经而蓄；浮者，邪未解尽又被游逸津气所遏；数者，结饮已成，里气不和；烦者，水气不归经腑而遏气不宣；渴者，里气不调，气化不行，津不上输于口。故以桂枝振奋太阳经之阳气，茯苓、白术和中使津气归腑，猪苓、泽泻泻已成之结水。故内科病见数脉不可妄以为热，除稚子阳足数外，修习功法之人气脉通泰脉常缓和，而杂病脉夹数者多，多是阳气损在先，浊湿、败精、败血、顽痰病理产物堆积，与正气相搏而脉躁动，勿要以清热遏其气化。里气不调多郁瘀，脉常躁动，此类体质今人多见，实是亏损在前，结聚在后，久病尤是，通阳调气为先。勿以蛮补或温燥，亦戒清热。

68. 伤寒，汗出而渴者，五苓散主之；不渴者，茯苓甘草汤主之。

水蓄重则五苓散主之，再重当攻阳明；轻则茯苓甘草汤，口渴为原文判别轻重之言也。诸家饰杂求璞，盖也误甚多。

69. 中风发热，六七日不解而烦，有表里证，渴欲饮水，水入则吐者，名曰水逆，五苓散主之。

中于风邪发热不解，始终需解外。表里俱备，而水入即吐，又见口渴，中有水积，气化不行津液于上。水逆一证，五苓投之无疑。表不解而甚，从肌腠宣束缚之气，桂枝行之，此气从表解，水从下利；里虚寒停不行，肉桂行之，此气从下温，水由下利。

70. 发汗后，水药不得入口，为逆，若更发汗，必吐下不止。发汗、吐下后，虚烦不得眠，若剧者，必反复颠倒，心中懊憹，栀子豉汤主之；若少气者，栀子甘草豉汤主之；若呕者，栀子生姜豉汤主之。

世人俱知卫表之气为肺主，而忽略其胃气、心阳亦主卫也，故而温病用药多从肺宣表，仲景用阳药以发心阳、动膈气、开玄府以御发之过度，膈胃中气必然不足，再与饮水，其中水为阴物，其必上逆。程郊倩以胃阳属虚，夙有寒饮立论，认为初加制饮散逆之品于发汗，则无此逆。此论实为大误，有蔽原本《伤寒论》之义趣。已为水逆更复发汗，中气益不足，水停无制，胃中阳气不虚则身体才有本能以吐下之力以排泄。若如程氏之阳虚夙寒之人，即便身体动气吐下，也不成栀子豉证，而成飧泄。吐下后，阳气归于中膈，水气俱去，则气由表回，无阴水制衡，反成热郁，则以栀子豆豉解之。少气乃膈中虚热而结，加炙草复调。仍作呕，非水气也，胃阳不足，气逆不回，加生姜与之。

71. 发汗，若下之，而烦热，胸中窒者，栀子豉汤主之。

如胸胃症状重者，加厚朴、桔梗、陈皮佳。

72. 伤寒五六日，大下之后，身热不去，心中结痛者，未欲解也，栀子豉汤主之。

临床结痛需辨虚损，仲景所书为治外感，内伤见身热结痛，有栀子豉汤证，多需治胃。

73. 伤寒，医以丸药大下之，身热不去，微烦者，栀子干姜汤主之。

加干姜，见干姜证便是；见干姜人仍可加干姜，无可多言。

74. 凡用栀子汤，病人旧微溏者，不可与服之。

旧微溏，仲景言不可与之，其方证对应，焉能不投？但仲师之意，以理揣度，是平素积寒、积湿、汗吐之后不易坏成栀子证也。

75. 太阳病发汗，汗出不解，其人仍发热，心下悸，头眩，身瞤动，振振欲擗地者，真武汤主之。

此条真武汤所列之症，各家有言重在发热，有言重在目眩身动，实真武汤每条俱重，有善用此方者列症不下十数条。尤其四川之地，湿气弥重，苓桂、真武适应之广，远超其他地区。发热者，汗出不解，无实热，责之于内虚，有内气虚如东垣之论，此真武之热，如湿土弥漫，不见日光，太少不交，愈汗愈热，地阴之火外越。东垣之阴火虽从脾土而生，仍为木火，治故在升散甘补。真武是地阴阳火外越，心悸者，阳外越被阴凌；真武之头眩则为苓桂证的重证；筋肉瞤动，身动不定，亦是地火动筋，急温元阳而通破阴积，真阳之气通于肢节，而筋动自息，反不宜收。

76.淋家，不可发汗，汗出必便血。

此言淋家，热淋，汗则热损膀胱脉络，便血；膏淋、劳淋亦忌汗，汗则出精。

77.疮家，虽身疼痛，不可发汗，发汗则痉。

疮家，汗则热入筋络，津液损耗，发为痉证。

78.衄家，不可发汗，汗出，必额上陷脉急紧，直视不能眴，不得眠。

麻黄汤证有衄解一法，以积阳从上解。素衄之人阳热内灼，血逆脉外，再行汗法，三阳燔动于上，脉中津竭，故紧急而拘。目不能眴者，太阳经起于目内眦，少阳起于眼角，阳明由鼻上入交太阳脉于内眦，故而三阳经以汗竭津，热菀于上，血脉不荣于眼，故不能眴。阳热菀上，其脑络亦受，神明亦不安，由不得眠，法当清上。以汗出而衄漏不止，不救阴而攻热，轻者，以丹皮、赤芍、地黄合银翘散；重则专攻阳明，以承气、白虎加牛膝、赭石。急救血者；

十灰散主之；衄少而筋急，当先救阴，解从少阳。

79. 亡血家，不可发汗，发汗则寒栗而振。

医皆以四物为补血祖方，以血液、津、精为阴物，当以阴药而养，四物然亦有芎、归之温也。我观诸证，内伤杂病，血液、津、精之亏，多从阳气虚而生，能以凉养者少，以温通者多。故我治年迈杂病补血，多以黄芪桂枝五物一类，效彰阙疑。故亡血之人，见温热后期，则狂言筋挛，此亦阳虚，热动心肾真阳也。去热回阴，则真阳自潜。我深谙火神之理，但见怪火神之法，有医此类亦用附片，其若兵临城下，敌强不持，粮草亏空，此加附片若借天兵，鼓动真阳恶战，敌尚未亡，粮草遍燃，城为灰烬。亡血见杂病，亦必损阳，再发汗，脉中阳气愈散，以何温养肢节肌肉，故发寒战。

80. 汗家重发汗，必恍惚心乱，小便已阴疼，与禹余粮丸。

无验不注。理法参考尤氏。余家有借绸补葛之弊。

81. 本发汗，而复下之，此为逆也；若先发汗，治不为逆。本先下之，而反汗之，为逆；若先下之，治不为逆。

仲景之时，汗、下莫不峻，误则逆；现在医为求安，外感亦不如汉时危重，即误为枉，不为逆。今时之病，杂细不危，多法杂糅方中，收效亦不为逆。

82. 伤寒，医下之，续得下利清谷不止，身疼痛者，急当救里；后身疼痛，清便自调者，急当救表。救里，宜四逆汤；救表，宜桂枝汤。

条文清晰，所旨明确，无可赘述。

83.病发热头痛，脉反沉，若不差，身体疼痛，当救其里。四逆汤方。

体质各异，脉象有差。有沉细者，标为表证，亦应行桂枝法；若不罢，桂枝附子汤、麻黄附子细辛汤都无大差。仲景立论精明，用药专峻，太阳法后，得汗不解，急须救里，固以四逆。今人用麻桂慎微，未必得汗，也未必伤表，有药力未及而他证未兼之因，可不必撤太阳药而专行四逆，但用表法尽，知确在里者，当遵原文。

84.太阳病，先下而不愈，因复发汗，以此表里俱虚，其人因致冒，冒家汗出自愈。所以然者，汗出表和故也。里未和，然后复下之。

至冒者，观其气足，不必再行治疗，内气未定，下手即错。其里气自和，战汗而解。

85.太阳病未解，脉阴阳俱停，必先振栗汗出而解。但阳脉微者，先汗出而解；但阴脉微者，下之而解。若欲下之，宜调胃承气汤。

上者法上，下者法下，上独见微，当急引气出上；下独见微，当引血归下。此与内伤脉法异，内伤杂病，上微补肺升阳，取乎脾胃，总不厌补；下微填精补督，细察脾胃，总不厌补。

86.太阳病，发热汗出者，此为荣弱卫强，故使汗出，欲救邪风者，宜桂枝汤。

桂枝之法，前条文已详述，不再补赘。唯余救邪风一词不可概略。我治内科，用桂枝汤剂医案十中有六，略有心悟，仍不出仲景。尤以肌腠经路诸病，见虚者，桂枝汤补其脉道之虚；见瘀者，桂枝调达其阳气；见外邪羁留成痼，虚实交杂者，桂枝尤以散风见长，散而有活其血脉、引精华、去陈莝之功。防风、荆芥一类对内病久风不得桂枝汤，实有燃草留根之缠绵。

87.伤寒五六日，中风，往来寒热，胸胁苦满，嘿嘿不欲饮食，心烦喜呕，或胸中烦而不呕，或渴，或腹中痛，或胁下痞硬，或心下悸、小便不利，或不渴、身有微热，或咳者，小柴胡汤主之。

太阳桂枝汤证，病位在肌腠营卫；少阳柴胡汤证，病位在筋膜三焦。外邪在三阳，愈深入其犯之地，气血鼓动愈强，故邪愈热化。不得热化，则透出表浅不足为患，此亦为阴阳之理。少阳居半表半里，正邪交争缠绵，邪行透外，则表束现寒；邪干于里，则气血内结而郁热，此与太阳麻桂各半之寒热作不同，后者乃是邪拘经络随脉道卫气偕行，随卫气并阴阳而出入，则一日再发、一日数发者，邪气由浅，故得自愈。数日而发，邪随经络而深入，每出于风府而作，此太阳疟之理也，《经》中刺疟篇阐述详尽。少阳之寒热作，邪伏膜腠三焦，多发作无定，不随卫气而随气血。胸胁为少阳经所过之处，少阳为枢，枢动则利，不动则蛊，故枢机受邪，其外现为经络壅塞而胸胁苦闷。邪在少阳，先入膜腠，此犯三焦，胃之大络会与通道，三焦受邪，壅则胃络中气血亦不行，故不欲饮食，非诸所言木郁克土，肝先受邪，此不为《伤寒论》解法。心烦，邪迫内也。喜呕，人体欲从胃道排病之征兆，究竟也是邪在三焦妨碍胃气，胃气反不降，正气愈迫邪从上解，故胃气由从气血迫上，见呕。烦而不呕，是邪正交争归于平，机体不欲自排邪于上。渴者，通道内结，津液不上承。腹痛者，邪干脏腑，或犯肝，或犯脾，或结筋津于肠道而作痉挛。心下悸，三焦水气受邪，而拘散凌心。小便不利，三焦气化受阻，津下而气不下，水道不行。

88.血弱气尽，腠理开，邪气因入，与正气相搏，结于胁下。正邪分争，往来寒热，休作有时，嘿嘿不欲饮食，脏腑相连，其痛必下，邪高痛下，故使呕也，小柴胡汤主之。服柴胡汤已，渴者属阳明，以法治之。

伤寒学者有"少阳不自感邪，阳明不复传经"之论，其"阳明不复传经"尤应商榷。有邪入阳明而未积胃腑，中里之邪由胃络膜道漫入三焦而见少阳证者亦多。但"少阳不自感邪"理上可知，虽临证有外感、内伤发病起至少阳，终自少阳，解自少阳，然亦非少阳自感，太阳、阳明乃至厥阴多可传经少阳，此当无疑。但外感起病少阳，岂可越太阳肌腠屏障而直入焉？此条血弱气尽，邪气因入亦是此理，仍以病因为太阳气弱，若病初即查，当实肺调太阳营卫，故不为少阳自感之证据。有内伤多因脾胃积邪，不现病态，而得病反现少阳证，其邪于少阳，仍从外传，亦不为少阳自感之注脚。阳明为三阳之里，亦不应有自感邪气之证，但胃腑由上通喉咽膈出于口腔，外邪能入，饮食可变。

89.得病六七日，脉迟浮弱，恶风寒，手足温。医二三下之，不能食，而胁下满痛，面目及身黄，颈项强，小便难者，与柴胡汤，后必下重。本渴饮水而呕者，柴胡不中与也，食谷者哕。

病六七日，脉迟浮弱，恶风寒，手足得温，本应欲解，可作表里虚寒讲，治法仍应取太阳为主，以桂枝汤轻剂解之，不可得汗，其证即愈。医不识此反做下法，损其中气，故不能食；津亏胃气不复，小便故难；中气不转，津液不升，故颈项强；胁下满痛，乃损津而三焦不利，少阳枢气不行；面目身黄者，脾之本色外现。此证以和解法最佳。柴胡汤乃走筋膜三焦行津气之方，然津气亏乏，再以柴胡汤，如磨砂拭玉，如何得行？故柴胡汤后，通道反而不利，气之升降更阻，而现下重也。此证关键在于胃气津液，拟复中和解散可主。太子参四两，生姜二两，炙甘草二两，柴胡一两，麦芽五钱，茯苓二两，葛根二两。

90.伤寒四五日，身热恶风，颈项强，胁下满，手足温而渴者，小柴胡汤主之。

身热恶风，颈项而强，似桂枝葛根汤证，但以手足温，知此热非卫气受拘，作渴知有里证，见胁下满知少阳受邪。此病三阳均有轻邪，当从少阳和解，小柴胡汤主之。

91.伤寒，阳脉涩，阴脉弦，法当腹中急痛，先与小建中汤；不差者，小柴胡汤主之。

阳取得涩，知营血不足；阴取得弦，知内寒得结。里寒见血少腹痛，小建中主之；不应，阴阳脉不偕，小柴胡和解；再不应，温经汤重芍药加地黄而治。

92. 伤寒中风，有柴胡证，但见一证便是，不必悉具。凡柴胡汤证而下之，若柴胡汤证不罢者，复与柴胡汤，必蒸蒸而振，却复发热汗出而解。

后医以此条，以为少阳诸证，即先以柴胡汤打底，功底若深，以变化于化裁，常有良效；功底若浅，执汤妄投，不辨舌脉脏腑，动手便错。仲景此言，意在指柴胡证病位特殊，症状繁杂，常不俱现，得一证便可知其邪深浅，以枢机调理，自然无错。有医一生一张小柴胡化裁，独当一面，其人唤为"某柴胡"；有医用柴胡辄然不应，嗔怪仲景误言，亦怪柴胡汤力量轻微不堪重用。内力不足，上器在手也为废铁；功底若深，莒帚亦可挥毫挡兵。

93. 伤寒二三日，心中悸而烦者，小建中汤主之。

此条抓药证理解易于方证。文中所叙情况，悸者阳虚桂枝证，烦者阴少芍药方汤证。姜枣草运化中气。

94. 伤寒十三日，不解，胸胁满而呕，日晡所发潮热，已而微利，此本柴胡证，下之以不得利，今反利者，知医以丸药下之，此非其治也。潮热者，实也，先宜服小柴胡汤以解外，后以柴胡加芒硝汤主之。

其病传经已尽，候气已过，于日晡发热，其状若阴伤，若由内病转化而来，需投以凉润清解；由外病传化而来，则为阳明胃腑郁热。其微利者，是热不结实，当更行通利，以去邪热而复运化，是应和解少阳而通利腑热。但医反以寒凉彻下，未有实泻，反动其膈胃中气，其无形之热不去，内陷于中，而致滑利。误治之后，最乱里气，里气不和，动手便错，故先以小柴胡和解里气，后加芒硝微泻中热。至于芒硝一药，多以为其药峻而攻实，却不知其不得将军焉能敌枳实？但其性滑润，尤走腑道，其若滑石利于水道，此两药颇有殊味，芒硝利大便或使小便少，滑石利小便或使大便实；然滑石见中热或得气药而滑大便，芒硝见下注湿热得血药则多小便。

95.伤寒十三日，过经谵语者，以有热也，当以汤下之。若小便利者，大便当硬，而反下利，脉调和者，知医以丸药下之，非其治也。若自下利者，脉当微厥，今反和者，此为内实也，调胃承气汤主之。

谵语者，内热结聚，而扰心包，当彻下而热消，其人小便利，可知此热结于中为重，气分为轻，大便当结，而下利是粗工下后而致。下后而利，多由重下伤气，脏寒腑虚，此应见虚脉。而脉调和无虚者，不见利则为复，见利为损，不损为结，尤应再下。以硝黄下余结，甘草缓中固气，去枳实、厚朴者，盖应此时为盛勇追穷寇，不宜再破行内气。

96.太阳病不解，热结膀胱，其人如狂，血自下，下者愈。其外不解者，尚未可攻，当先解其外。外解已，但少腹急结者，乃可攻之，宜桃核承气汤。

麻、桂皆为辛温之品，解于外证。麻黄解外，蓄热于气分，散气伤津耗阴，再重则入肺经之血，蓄血于上。桂枝解外，蓄热于血分，实气温营燥血。桂枝之热，出于心阳，扶走命门，出丹田，暖胃精，上布肺经，固卫温营而出表。故桂枝之积热，蓄血于下，常发于表患，桂枝证之病机亦是如是不足。故苓桂可治脐下动悸，桂枝加桂可治冲气逆上。故太阳不解，多是太阳中风证邪郁化热，表实之证，蓄热易积上不易积下，其人本有郁热，用桂剧之而结下。其外不解，攻而引外邪再入于下；外解应下，此处桃核承气汤用桂，非再解外也，以引涤荡化瘀之品入其积处也。

97. 伤寒八九日，下之，胸满烦惊，小便不利，谵语，一身尽重，不可转侧者，柴胡加龙骨牡蛎汤主之。

其人烦惊，身重谵语，有因于虚，有因于邪重，有因于气不和，此方所治在气津不和，邪热郁于三焦。烦因于热，惊发于肝。莫以为柴胡疏肝，此处柴胡用以四两，为透邪之品。气津由邪热逆乱，肝魂不藏，出则惊，注家以为神志乱而病位在心，其实不然，张石顽言误，余亦以为如是。观于伤寒太阳病，凡下后之病，其气足则冲上，当从外解；气虚邪罢则入三阴，介于二者，为乱气，宜和解于三阳之间。此方用桂枝是透郁邪出外，坏症不用桂恐力不足也。配以柴胡汤以和津液。大黄非再为攻邪之品，其气津不调，焉有结实可攻？用将军者，借将军引血气于下，导热下行。龙骨、牡蛎、铅丹摄乎肝魂，引阳入阴。无铅丹可与铁落，无铁落者加赭石、茯苓朱砂拌。实为透上、调中、清下之方，能识得此法，于一些人所不能之怪疾能有彰功。

98. 伤寒，腹满谵语，寸口脉浮而紧，此肝乘脾也，名曰纵，刺期门。

腹满者，有胃气实，有内积，有气逆。谵语者，有胃气实，有血气热，有邪热扰心，有阳脱；于肝者，有肝魂出，有肝气实。寸口脉浮紧，大便通，触之无硬结，当应治肝。笔者不善于针，于刺期门无验。调肝自拟和中泻肝汤，柴胡一两，龙胆二两，生麦芽二两，厚朴二两，代赭石一两。

99. 伤寒发热，啬啬恶寒，大渴欲饮水，其腹必满，自汗出，小便利，其病欲解，此肝乘肺也，名曰横，刺期门。

肝实逆肺，发热恶寒状若太阳，实是肺家受气而实，不得以宣气于皮毛，故恶寒；气郁不发，故发热。渴欲饮水，渴本为肺津不输，非脏腑阴竭，但未有水停，故能饮，但饮而不布，必发腹满。泻肝实，而气自顺，水津布后，得自汗出，小便利后知欲解。非从条文顺序，待汗出便利而后再刺期门。

100. 太阳病二日，反躁，凡熨其背而大汗出，大热入胃，胃中水竭，躁烦，必发谵语；十余日，振栗，自下利者，此为欲解也。故其汗从腰以下不得汗，欲小便不得，反呕，欲失溲，足下恶风，大便硬，小便当数而反不数及不多；大便已，头卓然而痛，其人足心必热，谷气下流故也。

太阳病二日，阳明受之，太阳不解，当肃外清里，表解可清气。医反以火热取外，而得大汗，里津外泻，中热尤炽，热燥相交，发为谵语。此与结实之燥不同，不可下也，下必阴脱。此与温热病后期热邪夺阴类似，发于不同者，温热病若急不救阴清热，火热炽而阴竭阳脱；此为误治伤里，里气和可自愈。此病若用药宜增液芒硝汤，柯氏欲以调胃承气，余以为不妥。待二候之后，气顺津生，振栗、下利，阴液来复，为欲解。取汗于上，热自上发，故腰下不得汗；阳蓄阴枯，津液不布，故气化不行，其人欲小便而不得；胃中热不从二便出，反逆上作呕。然欲失溲者，阳热蓄积中焦，心肾相隔不能交通，阳气不根，膀胱无约。足下恶风者，在于阳热蓄于中焦，而阴津内竭，阴不枯而胃中干，其人小便自利，当攻；阴枯而胃家燥热，虽结实而不可攻，攻之阴脱。此三焦上下通道不行，足不能受阳于心肾，故恶风。大便鞕者，小便当数，反不数，及不多是阴液不足。待阴复而大便通，中阳散而归上下，复于上者头痛卓然，复于下者足心热回，非医家以为病后阴虚足心热也。

101. 太阳病中风，以火劫发汗，邪风被火热，血气流溢，失其常度。两阳相熏灼，其身发黄。阳盛则欲衄，阴虚小便难。阴阳俱虚竭，身体则枯燥，但头汗出，剂颈而还，腹满微喘，口干咽烂，或不大便，久则谵语，甚者至哕，手足躁扰，捻衣摸床。小便利者，其人可治。

太阳中风病，缘是表虚受邪，当调和表卫，以火劫伤内，而助肌腠之邪化热。本病位在营卫肌腠，此误汗止流于血气，失其常态。风火相煽，郁血蒸动内湿而发黄。阳气甚，从血解，发衄；阴气虚，小便不行。阳盛阴不虚则衄，阳不盛，阴虚则小便难。阴阳俱虚，则病无所解，耗于内气，身体枯燥。头汗出绕颈，是邪热迫里阴蒸于上，为危。邪热入阴，腹满口燥，口干咽烂。邪热留阳明，不大便，谵语；手足躁扰，捻衣摸床是阳明之热漫伤肌肉流于四肢。小便利者，三焦通道仍行，不利则成离决之象。自拟大来复汤：西洋参三两，生地二两，芒硝三钱，石膏一两，桂枝一钱，银柴胡五钱，玄参一两，玉竹一两。

102. 伤寒脉浮，医者以火迫劫之，亡阳，必惊狂，卧起不安者，桂枝去芍药加蜀漆牡蛎龙骨救逆汤主之。

上条文言火逆证，即火劫热证；四逆之辈是火劫脱阳证；此条即言火劫惊证，以火耗心阳而动肝魂也。去芍药者，以让桂枝专入心扶阳；姜、枣、草得桂而化心气；加龙骨、牡蛎交通心肾，潜阳摄肝魂也。蜀漆清血气中余热。

103. 太阳病，以火熏之，不得汗，其人必躁。到经不解，必清血，名为火邪。

太阳病，若用火熏，虽不得法，但若得汗，表解热微而愈。有汗出热盛，则清气；不得汗，则热由表气反陷营血，当以清血。此血热而动与温病热入营血状似但有不同，此清血可从经脉刺血而出，或因致衄，而血去身安，非唯用凉血止血之品；但温热病之血热，缘于温热邪气燔盛，不以寒凉，则火不彻灭。故此病为伤寒火逆。

104. 脉浮热甚，而反灸之，此为实。实以虚治，因火而动，必咽燥吐血。

脉浮而热盛，表实证也。以火灸之，实邪得火不入里即化热，以疗虚之法而治实证，其实而更实，另生他变。因灸致表邪在表化热，内陷营血，终是伤寒证误治，流于肺经，从表而郁，发于门户咽而解，故咽燥吐血。有注家如汪琥以为浮而热盛为表有风热，非也。此条所指多为伤寒表实，寒邪不得发散于外，再加灸而助郁邪于表化热。若为风热而灸，邪热则多乘火势漫气入营，再重则发斑，不为此条之治法。此条所述若用方者，轻者葛根芩连汤，重则再加茜草、赤芍、玄参、虎杖。

105. 微数之脉，慎不可灸。因火为邪，则为烦逆，追虚逐实，血散脉中，火气虽微，内攻有力，焦骨伤筋，血难复也。脉浮，宜以汗解，用火灸之，邪无从出，因火而盛，病从腰以下，必重而痹，名火逆也。欲自解者，必当先烦，烦乃有汗而解。何以知之？脉浮，故知汗出解。

微数之脉，一者为热，灸之则误，温散亦误；一者表邪亢郁，虽用麻桂辛温发散，但邪去脉静，不为误，但若用灸法，则助邪化热而深入，动里经阳气与邪相会，虽为表寒，灸之亦误。唯有血寒气虚之人，感于外寒邪不闭郁，以灸法温其营血，暖行里气，邪气得散，不为误。反表里证，用灸法至误者，增不虚之阳热，耗已弱之阴血，旺眈视之邪气，此为追虚逐实。血得邪热而逸散，荣养不及，筋骨焦枯，而致萎厥；腰下重痹是营血不养，阴精竭乏。此欲自解，必是热微而阴复，烦是热出于气，汗是热出于表，故其人脉浮者，热可由里而透。

106. 烧针令其汗，针处被寒，核起而赤者，必发奔豚。气从少腹上冲心者，灸其核上各一壮，与桂枝加桂汤，更加桂二两也。

烧针取汗，重则亡阳，轻则内洞心气。针处血脉凸起而赤，心主于血脉，外寒由针孔而入，搏结血脉之阳气，盖心气内洞，寒从脉起，其下焦寒水不镇，必凌而犯上，阵阵冲胸。先灸其核以散寒气，复血脉之行，舒心阳之拘，再以桂枝加桂汤扶助君火以镇冲上之阴。注家言风木、肝魂而动之类，余未见也。

107. 火逆下之，因烧针烦躁者，桂枝甘草龙骨牡蛎汤主之。

此方用桂枝、甘草回心阳，龙骨、牡蛎收浮阳，阳气得藏，烦躁自止。不加姜、枣者，一不为调和里气，二不为和营卫，三不为辛甘化阳于脾土生气。以桂枝、甘草、龙骨、牡蛎四药专入其所，交通心肾。与桂枝去芍药加蜀漆龙骨牡蛎救逆汤之别为，蜀漆清余热，姜枣和里气，唯有里气和则肝魂藏，反治于肝，首以和解法，气才得顺；此病不在肝，故以桂枝、甘草、龙骨、牡蛎足矣。仲景立方之精要，可见一斑。

108. 太阳伤寒者，加温针，必惊也。

太阳伤寒，实为表郁重证，当宣散通阳，而加烧针非气不从外解，反郁气由针乱，散乱于脉，游逸于内，扰心则惊，动肝亦惊。

109. 太阳病，当恶寒发热，今自汗出，反不恶寒发热，关上脉细数者，以医吐之过也。一二日吐之者，腹中饥，口不能食；三四日吐之者，不喜糜粥，欲食冷食，朝食暮吐。以医吐之所致也，此为小逆。

太阳病，当汗而吐，吐亦能得汗，宣里气振外，亦可解邪，故仲景言小逆。吐后胃中津亏，里气待和，故关上脉细数，当先嘱病人静养，及欲食时，从其所欲。欲辛辣者，必胃中客寒，以吐后而思解；欲稀粥者，必膈中气虚；欲饮水者，必里气回复，胃中津干，故勿千人一律，要以清淡营养而饲之。一二日吐之者，胃中津少，上逆之气未得回而复和，脾气未伤，故脾阳不败则知饥，胃气不和则拒食。三四日，少阳太阴受气，吐之有邪出外，有邪入里，有邪乘虚入阴。出外者，表解也；入里者，胃家热也；入阴者，脾土虚也。故不欲糜粥，反欲冷食，而食之暂得凉润胃腑，而不得取悦于脾，朝食昼日气出于阳，则能受；暮则气归于阴不受而吐。三四日吐后坏证，自拟和中转气汤为主：柴胡一两，芦根一两，竹茹一两，干姜一两，炙甘草一两，生麦芽二两。

110.太阳病吐之，但太阳病当恶寒，今反不恶寒，不欲近衣，此为吐之内烦也。

太阳病用吐法，亦可振里气出外环布周身而汗解，但误用吐法者，一可坏成中虚痞逆，二可坏成阳明证。何以坏成阳明证？发涌吐之功，必使里气聚逆，人体质实者，里气聚则为热，伤津亦为热，轻则客膈，重则发于热聚漫其经，实其腑，阳明病始。

111.病人脉数，数为热，当消谷引食，而反吐者，此以发汗，令阳气微，膈气虚，脉乃数也。数为客热，不能消谷，以胃中虚冷，故吐也。

脉数知热，当多饮多食，而作吐者，因伤寒误汗而甚，表气虚去。重者，太阳虚陷，即为少阴病；轻则，阳明虚，邪陷胸膈而化热。热出入自身，则引身中气而化外物；热出于外，即为邪，仲景言客热，即是此理。客热抗内气，而不化外物，不化外物者，热更腐，抗内气者吐于上。仲景言胃中虚冷，非胃中虚寒，乃于客热而对，胃反现气弱而已。胃中真虚寒则见于太阴，此几篇条文吐后坏证皆是阳明虚证。医者多以阳明有二证，白虎是一，承气是二，据言"实则阳明，虚则太阴"，更不复疑阳明有虚。然六经皆有虚实，邪入三阳则与阳气并，而多现实证，有三阳气弱，而未入三阴，虚实夹杂则为三阳虚坏证；邪入三阴与阴气并，而多现虚证，有三阴气强，而未透三阳，虚实夹杂则为三阴实结证。阳明之病，有三部，发于上病位在胸膈、心、胃，多现阳明气弱，邪入阳明不能结实于胃中腑道成有形，亦不得禀化阳明血气之阳热而成白虎，而结于上成痞。阳明气弱痞，颠倒膈痛，头汗便难，烦热不安，作呕作噫。阳明气弱而致诸病，应独属一证研究。笔者经验所观，阳明气弱证主药为生白术，阳明气弱基础方为一味白术散，白术用三两。此条文之证，可予加减，白术三两，竹茹二两。

112. 太阳病，过经十余日，心下温温欲吐，而胸中痛，大便反溏，腹微满，郁郁微烦，先此时自极吐下者，与调胃承气汤。若不尔者，不可与。但欲呕，胸中痛，微溏者，此非柴胡汤证。欲呕，故知极吐下也，调胃承气汤。

太阳病过经一旬，邪久羁则禀体阳而化热。心下温温欲吐，胸中痛，郁微烦，大便反溏，此是阳明气弱结痞重证。阳明气痞轻证，虚热在上焦胸膈，颠倒呕吐虚烦，以栀子豉汤；中证在中焦中气，便难或溏，胃胀或痛，一味白术散主之；重证结在胃与腑道，如此条文所述，调胃承气汤主之。何以知此非柴胡汤证？吐下之后气痞结实，当调中攻实，以和胃气，不耐大柴胡之疏气攻下也。

113. 太阳病六七日，表证仍在，脉微而沉，反不结胸，其人发狂者，以热在下焦，少腹当硬满，小便自利者，下血乃愈。所以然者，以太阳随经，瘀热在里故也，抵当汤主之。

太阳病六七日，见脉微而沉，沉者有三因：一者邪结实而气不得发，二者正气虚则无力鼓动，三者气血结而脉道不充。此处见脉微沉，无少阴证，亦无结胸，当是气血结。太阳伤寒证，邪气浅则在营卫，中则肌肉，犯太阳膀胱经，多不入腑，重易逆营血，犯手太阴肺经；太阳中风证，邪气浅在腠理，中在营卫，重在肌肉，犯太阳膀胱经，常入腑，易结饮结血。表实邪气由郁闭之卫深而入肌肉营血，虽有犯经但重在血脉肉腠，传即阳明热实；表虚邪气多由营卫至经脉游移，择其虚而入，故入膀胱经则乘经入腑，表之未解，邪结膀胱，无形则阻气化，有形则生恶血。

114. 太阳病，身黄，脉沉结，少腹硬，小便不利者，为无血也；小便自利，其人如狂者，血证谛也，抵当汤主之。

身黄者，一者因湿，二者因血，总不离瘀，气独病不能成黄，故黄多因湿入于血而结。脉沉结，小便不利，所以者何？文言无血，实是血蓄热重伤津而下焦津伤，三焦气化不利，总不离气，治以笔者验方柴胡生化汤：柴胡二两，黄芩二两，法半夏一两，生姜一两，大枣一两，炙甘草一两，西洋参一两，丹皮一两，生地二两，桃仁二两，川牛膝二两，水蛭五钱，木通五钱。小便自利者，如前证抵当汤主之。

115. 伤寒有热，少腹满，应小便不利，今反利者，为有血也。

当下之，不可余药，宜抵当丸。

气化不行则小便不利，蓄血在经不外溢者小便应利；有内外伤，瘀血蓄结膀胱，其见小便不利，亦是桃核、抵当之证。所以者何？以其蓄血腑内或蓄血经外，故阻碍水道，小便不利。蓄血在经当下之，抵当汤主之。

116.太阳病，小便利者，以饮水多，必心下悸；小便少者，必苦里急也。

太阳病，其小便本利，而多饮者，多饮滞气，由中弥散，反见心下停水，此以五苓散加薤白、桔梗，重者加葶苈主之。若为阳明气弱停水，与笔者验方化气白术汤主之：生白术三两，茯苓三两，生姜二两，太子参一两。而小便少者，已有太阳蓄水证，再复饮者，必苦里急。

117.问曰：病有结胸，有脏结，其状何如？按之痛，寸脉浮，关脉沉，名曰结胸也。

文中以寸浮关沉为结胸，此为外感病结胸脉。今人内伤杂病亦可见结胸诸证，但脉多关上独现浮滑或浮紧，脉体稍大。内伤结胸诸证，柴枳芍药甘草汤（四逆散）加减主之。

118.何谓脏结？答曰：如结胸状，饮食如故，时时下利，寸脉浮，关脉小细沉紧，名曰脏结。舌上白胎滑者，难治。

病家症如结胸，饮食如故，时时下利，关脉小细沉紧，此名脏结；苔白滑者，难治，条文清晰，无可赘言。但脏结一证多危，有小儿发热症类温热，但苔滑时欲掐其阴者，亦属脏结，真武汤主之。今见慢性杂病，妇人、少女痛经、月事不调，疏肝活血补肾皆缓解一时，不能除根者，脉舌观后，亦可按脏结证予以真武汤、乌梅丸。

119.病发于阳而反下之，热入因作结胸；病发于阴而反下之，因作痞也。所以成结胸者，以下之太早故也。结胸者，项亦强，如柔痉状，下之则和，宜大陷胸丸。

发于阳为发于太阳，作阳邪发于外则偏，温热病发于外下之则难成中痞结胸，发于阳下之实盛则热入而结于胸，轻证调气除邪，重证结胸而实满，何以故？邪不入里而先下也。结胸项强如柔痉状，何以故？实饮结中而津不疏达。为何独项见病状？人体上部分三，头面则太阳气聚，颈项则阳明气聚，胸背则少阳气聚。阳明实结中下，则胃与肠道受病，蔓延三焦可冲头面；腑气结实，可致实气袭心而癫狂；阳明邪结胸膈，则胸肺膈胃受病，热结于中上本位，则痛剧不可近；热因而上至聚处，颈项中亦受。然何以强？以此病从太阳坏成，下之先损太阳气，津气不疏，太阳经过处邪受则病。

120.结胸证，其脉浮大者，不可下，下之则死。

结胸证俱现，脉反浮大，是为反，死也。不可孟浪，即俱大医之术亦多难断走归。在今时，西医手段先进且擅长此类急危，医者不可拘门户，西医介入或可能于愈后期再行汤药。若一时所迫，可以木防己汤加茯苓、芒硝参考，且备浓煎洋参、附片、枣皮以应危。

121.结胸证悉具，烦躁者亦死。

谵语、烦躁一类因阳证起，必属于热，热在营血，可直扰心神；热在气分，竭夺阴津，以至热亢于阴血津液，神故乱也。而阳明胃实亦可谵语，何以故？胃肠为后天饮食通路，一身气血从此处受源，亦为气血集中处，故阳明胃实，热从胃家乱气血，亦可动心脑神明。结胸之处为膜腠间隙，气血所不集，故结实虽剧，精神虽为之苦，但不见神乱之谵语、烦躁类。若见此，一者邪盛攻脏，阳气脱也；二者邪入阴分营血，营血燥热起，气血三焦膜腠俱为病，无有出路，亦无转归，多死而不治。

122. 太阳病，脉浮而动数，浮则为风，数则为热，动则为痛，数则为虚。头痛发热，微盗汗出，而反恶寒者，表未解也。医反下之，动数变迟，膈内拒痛；胃中空虚，客气动膈，短气躁烦，心中懊憹，阳气内陷，心下因硬，则为结胸，大陷胸汤主之。若不结胸，但头汗出，余处无汗，剂颈而还，小便不利，身必发黄。

太阳病脉浮动而数，柴胡桂枝汤（芍药用赤芍）加小陷胸主之。数者为热，此热是邪初入阳明而成；动则为痛，缘何为痛？其气先弱，邪与气结发而不得、结而未成，故关中脉动而痛。头痛发热，微盗汗出，皆是阳明气弱结热之故。头痛者，头为清阳之府，气阳受邪热，则蓄于上。此本该清解疏泄，医反下之，致虚郁结之浮热反乘下药而内蓄，邪未结于腑，攻下不损邪气而克正，中气下损，邪因猖结，故动数脉变迟，膈内痛不可触。胃中之气随药而下，膈中本为搏结之势，中阳彻下，则膈中气去，邪由迅聚。此为结胸例证，得汗出，小便利，则水湿热不内郁于气血，不发黄，否则发黄。头汗剂颈而还，是邪热结中聚实，独乘气上致头汗出，若热为弥散，则遍身尽汗。

123. 伤寒六七日，结胸热实，脉沉而紧，心下痛，按之石硬者，大陷胸汤主之。

条文清晰，不赘述。

124. 伤寒十余日，热结在里，复往来寒热者，与大柴胡汤；但结胸，无大热者，此为水结在胸胁也，但头微汗出者，大陷胸汤主之。

热结在里是阳明腑实，往来寒热是少阳不解，故以大柴胡和解少阳而攻里。何以言结胸无大热以陷胸汤？如有大热，当辨热发于表或发于内，邪热入于血亦或郁于气，当行他法或加减处理，此言为饮结胸膈之陷胸证，病因病机应是如此。

125. 太阳病，重发汗而复下之，不大便五六日，舌上燥而渴，日晡所小有潮热，从心下至少腹便满而痛，不可近者，大陷胸汤主之。

太阳病，重发汗，里阳之气透表，则阳明气弱，反津液枯耗，复归肺胃中时，则津不驭气而化热。复下更虚其中气，腑气下彻，则不至坏成白虎，反津液大伤，而以气弱，邪饮反结于膈。不大便者因何？盖应下后，饮结于中膈，胃中之气难以上复，若无邪饮结，胃气上复，则食已大便复利；日晡所发潮热，盖是阳明经气郁热也。心下之少腹满而痛，更知不在腑而在膜内，陷胸证俱，陷胸汤以下。

126. 小结胸病，正在心下，按之则痛，脉浮滑者，小陷胸汤主之。

小结胸病，以痞结胃脘胸膈，何以按之则痛？盖因痞结轻证；脉浮滑是何也？滑主痰积气实，但未被邪遏，因结在胸胃，气阳聚此欲得发也。胸胃在中焦为上，故轻邪在里，中气欲行，脉亦见浮也。

127. 太阳病二三日，不能卧，但欲起，心下必结，脉微弱者，此本有寒分也。反下之，若利止，必作结胸；未止者，四日复下之，此作协热利也。

太阳病二三日，阳明已受外气，若阳明不病，气又里经受，里经不病，气复归太阳，故有一日传经，亦有一旬亦在太阳。此太阳受气二三日，太阳本经病，阳蓄在表，清阳不发头目，多嗜卧，不卧反欲起，是心下有结饮。脉微弱者，以笔者经验方薤白化气汤：薤白一两，葱白五根，桔梗一两，枳实一两，白术二两，桂枝五钱，生姜五钱，厚朴花五钱。不化中解表，反以下法，本太阳痞饮，以医下故，则邪以药引入阳明，利止则复回之中阳未伤，上复则与邪相结，而作结胸。何以不结于胃腑？以本下之，胃中无实，且胸膈已有病之所聚。未止，必引原邪化热，而中阳遏下，此可坏成多证，随证治之。

128. 太阳病下之，其脉促，不结胸者，此为欲解也。脉浮者，必结胸；脉紧者，必咽痛；脉弦者，必两胁拘急；脉细数者，头痛未止；脉沉紧者，必欲呕；脉沉滑者，必下血。

此条余谙服《医宗金鉴》之解。太阳病下之脉促，可结胸，可成白虎，可成内结；亦可促而复缓，复浮滑、滑数，表仍不解，何以言不结胸？此为欲解，若作脉浮，下后中气随药而下，不坏成他证；脉仍浮者，是下法反激里气，因中虚不结者脉见浮，里气回复，必周流身表，其邪得解。言脉浮者必结胸，应为脉促，促为内变，下后膈中之气因损，脉促使表邪亦随其内陷，轻结成痞，重则结胸。脉紧者，紧象如转索，是邪深或重，总不外乎内缚阳气。太阳之气，一者出于少阴；二者出于膈中，受心肺脾三脏之供输，虚其太阳即为少阴，损其中气即为阳明，此外感治误之根要。故重汗出者，少阴即寒，大下之后，阳明受病，此为常，但亦有发汗之后，虚其里气，阳明即热，诸脏诸经以气盛而不寒，独阳明以气盛而不热。大下之后，邪因内入深缚，少阴即热，脉紧以半夏散及汤。脉弦者，是血气病，下后血气乱，邪因内结血气，少阳即病，两胁拘紧。脉细数者，张隐庵之厥阴头痛可见，少阳头痛亦可见，太阳表邪不散、血气弱而风气盛亦可见。脉沉紧者，结饮而呕，或胸胃寒实积聚。脉沉滑者，是血气与里腑俱病，故协热里利。脉浮滑者，在表结痈，在里为肠风。

129. 病在阳，应以汗解之，反以冷水噀之，若灌之，其热被劫不得去，弥更益烦，肉上粟起，意欲饮水，反不渴者，服文蛤散；若不差者，与五苓散。寒实结胸，无热证者，与三物小陷胸汤。白散亦可服。

病在太阳，当从汗解，反以冷水潠，本在气卫之热以冷而束闭益甚。肉上粟起，是本表卫之病有恶寒，卫气不温肌腠、皮肤，而以冷激之，故起栗状。意欲饮水者，是表郁甚而邪闭里化热；反不渴者，是饮水多而气之病愈难解。柯氏以为文蛤散为文蛤汤之误，当以大青龙汤加文蛤。余以为理上无错，以此法不愈，不可再以攻表，与五苓散，治气水则愈。寒实结胸与三物白散，此为寒实结胸重症，余临证未见得此证，亦惧巴豆之峻，未有践用。但寒实结胸轻证，余以验方薤白细辛汤：薤白一两，细辛一两，桔梗二两，贝母一两，枳壳一两，葶苈子一两，络石藤三两，桂枝一两，生姜一两，旋覆花一两。

130. 太阳与少阳并病，头项强痛，或眩冒，时如结胸，心下痞硬者，当刺大椎第一间、肺俞、肝俞，慎不可发汗；发汗则谵语，脉弦。五日谵语不止，当刺期门。

于针法不谙，故无可谬言。

131. 妇人中风，发热恶寒，经水适来，得之七八日，热除而脉迟身凉。胸胁下满如结胸状，谵语者，此为热入血室也，当刺期门，随其实而取之。

妇人中风者，或因经期、产后，血气弱而腠理开，常病在太少两经，七八日缠绵，以体质阴故。从血气弱而感，自坏在血气，反不易坏成结胸与气实诸证。胁下满如结胸状，知其在血气而不再里，故发谵语者，刺期门以泻血气有余，并随其结实而予疏泄。

132. 妇人中风七八日，续得寒热，发作有时，经水适断者，此为热入血室，其血必结，故使如疟状，发作有时，小柴胡汤主之。

妇人中风，前条文为热除、脉迟、身凉，知其病入经，唯病在经有余血气；此当续得寒热，如疟状，是有余之血气亦随经而结于血室，故经水适断，未尽之邪缠绵表里，以小柴胡和解。此结未必结实而成瘀，否则小柴胡需加血药，如钱璜之论。

133.妇人伤寒，发热，经水适来，昼日明了，暮则谵语如见鬼状者，此为热入血室，无犯胃气及上二焦，必自愈。

如前证，昼日明了，暮则谵语者，以血气昼日出于表，而盈于上，故清明；暮夜血气归于里，而蓄于下，则与热结而谵语。其中上二焦无犯者，胃气和，因此热入血室，非为蓄血结实，上中调和，则下焦蓄热可随血气流转输布而散。

134.伤寒六七日，发热，微恶寒，支节烦疼，微呕，心下支结，外证未去者，柴胡桂枝汤主之。

柴胡桂枝汤指征有三：一者，太少两感，至外感寒热虚实错杂证，此对应文中发热、微恶寒、外证未去；二者，血气不调，脉有邪风，此对应支节烦疼；三者，风入腹中，腹内血气不和，致痛或痞，或外证不去因气弱陷胸，不成阳明证者，此对应心下支结、微呕。更可见今之肠激综合征，腹痛、畏风证。

135.伤寒五六日，已发汗而复下之，胸胁满微结，小便不利，渴而不呕，但头汗出，往来寒热，心烦者，此为未解也，柴胡桂枝干姜汤主之。

少阳病，病在血气三焦，此方证为少阳结痞，气津不利。现多从胆热脾寒解，余以为以脏腑辨证释义流于笼统，或掩仲景时代方法原意，不得其旨。伤寒五六日，已汗而下，表里俱肃，伤在血气，病亦在血气；伤在津液，病亦在津液。邪入血气三焦，津液不亏，则从少阳本证诸状，但今汗下之后，津液内亏，血涩气弱，邪入少阳故胁满、外微结；往来寒热，此少阳本证；小便不利是气津不调，邪阻三焦，亦是津液未复，三焦输利不行；心烦是少阳本经邪结生热；头汗出、心烦不可以为阳明亦病，亦在少阳之热从血气菀而上蒸。此方柴胡半斤意在透少阳之积邪，桂枝配黄芩是疏行滞之血气，干姜、花粉、牡蛎、甘草是辛热与甘寒配，化生津液亦利气化，若一味甘寒则须得气有余而阴亏之证。

136. 伤寒五六日，头汗出，微恶寒，手足冷，心下满，口不欲食，大便硬，脉细者，此为阳微结，必有表，复有里也。脉沉，亦在里也；汗出，为阳微；假令纯阴结，不得复有外证，悉入在里，此为半在里半在外也。脉虽沉紧，不得为少阴病，所以然者，阴不得有汗，今头汗出，故知非少阴也。可与小柴胡汤。设不了了者，得屎而解。

头汗出是里郁热结，微恶寒是外证未去，手足冷是气结滞郁，心下满、口不欲食、大便鞭皆是阳明气弱结痞证。仲景言阳微结，此皆属阳明气弱，而热结不至燔动气血，亦不至胃腑结实，所以结虚痞于里。此证常见易辨而古所未阐，笔者盖以征象归纳以述，可补《伤寒论》阳明病病机注述之陋。此处仲景言与小柴胡汤，从少阳血气调和以治阳明痞，因阳明结痞，非在腑，所涉多为脏腑之外、膜腠血气津液之内，调治少阳其气亦转。仲景言阴不得有汗，是纯阴结里证，血气束而汗不出颈上。三阴证见汗出，亦有阴绝阳脱，此头汗当速敛阴阳，医多以四逆回阳，亦收效颇多，但四逆虽回阳，亦是破阴之峻剂，最适应乃阴结真阳受寒迫离。若为阴阳俱脱，当以四逆加人参枣皮主之。此条文之证，与小柴胡汤后不了了，是血气已调，当有屎出，腑道清，而无恙；若不得屎，当专以阳明痞立方。笔者以自验白术汤主，白术三两，天花粉二两，柴胡二两，枳实二两。

137.伤寒五六日，呕而发热者，柴胡汤证具，而以他药下之，柴胡证仍在者，复与柴胡汤。此虽已下之，不为逆，必蒸蒸而振，却发热汗出而解。若心下满而硬痛者，此为结胸也，大陷胸汤主之；但满而不痛者，此为痞，柴胡不中与之，宜半夏泻心汤。

呕而发热，须辨脉浮紧为麻黄汤证，但见汗出、脉细或弦、口苦或胁闷诸症之一即为少阳典型。误下之后，柴胡证仍在，仍与柴胡汤和解，正气足则必因下而气振战汗而解。心下满硬痛，是陷胸证；但满而不痛，心下痞，非六经哪一经之典型证，乃寒热坏证，用半夏泻心汤，以半夏、干姜之辛热破结滞之郁邪，以黄连、黄芩之苦寒泻有余之积热，甘草、大枣济中州之气。此方善治疗胀满、泄泻诸胃肠杂证，以草果易干姜，可治疗伏疟、鼓胀等诸证。

138.太阳少阳并病，而反下之，成结胸，心下硬，下利不止，水浆不下，其人心烦。

太阳与少阳并病，若阳明气旺，则病多为柴胡桂枝汤证，以下损阳明之气，坏在少阳结饮，成柴胡桂枝干姜汤证；若引血气津液之邪气客居阳明宗气聚居之腑，则成阳明气弱结胸证。心下痞硬疼痛、饮食不下是中气与邪饮搏结，胃腑难受气、行气。心烦一因正气将脱，二因邪热入气血二分，前者必死，后者亦危。下利不止，是机体欲自救而从肠道利而下水，亦可因中气搏结、中焦阳微不受气而自利。临床见此病立即推入住院部，不可自恃才高孟浪处方。

139. 太阳中风，下利呕逆，表解者，乃可攻之。其人漐漐汗出，发作有时，头痛，心下痞硬满，引胁下痛，干呕短气，汗出不恶寒者，此表解里未和也，十枣汤主之。

俱知十枣饮证，有漐漐汗出，头痛，心下引胁下痛，然何以见此症状？注家多以饮证一言蔽之，其细中生理病理，鲜见详考。水饮重结心下，实在膜间膜外，非在脏腑，痛因水结而气滞，人体诸气喜动喜达，能疏散游逸精微水汽津液，而最惧重浊结固之水饮。饮证如何汗出？一者因饮结心下化热引阳明气实，故腠理开而时汗出，阳明之气，发于胸中，受于中焦，由肺胃三焦而输布全身。二者，饮结心下，干犯三焦膜膜水气通道，于此结水，三焦气实，则水出于皮毛。今人有考证三焦为淋巴、胰腺及脏器包膜，其谬也大。淋巴之功能若分细而属，肺、肾、肝、三焦等俱能有；胰腺之功能若细分属，脾胃、三焦、肝胆等莫不关属，勿要以西学解剖之脏器组织强对应证明我中医之脏腑。笔者愚见经验，三焦无形，走脏器包膜，通达上下，上则受心肺气而出皮毛，中则受脾胃气而行输内外，下则受肝肾气则归膀胱，故《内经》言：三焦膀胱者，腠理毫毛其应。因此，三焦膀胱之水，亦可逆出皮毛。饮证汗出第三因，则是水气迫心肺，心肺本无虚，而水制反至心肺气实，心气实则血脉急而热动，肺气实则上下宣降不得而气短，反皮毛腠理漫开，血脉急、腠理开，故汗出。饮证头痛亦是此理，从不外乎因饮致气实，气实但凡得热必冲于上，若言饮气直犯入脑，岂不荒谬。

140. 太阳病，医发汗，遂发热恶寒，因复下之，心下痞，表里俱虚，阴阳气并竭，无阳则阴独，复加烧针，因胸烦，面色青黄。肤瞤者，难治；今色微黄，手足温者，易愈。

此之忌慎，前文多言，今虽鲜见烧针、误下、峻药误人之案，但临床用药仍要追求精准，唯精准而患家少曲折。

141. 心下痞，按之濡，其脉关上浮者，大黄黄连泻心汤主之。

关上浮，尤以右关上浮，多为内伤食积，可以与东垣法，不可妄导热下行。但见心下痞，按之濡，须从四诊资料细察有无导虚热下行，以苦泄法之必要。此处按之濡，可商榷。我从柯韵伯之论，濡作硬讲，但有不硬，病证现热积冲上，吐血，头痛，此处大黄以导用。若左脉现关浮，多病在气，以四逆散打底；关上浮紧而动，多是阳气不通，邪留积聚，当以通阳、行气、化邪共用。

142. 心下痞，而复恶寒汗出者，附子泻心汤主之。

心下痞见少阴衰，加附子以振阳通气。

143. 本以下之，故心下痞，与泻心汤；痞不解，其人渴而口燥，烦，小便不利者，五苓散主之。

因下而作心下痞，以泻心汤泄阳明虚热，痞结散病愈。然与泻心汤，痞不解，知非虚热所结，而见口渴而烦躁者，是将蓄水引下，膀胱蓄水故小便不利，与五苓散。

144. 伤寒汗出，解之后，胃中不和，心下痞硬，干噫食臭，胁下有水气，腹中雷鸣，下利者，生姜泻心汤主之。

下利属痞，宜辛开苦降，与泻心汤，连、芩除肠胃中客热，以姜夏之辛燥，除客湿；但因胃气弱，用甘草、人参以缓；此处重用生姜者，但以干噫食臭，是知胃中不暖而水气泛滥；生姜温胃行气而除水，肠鸣干噫，是肠胃中表证，必用胃中表药生姜，配人参，甘草，以动化中焦。

145. 伤寒中风，医反下之，其人下利日数十行，谷不化，腹中雷鸣，心下痞硬而满，干呕，心烦不得安。医见心下痞，谓病不尽，复下之，其痞益甚，此非结热，但以胃中虚，客气上逆，故使硬也，甘草泻心汤主之。

下利日数十，谷不化，如属暴注，当直折其火热，但因久病，或心下有痞结，故知非热。干呕、心烦，俱为胃气虚客热，以炙甘草缓和中焦，泻心架子以除客气。此方中当有人参，除参则功弱，尤其适合胃肠神经症用半夏泻心汤愈后复发，泻心汤证明确。再用不应，当以甘草泻心汤，此方加山药、莲米、大血藤，对久利中虚更为合适，更甚则加赤石脂、诃子、煅龙牡。此皆是甘草泻心汤中虚滑脱重证，可用收敛法。再有便血者，下元衰，加熟地、阿胶；中气陷，加补中益气；久利肠薄，重加山药数两。蒙脱石类、赤石脂、煅龙牡可作涩肠药用，西医有用中药提纯而作西用，中医焉不能以西药作用来我体系所吸纳?

146. 伤寒，服汤药，下利不止，心下痞硬。服泻心汤已，复以他药下之，利不止，医以理中与之，利益甚。理中者，理中焦，此利在下焦，赤石脂禹余粮汤主之。复不止者，当利其小便。

赤石脂禹余粮方未有践用，故不解议。但泻心汤证用下药后，是中气虚而痞热不除，滑脱甚，急以理中回中阳。利不除，此当是中焦温，而误下误救后，不见心下痞，仅见利不止，此水走肠道，当从下焦分泌。利在下焦者，一味炒车前子频服，以水走膀胱而利止。

147. 伤寒吐下后，发汗，虚烦，脉甚微，八九日心下痞硬，胁下痛，气上冲咽喉，眩冒，经脉动惕者，久而成痿。

伤寒病，汗、吐、下俱行，邪在表则从表出，在里则从里下，此杂行不解，盖邪坏成痞，居半表半里，膜膜内外。胁下痛是表里不和之症；气上冲咽喉、眩冒皆是阴阳不调，阳气不升，邪气内郁阳气搏结冲逆；经脉动惕者，是正虚邪结，盖因正虚，而经气不输，久之痼疾成，而作痿。

148. 伤寒发汗，若吐，若下，解后，心下痞硬，噫气不除者，旋覆代赭汤主之。

伤寒汗、吐、下后，实邪已去，内气结痰而作痞，当以缓中降气化痰，旋覆花、代赭石之降，生姜之开，人参、大枣、甘草之缓，共成缓、开、降之合方。

149. 下后，不可更行桂枝汤，若汗出而喘，无大热者，可与麻黄杏子甘草石膏汤。

无大热乃是指表无大热，汗出则知腠理开，喘是里气不和，麻黄杏子甘草石膏汤主之，非要以此方清肺热，乃是肃外清里，行膜腠三焦水气之方，里外清肃，则汗止喘定。

150. 太阳病，外证未除，而数下之，遂协热而利，利下不止，心下痞硬，表里不解者，桂枝人参汤主之。

桂枝人参汤，乃理中之架子加一味桂枝，是下致中寒明确，而表热不除，温中以理中，除表以桂枝。何以心下痞硬？乃外证未去，心下之气不得舒表，而中寒浊阴逆上，与郁气相得。黄坤载之论精当，可作刊论。现今之表不解下利者，因热葛根芩连汤，因虚人参败毒散，因表气内迫柴胡桂枝汤，桂枝人参汤我少用。

151. 伤寒大下后，复发汗，心下痞，恶寒者，表未解也。不可攻痞，当先解表，表解乃可攻痞。解表，宜桂枝汤；攻痞，宜大黄黄连泻心汤。

前有恶寒、自汗、心下痞，用附子泻心汤，此何言先解表？盖因附子泻心汤是少阴而痞热在，如太阳不解，痞热在者，先解太阳之郁，再行导中焦虚热，如先以寒凉通下闭气，则表不解，而表邪内迫坏成他证。

152. 伤寒发热，汗出不解，心中痞硬，呕吐而下利者，大柴胡汤主之。

仲景多处言心中痞硬，实过于简，细论痞硬，有饮热结，如陷胸一类；有痰气结，如旋覆花赭石类；有虚热结，如泻心汤；有浊阴与里气结，如桂枝人参汤类；有实热结，如承气类等。此处呕吐下利，必知中痞为实，当以攻下，又因发热，必调气以除，大柴胡汤主之。

153.病如桂枝证，头不痛，项不强，寸脉微浮，胸中痞硬，气上冲喉咽不得息者，此为胸有寒也。当吐之，宜瓜蒂散。

病如桂枝证，无头痛、项强，知邪气非结于膀胱经；寸微浮，可见于表证，亦可见于里气跃然欲出外，于表气相得。胸中痞塞，气上冲咽，更知是胸膈肺中有积，里气欲跃外，故寸脉主上而浮，此当顺势，上应上解，以瓜蒂散吐之。内伤见此证，肺中痰饮，以皂角汤吐之。言胸中有寒，喻嘉言言："寒者，痰也。"后有从此者，我以为不然。痰者亦可与瓜蒂散吐，但此证应当是寒，寒主内气收引，如不在里经，必吐而跃之，无不妥。痰者亦可吐，总不外乎痰结，亦是阳微。热痰宜清化，不宜吐。况此条文，胸中痞塞，气上冲咽喉，不得息，俱是里气结证，非独指痰也。

154.病胁下素有痞，连在脐旁，痛引少腹入阴筋者，此名脏结，死。

此是痞结无阳，邪故不结阳经阳处，流注三阴。小儿高热病危，掐其阴茎，不可以为是热盛谵妄之中胡为，此亦是以厥阴阳气尽之脏结也，当与吴茱萸、真武、四逆汤类。

155. 伤寒，若吐、若下后，七八日不解，热结在里，表里俱热，时时恶风，大渴，舌上干燥而烦，欲饮水数升者，白虎加人参汤主之。

表里俱热之阳明证，何以恶风？是腠理随气热而漫开，阴伤无液，若阴不伤，则汗出不恶风，不可以为此恶风为太阳不解。舌上干燥，欲饮水，当以白虎汤清气，而人参回阴气，人参得黄芪则温、得石膏则善治阴伤消渴。温热病当以西洋参，人参白虎汤中诸参以洋参最佳，人参亦良，太子参、沙参重用亦可，党参最次。脾胃杂病党参可代人参，如人参白虎汤、人参新加汤、茯苓四逆汤类中人参，尤不宜以党参代，以党参能补气，不善回阴。

156. 伤寒，无大热，口燥渴，心烦，背微恶寒者，白虎加人参汤主之。

一派热象，何以背微恶寒？以背为阳出表聚集之处，阳热盛，则背先出热气，此处肌腠先虚，盖阴液不足，肌腠不濡养，而虽热恶风。

157. 伤寒，脉浮，发热无汗，其表不解，不可与白虎汤。渴欲饮水，无表证者，白虎加人参汤主之。

无汗如何用白虎汤？因石膏本是清解之品，非大苦大寒折下之品，热盛汗出用石膏，能清热凉气止汗；热闭无汗用石膏，能透气宣表，得汗。

158. 太阳与少阳合病，自下利者，与黄芩汤；若呕者，黄芩加半夏生姜汤主之。

太阳余热未清，而少阳郁热起，见下利者，应用芍药止利除寒热，加黄芩清解少阳。呕者加半夏、生姜以降逆，此条须明药证。

159.伤寒，胸中有热，胃中有邪气，腹中痛，欲呕吐者，黄连汤主之。

凡此证脉多弦。治疗寒热错杂胃病，我常以此方加芍药以破寒热邪气，此桂枝、干姜能温中，半夏、黄连苦降以止呕。所谓胸中有热，即胃中有热，常因牵连胸膈胁下，而胃中本寒，客热无法归胃，逆上则呕。此处用桂枝，最善能沟通心气入中焦，而温中止逆。

160.伤寒八九日，风湿相搏，身体疼烦，不能自转侧，不呕，不渴，脉浮虚而涩者，桂枝附子汤主之。若其人大便硬，小便自利者，去桂加白术汤主之。

风湿相搏，身体烦疼，去血脉筋骨中之风气宜桂枝，去血脉筋骨中之湿宜附片，此时不宜用芍药者，盖以养营而收湿。其不能转侧是寒湿痹阻重症，宜以附子以助祛风通脉之桂枝；脉浮虚而涩，是桂枝证加血脉痹阻之因也；小便自利而大便硬，是胃中津液不足，重用白术以助胃津，而祛肌肉之湿。通大便白术不可炒，炒则大便益坚硬，生白术大量则实脾气生胃津，适合杂病便秘不属热者，属热宜清气增液汤。何以去桂枝？盖小便自利是太阳脉中津气流行，故不必再治太阳。

161.风湿相搏，骨节疼烦，掣痛不得屈伸，近之则痛剧，汗出短气，小便不利，恶风不欲去衣，或身微肿者，甘草附子汤主之。

上条文为风湿在血肉，身体烦疼；此处言骨节烦疼，仅见无恶风不欲去衣者，可与麻黄加术汤以发其汗。但有掣痛不得屈伸是寒气内陷，知当加附子；汗出短气，小便不利，身微肿，知是寒重湿盛，湿在肌肉则麻木酸痛，湿在筋骨则重着不举，湿在血脉则流于肺而短气，流于表则汗出，盖因阳不通也。故以甘草缓中，制附子之峻；白术行皮内之湿；桂枝通达血脉而得附子以祛营血之湿气出表，又通达太阳经气，而将内湿化归膀胱，通调小便。温病有"通阳不在温，而在利小便"之言，伤寒有"利小便不在引下，在于通阳"之理，此为我学伤寒之心得。

162.伤寒，脉浮滑，此表有热，里有寒，白虎汤主之。

此处寒当作热解，不必牵强解释，务求尊重原文。我校有学者以"三阳有热""三阴有寒"来解释"表有热，里有寒"，指三阴有寒的人，出现三阳热证，仍然当以白虎汤先解三阳。此亦为一家合理之解释，但我不敢苟同，亦不敢否认。学术互异，此处录出，以作学习此条文参照之一。我以为，三阴素寒之人，很难病成白虎汤证，而出现白虎汤证，亦为表里俱热，不可此时又当三阴为里，三阴素寒之人，病成白虎，病理仍是表里俱热，只是可言体质三阴有寒，不作病理参考。若三阴之寒到了病理层次，那亦须寒热同用加减，不可单以白虎汤以清热。况且如表作三阳解，里作三阴解，此等晦涩表达，仲景全书没有。

163.伤寒，脉结代，心动悸，炙甘草汤主之。

心动悸，有因阳衰重症，则附子、桂枝为强心要药，只宜再加茯苓、人参类破阴结敛气血药，更不宜以养心血之阴柔药辅助。若因阴血亏虚，其人面赤、脉细，宜天王补心丹、黄连阿胶鸡子黄汤。脉结代者，是阳衰阴枯，以炙甘草汤养心血，复心气。此用炙甘草四两，是甘草熟用能媾交精气通于心；地黄一斤能逐血痹，填髓养脉；桂枝、生姜辛甘温能通脉，动化阴药。炙甘草汤标准证不得桂枝，则生地、阿胶、麦冬俱为死药，徒塞脾胃。

164. 问曰：病有太阳阳明，有正阳阳明，有少阳阳明，何谓也？答曰：太阳阳明者，脾约是也；正阳阳明者，胃家实是也；少阳阳明者，发汗利小便已，胃中燥烦实，大便难是也。

阳明乃胸胃中气能量汇聚之所，由太阳阳明者，太阳经坏成，乃阳气出表，而邪气逆出路而入里燔热，凡外入里而热者，必夺其阴，而成脾约。正阳阳明，必是阳明经自结。阳明经多气多血，自结气血盛则与胃中水谷成里实。少阳阳明，乃表里不和，津液内亏，大便坚难，气津两伤，气伤则不运，津伤则便坚。

165. 阳明之为病，胃家实是也。

阳明之提纲为胃家实，不可以一定是胃中结实，乃胃气实。柯韵伯言："胃实不是阳明病，而阳明之为病，悉从胃实上得来。"此论甚为精当，可参。但凡阳明病，胃气不实，邪不在阳明坏，即入阳明必成杂症。我有阳明气弱虚痞之论述，此证型即为阳明杂症，我如是认为。

166. 问曰：阳明病外证云何？答曰：身热，汗自出，不恶寒，反恶热也。

柯韵伯之论精当确凿。阳明外证非有他邪在表，乃有诸中而形诸外，身热则是里热迫蒸，汗自出亦是外证已去，反恶热以此本为热实之所得，故斥同性。

167. 问曰：病有得之一日，不发热而恶寒者，何也？答曰：虽得之一日，恶寒将自罢，即自汗出而恶热也。

阳明病自外而得，起之一日不见发热而恶寒，盖因若见发热起，知邪先陷与表，必有太阳证而后传阳明。此不发热者，是邪郁卫分，郁卫不病，太阳必速而传气，而病阳明。风温初起亦恶寒发热，乃邪热客卫气，而扰本气秩序，故初起未入经干脏。温病家亦不忌讳桂枝汤，亦可用葱豉汤轻宣卫分之郁。

168. 问曰：恶寒何故自罢？答曰：阳明居中，主土也，万物所归，无所复传，始虽恶寒，二日自止，此为阳明病也。

邪入阳明不复传经，我以为不妥。盖阳明可受邪坏成杂症，亦可成阳明本证，此言阳明本证俱。阳明乃胸胃中气所化，此阳热满而气血极，所谓传经，皆为表入于里，浅入于深，传者必因交通而入，变者必因阳衰而变，其阳明本证不解只有坏证，而无传证，三阳阖于阳明，而阳热入三阴必因煎熬脏腑津液所致，皆是本证不解只能扰，而不能住。阳明本证，恶寒止，必攻其阳，不攻者待阳衰而只有变证而无传证，故阳明经病杂症有传，本证无传也。盖因杂症为阳明气弱，而交织邪热，阳不至极而可传。

169. 本太阳，初得病时，发其汗，汗先出不彻，因转属阳明也。伤寒发热无汗，呕不能食，而反汗出濈濈然者，是转属阳明也。

此太阳转属阳明也，因太阳过汗，而汗出不彻，津液先伤，过汗则里虚在前，表虚在后；里虚能实，表虚则不固。汗出不彻，邪因乘虚入里，津液伤在前，则从燥化，而表实证经日反见发热汗出，不因药解，必入于里也。

170. 伤寒三日，阳明脉大。

伤寒过经三日，少阳受气，脉应小，而不小反大，是受气于阳明时已病。阳明脉大，盖因血气盛也。

171. 伤寒脉浮而缓，手足自温者，是为系在太阴。太阴者，身当发黄，若小便自利者，不能发黄。至七八日，大便硬者，为阳明病也。

脉浮缓，手足不温是卫表有邪束，而手足自温，浮缓为病，过在太阴。阳明是中焦之气阳从胃而出上至胸膈，与心阳、肺气合而同处于表，病在阳明则与诸气之阳热而感，燔动欲出外，脉洪面赤。太阴是中焦之气由脾而灌注肌肉里脏气血，太阴之气以阴气为主，而有脾肾阳气温煦故能行动，以阴气为主方可滋养。病在太阴，必先因阴气过余而病。阴气过余，先则滋养充盛，手足自温；后阴气余而脾肾阳气温煦不足，则里现虚寒，重则肾阳无力蒸腾阴气，传为少阴，反手足不温也。发黄者，本为太阴之指征，何以见得？以太阴为中焦之气由脾而灌注肌肉里脏气血，凡水谷之精微滋养者，必由太阴气运转，太阴气弱，脾气先亏，则腐熟水谷无力，汲取之物，乃不能至精至微，所粗糙者，内湿之源也，长此而后，凡里脏所得之精微愈少，而肌肉血脉之间之糟粕水液愈多，譬如今之医学，将某物提纯所得维生素为片剂，以水送服，则精准而充足。若以原物食用以期补充其匮乏，则力微而餐多，九成无用之物充塞其胃。脾于人体，便似提纯之器，太阴气弱，脾则无力，重则下泄清谷，轻则所汲取不精。发黄者，无论何因，必终于肌肉而现。何以小便自利，不能发黄？一者小便利，三焦通道气化必然无恙，此无恙者，血脉之余水由肺下注至膀胱而出，脉中无水，则肉腠湿气不郁；二者小便利，里腑胃肠不至于积湿。若小便利，至七八日，太阴气旺，大便反硬，里腑始燥，阳明病现。

172. 阳明中风，口苦咽干，腹满微喘，发热恶寒，脉浮而紧。若下之，则腹满，小便难也。

条文中言阳明中风证，实为风邪自外而感，三阳之气同郁，但何言阳明中风？盖因三阳同郁，不解必聚里而燥内成实热，此不可攻，不可发，攻则引表邪入里，而气乱不调，故不小便；发则动阳明之气，燥者更实。此必以柴胡汤打底加减而调理。

173. 阳明病，若中寒者，不能食，小便不利，手足濈然汗出，此欲作固瘕，必大便初硬后溏。所以然者，以胃中冷，水谷不别故也。

阳明中寒，何以区别于太阴？盖太阴之寒，乃阴气盛在气血里脏，阳明中寒乃胃肠独受不羁之寒，若久现气血里脏亏损，则病不在阳明也。阳明中寒以胃中冷不能受食，小便何以不利？是所受之水谷因腑寒不受而利，腑类烹肴之鼎，鼎漏则纵汤匙不歇，亦未能受足甘美。临床阳明中寒证，我见医多从太阴治疗，以参苓白术散、理中汤类亦可获效。如条文所述，亦可专温胃腑，方显精准，拟豆蔻汤主：草豆蔻一两，防风一两，炮姜一两，白芷二两，车前子一两，炙甘草一两，熟大黄二钱。

174. 阳明病，初欲食，小便反不利，大便自调，其人骨节疼，翕翕如有热状，奄然发狂，濈然汗出而解者，此水不胜谷气，与汗共并，脉紧则愈。

阳明病，初欲食者，津液和，胃气降，小便应利而不利，大便和者，此为腑病欲出于外。其在表里之间，干于三焦也，由少阳枢机而透，类此两阳并病。骨节疼者，以今《经》言少阳亦主骨，是邪入于阴则骨疼，是《内经》言"阳气不通即身冷，阴气不通即骨疼"；邪在太阳而骨疼，是表郁重，邪陷肌肉，血脉不得发而反深犯骨节。此处阳明热外透于少阳而骨疼，少阳之气交媾内外，阳明之热不解，腑内余热借枢机而输漫经脉，内闭外蒸，是故柴胡龙骨牡蛎汤亦能主一身尽重、不可转侧。发狂汗解，内闭之邪俱与外泄，内出之于外即热、即时加重，何以故？盖透外必由正气助，正阳邪热而交，凡身壮体健，必以两阳相争而跃外，汗出身静。有邪从外入里亦化热，何以故？盖因入三阳之里，气血阳热俱盛，如湿木投于炉炭，虽始静，津液但亏，火势必起。

175. 阳明病，不能食，攻其热必哕，所以然者，胃中虚冷故也。以其人本虚，攻其热必哕。

还是一句话，见证用药。

176. 阳明病，脉迟，食难用饱，饱则微烦头眩，必小便难，此欲作谷瘅。虽下之，腹满如故，所以然者，脉迟故也。

食难用饱，脉迟，本属太阴，所述阳明病见此者，须知太阴之寒病在气血而及脏再现于腑，故太阴里寒，至阴无气。阳明中寒，是先于腑再传及脏而后滞消气血，故阳明中寒，不宜先以甘温以缓；先见于腑而未传及脏，宜辛温通气，微佐苦降药；传脏，则宜辛温加涩药守中；变至气血即为太阴，治宜甘温佐辛散。其人阳明脉迟，饱则微烦头眩，小便难，是中腑之气弱阴结，其食物入内，不得化消，清阳不得中气而升，故头目眩晕；浊阴不得胃气而降，故微烦；气滞湿停，则上中二焦之水气不下，故小便难。欲作谷瘅何也？此鉴别阳明与太阴之重点。太阴病虽易发黄，但其黄也缓，而腑不结瘅，盖因太阴所不运之阴湿，是更深里之气先不足，由脏腑后不温于中，食积不化或从下利，或成腹痛，或有气血不摄精微，而肌肉夹湿而郁；阳明中寒，用饱、便难，水谷与中湿结而不化，是脏腑俱弱，但里之气阳非虚于前，搏结之阴湿不下利则从脏腑而至气血，再于气血结，见腹满与发黄俱现，此虽下之，腹满不减，因脉迟也。此诸证，不发黄者用苓桂术甘汤加炮姜，发黄用茵陈五苓散加炮姜。

177. 阳明病，法多汗，反无汗，其身如虫行皮中状者，此以久虚故也。

阳明病，三阳之里，邪结于三阳之最深处，而三阳病终多以外发为解，故阳明之热亦蒸蒸向外，肌腠疏松汗出、身热，应多汗，而无汗者，必是阳明气弱，阳明气弱于内最易结热水虚痞。其汗不得出，身如虫行皮中，是阳热不足动开身之腠理也。阳明之气，由中焦而上胸膈，交通心阳从肺而输达百脉而出表。能行脉中而不能出表者，可以防风、荆芥、连翘、豆豉、桔梗，以轻宣卫分，亦可以白术栀子散而助中气消结热。若见津亏口干，反欲汗，亦可以竹叶石膏汤以解肌。

178. 阳明病，反无汗，而小便利，二三日呕而咳，手足厥者，必苦头痛。若不咳，不呕，手足不厥者，头不痛。

太阳证无汗、小便不利，当以麻黄宣肺；阳明应汗无汗，而小便利，应以涌吐方。今人治病少用吐法，则应以小柴胡加麻杏石甘汤宣肺调枢。手足厥，无汗，小便利，非温热闭证，此为阳明经中郁热不在里，亦不在表，而在三焦，故厥者，是三焦受郁热，而出表之汗不得，转气于四末不利，类似四逆散证。若厥而呕，郁热必冲上而头痛；不见厥者，郁热或从小便而走，或由气机而输散。

179. 阳明病，但头眩，不恶寒，故能食而咳，其人咽必痛。若不咳者，咽不痛。

阳明中风，不聚于中腑则能食，必弥漫于本经；阳明经热，风气聚虚热于顶则头眩。若咳者，是肺受阳明经之热，郁蒸出于门户，咽为肺之门户，热传蒸于肺，咽即受之。

180. 阳明病，无汗，小便不利，心中懊恼者，身必发黄。

阳明病，汗出宜清，不汗出宜利，是以汗出是热盛湿轻，邪热于气路膜水之处；不汗出是湿盛气闭，故小便不利。邪热于内腑血分而郁，心中懊恼是内郁之热，夹杂不利之湿气壅塞于中焦，故腠理、小便不得开者，其人身必发黄。胸中痞塞者，用涌吐方；大便坚硬者，用调胃承气汤；皮中蕴湿者，用麻黄连翘赤小豆汤；湿阻气闭而中下二焦不开，用三仁汤加蒲黄、茜草、藿香、佩兰。

181.阳明病，被火，额上微汗出，而小便不利者，必发黄。

阳明病，多应清解，而反误火攻，小便不利，一可见于阳盛津亏，此证易真阴耗竭，热扰心神，或发谵语，或成脱坏；亦可见于湿热交织，火攻引热入血，湿热由气深入血分，则身必发黄。发黄一证，无论阴阳，一者因血，二者因湿，无论证型何以复杂，其基本病机必由湿浸于血。阴黄者，用附片、桂枝，俱是通血脉之阳气，加以利水实脾之品而致血中之颓积能出；阳黄者，多以活血凉血之物，或从小便或从腑道将内蕴之积而通出，故血分不受邪，虽湿盛或可见萎黄、晦暗，而难见通身俱黄之症。

182.阳明病，脉浮而紧者，必潮热发作有时。但浮者，必盗汗出。

阳明病脉浮是热欲蒸外，紧是结内，沉紧见停水，应以陷胸、木防己一类。浮紧、潮热：一者则邪热夹湿结于皮下膜道，可以小柴胡加滑石、苡仁、木通、芒硝；二者见于三焦蕴热，中有实结，可以与大柴胡汤通调表里；三者见于中焦腑道实结，热不下而由三焦上漫，反阳明经气盛，则热盛汗出，可以调胃承气汤。

183.阳明病，口燥，但欲漱水不欲咽者，此必衄。

阳明病口燥，是津液干，本应引水而济，而不欲咽者，是津伤不重，而热盛积上，见口鼻干燥，故欲漱水以解口鼻之燥而不欲咽。此是经热入血，灼煎血络，必至口、鼻、咽部衄血而泄热。

184.阳明病，本自汗出，医更重发汗，病已差，尚微烦不了了者，此必大便硬故也。以亡津液，胃中干燥，故令大便硬。当问其小便日几行，若本小便日三四行，今日再行，故知大便不久出。今为小便数少，以津液当还入胃中，故知不久必大便也。

伤寒阳明病，热盛当直折其火热以存阴。误治之后，病不解而坏，正伤邪亦不燔时，其阴津复，则病去，不可以峻药再行其逆。汗下后胃中干，大便难，而邪火已弱，小便无不利，则气化顺；小便暂少时，是水津由上焦济归于中腑，故知大便不久出；若气化仍不顺，三焦之水不济大肠，仍需攻其邪。

185.伤寒呕多，虽有阳明证，不可攻之。

攻证之呕，必是腑道不通，食入即呕，而不见呕多。呕多，必是胃中客寒热，攻之中气损，寒热不去，病反坏矣。

186.阳明病，心下硬满者，不可攻之。攻之，利遂不止者死，利止者愈。

阳明病，心下硬满，是邪水客胸膈，本为阳明气弱痞证，故结邪于上，反以损中气攻下，阳明经气益虚，则心下硬满不去，反利不止，气欲脱而邪益实，良医难为。

187. 阳明病，面合色赤，不可攻之，必发热。色黄者，小便不利也。

面色合赤，是邪热在阳明经，病位在经，而征象在上，何以能攻下？若能汗出，热不至于壅积头面。发热是经热；色黄者，必因不小便、不汗出，而热郁湿，而经热攻血脉，仍当清解，此用大黄宜熟不宜生。

188. 阳明病，不吐不下，心烦者，可与调胃承气汤。

此条参考成无己之注。吐后心烦，为内烦，治宜升降散；下后心烦，为虚烦，治宜竹叶石膏汤；不吐不下，心烦如故，是胃中有郁热，但无内结需峻攻之指征，故以调胃承气汤主之。

189. 阳明病，脉迟，虽汗出不恶寒者，其身必重，短气，腹满而喘，有潮热者，此外欲解，可攻里也。手足濈然汗出者，此大便已硬也，大承气汤主之。若汗多，微发热恶寒者，外未解也。其热不潮，未可与承气汤。若腹大满不通者，可与小承气汤，微和胃气，勿令至大泄下。

190. 阳明病，潮热，大便微硬者，可与大承气汤，不硬者，不可与之。若不大便六七日，恐有燥屎，欲知之法，少与小承气汤，汤入腹中，转失气者，此有燥屎也，乃可攻之。若不转失气者，此但初头硬，后必溏，不可攻之，攻之必胀满不能食也。欲饮水者，与水则哕。其后发热者，必大便复硬而少也，以小承气汤和之。不转失气者，慎不可攻也。

汗出不恶寒，是表解。脉迟，此处是邪入里分而结，若邪在气阳分而欲出，脉必见洪大，脉迟亦是可下之指征。身重，短气，腹满而喘，是气随邪结实，而中里之气不能输布于肢节肌肉也。潮热更是邪结于阳明经实处，即腑内之指征，经上之热不结于实处，则热蒸弥漫无有缓时。手足濈然汗出，是热结腑实，中土之热出于四末，大便故而已硬，不结实，弥漫之热必蒸于全身而汗，或上出于头面颈项。汗多而微热恶寒，诸家亦以表未解，非也，乃热稽于气分，故原文言不见潮热不可与承气。若热结而实，知病位无疑，可与小承气投石问路。其肠鸣不下，知是其证准确无疑，方可以大承气。

191.发汗多，若重发汗者，亡其阳，谵语。脉短者死，脉自和者不死。

脉短者，是上下俱虚，中气将脱，古人言死，今者未必，当以大剂量参麦注射，然后气缓方可回阳。此时若早用附片回阳，如四逆、真武辈，亦死。

192.伤寒，若吐、若下后不解，不大便五六日，上至十余日，日晡所发潮热，不恶寒，独语如见鬼状。若剧者，发则不识人，循衣摸床，惕而不安。微喘直视，脉弦者生，涩者死。微者，但发热谵语者，大承气汤主之。若一服利，则止后服。

其谵语发狂，盖因实热积聚中焦，血气受热上逆心脉。弦者，是血气逆积，正邪搏击，此脉证对应，故能生；涩为阴气少，实热逆冲心脉，涩主阴气少，又为心脉血滞之象，见此脉，愈后难知。

193.阳明病，其人多汗，以津液外出，胃中燥，大便必硬，硬则谵语，小承气汤主之。若一服，谵语止者，更莫复服。

所言承气汤更莫复服，是如仲景原方量之汤药，今人用药缓，而化裁杂，莫执原文不加变通。

194.阳明病，谵语，有潮热，反不能食者，胃中必有燥屎五六枚也；若能食者，但硬耳，宜大承气汤下之。

张璐以能食但硬，用承气，非仲景原意，以仲景素固津液，其实非也。若能食但硬，即津气俱未大伤，此时承气但用不至于坏成他证，故反而不必顾虑津液。阳明病大便硬能食，津气未大伤，当用下法，否则反易热结更实，反至闭塞，如江河初塞，急宜开通，否则塞阻而甚，再溃即败。

195.汗出谵语者，以有燥屎在胃中，此为风也。须下者，过经乃可下之。下之若早，语言必乱，以表虚里实故也。下之愈，宜大承气汤。

未过经可以大柴胡或小柴胡加芒硝先和，慎以承气峻攻，以承气下之过早，里实去，津液伤而表热引入筋膜三焦。语言乱者，三焦通道热盛水干，柴胡汤加花粉、石膏、芦根主之。

196.伤寒四五日，脉沉而喘满，沉为在里，而反发其汗，津液越出，大便为难，表虚里实，久则谵语。

表虚里实证，非表卫真虚，乃仲景以卫郁腠理闭塞谓之表实，腠理疏松汗出谓之表虚。表虚里实，实为表漏汗出，津液出于腠理，而内热无津液以和济，结实而燥，血气实里，壅逆上犯心包则谵语。

197.三阳合病，腹满身重，难以转侧，口不仁，面垢，谵语，遗尿。发汗则谵语。下之则额上生汗，手足逆冷。若自汗出者，白虎汤主之。

三阳合病，当用气凉味薄之品清解。腹满者，是三阳俱受邪，枢机不利而里气聚而不行；身重难以转侧，是三阳之气禀气于里，互相配合而从中土出于筋膜三焦肌腠营卫，三阳俱受邪，津气不利，身表中血脉之气俱郁，故见身重难转。遗尿亦是此理，此遗尿不因肾与膀胱而因于三焦与膀胱。此发汗则伤津，表热更盛；下则伤里，邪热正气俱从三阳而脱，三阴三阳交合不利。自汗出者，以薄辛寒解，白虎汤；不汗出者，以柴胡汤加石膏、芦根、浮萍解。

198.二阳并病，太阳证罢，但发潮热，手足漐漐汗出，大便难而谵语者，下之则愈，宜大承气汤。

前文已述，太阳证罢，阳明证实，该下就下。

199.阳明病，脉浮而紧，咽燥口苦，腹满而喘，发热汗出，不恶寒反恶热，身重。若发汗则燥，心愦愦反谵语。若加温针，必怵惕、烦躁不得眠。若下之，则胃中空虚，客气动膈，心中懊恼，舌上苔者，栀子豉汤主之。

脉紧，是血气郁结之象，寒证多紧脉，乃寒主收引气血也。故麻黄汤证多浮紧，而里饮亦可见紧脉，里热实结亦可见紧脉。此处是阳明虚痞，虚热结胸，血气郁结，以栀子豉汤。

200. 若渴欲饮水，口干舌燥者，白虎加人参汤主之。

白虎人参汤方证中，晒参、洋参俱佳，党参养气不足，壅中有余，太子参力薄不堪重用。

201. 若脉浮，发热，渴欲饮水，小便不利者，猪苓汤主之。

虚热在里，热不去则津气两伤，虚不缓，则水湿内停，全方以甘淡助阴气，淡渗利虚水。此方加芦根，引上焦之水入胃，去中上之热利下，效果更佳。

202. 阳明病，汗出多而渴者，不可与猪苓汤，以汗多胃中燥，猪苓汤复利其小便故也。

汗多则胃中干，渴则气顺水未停，猪苓汤终归滑利，真津伤则损，不可利其小便。此以洋参白虎汤或者温病清气治燥之法可。

203. 脉浮而迟，表热里寒，下利清谷者，四逆汤主之。

脉浮而迟，表热而里寒，不可散其表。太阳之气，出于少阴，交汇阳明，上出胸膈得心阳之助而由肺入脉表。此少阴阳明俱不得气，徒散其表，其证益坏。若不见下利，可与麻黄附子细辛汤；见下利，当以干姜、附子温中下二焦，使太阳得气而表证自罢。

204. 阳明病，胁下硬满，不大便而呕，舌上白胎者，可与小柴胡汤，上焦得通，津液得下，胃气因和，身濈然汗出而解。

此乃血气郁三焦证，胃中不得津液而干大便不下，当和解三焦，津液复归则解。若因实热结中腑，腹满痛，烦躁，潮热，非典型承气证，小柴胡汤尽，胁下硬满轻，汗出而大便仍然不下，柴胡加生地芒硝汤主之。

205. 阳明中风，脉弦浮大而短气，腹都满，胁下及心痛，久按之气不通，鼻干不得汗，嗜卧，一身及目悉黄，小便难，有潮热，时时哕，耳前后肿，刺之小差。外不解，病过十日，脉续浮者，与小柴胡汤。

脉浮弦大，是正虚也。正气旺盛邪易邪气亦亢，邪正俱亢，多从攻邪；正虚邪留，病虽危而慎攻，若能持者，可行针刺，待若干日后，脉浮可与柴胡汤和解。

206. 阳明病，脉迟，汗出多，微恶寒者，表未解也，可发汗，宜桂枝汤。

阳明病脉迟，多汗，微恶寒，此阳明气弱证。阳明气弱最惧结痞，因此不可以中土之药补之，补之则燥胃，泻之则结饮，故阳明经气弱。一者从少阴扶之，此多为阳明太阴俱弱；一者从太阳扶之，此多为外感。众家以为此处用桂枝汤解肌发表，实是桂枝温胃精而助气，芍药柔脾阴而泄热。此二药搭配，既可常规调和血气营卫，又可入中焦燮理中焦阴阳而助阳明经之气。

207. 阳明病，脉浮，无汗而喘者，发汗则愈，宜麻黄汤。

前条文讲桂枝汤虽为表剂，实则有助里作用，方能解表虚。而麻黄汤全不作用于里，何以治疗阳明病？盖因阳明经郁邪欲从太阳出，则脉浮，若太阳亦郁，则邪反迫里而蒸，无汗而喘，或呕等，当以麻黄汤疏理通道。

208. 阳明病，发热汗出者，此为热越，不能发黄也。但头汗出，身无汗，剂颈而还，小便不利，渴饮水浆者，此为瘀热在里，身必发黄，茵陈蒿汤主之。

大黄通腑道，而迫恶血，引气行下；栀子凉血，清解血中热毒；茵陈血气两清，导热出小便。三药共行，退热蒸而去黄。

209. 阳明证，其人喜忘者，必有畜血。所以然者，本有久瘀血，故令喜忘。屎虽硬，大便反易，其色必黑者，宜抵当汤下之。

心脑居高位而得精气血最清之物濡养，而得以通神明。年老肾精衰于下，浊阴上犯，则头目昏蒙而善亡；血气衰，气不足便是寒，心血心气俱不足，无力濡养于脑腑，亦健忘。太阳阳明蓄血于中下二焦，若血气热实，则逆上犯心脑而狂躁，若血分瘀结已久，气俱从瘀，血中浊阴不得从二道而排泄，清气亦不得上荣，其人故善忘。

210. 食谷欲呕，属阳明也，吴茱萸汤主之。得汤反剧者，属上焦也。

食谷欲呕，谷为阴物，需阳气消化，是中阳不足也，但能食知太阴之气无大损，当以吴茱萸汤温中阳胃腑。得吴茱萸汤反剧者，知胃不受纳，即非中寒，仲景言属上焦，揣测可指食道类疾病。若从得汤反剧而治，既可由尤在泾之清降火逆细辨，又可如《金鉴》之太阳阳明和解而思维，独以陈修园之无稽不从。

211. 太阳病，寸缓、关浮、尺弱，其人发热汗出，复恶寒，不呕，但心下痞者，此以医下之也。如不下者，病人不恶寒而渴者，此转属阳明也。小便数者，大便必硬，不更衣十日，无所苦也。渴欲饮水，少少与之，但以法救之。渴者，宜五苓散。

此条文理法参看前太阳病五苓散之条文。

212. 脉阳微，而汗出少者，为自和也；汗出多者，为太过。阳脉实，因发其汗，出多者，亦为太过。太过者，为阳绝于里，亡津液，大便因硬也。

太阳病以脉静而安，阳明病以脉阳微而安，少阳病以脉渐大而安，太阴病以脉有力为安，少阴病以脉渐浮为安，厥阴病以脉顺为安。阳明所危者，一者因惧怕津液干，二者惧怕火热盛，去此二者远即为顺。

213. 跌阳脉浮而涩，浮则胃气强，涩则小便数，浮涩相搏，大便则硬，其脾为约，麻子仁丸主之。

跌阳脉之指征、病理，我不明了，故不妄言。脾约一证，麻子仁、芍药、杏仁以柔脾阴、益脾津，大黄、枳实、厚朴以去胃强。老年脾胃，多用少量熟大黄。此方加生山药亦佳，气滞便难者加薤白更效。

214. 太阳病三日，发汗不解，蒸蒸发热者，属胃也，调胃承气汤主之。

蒸蒸发热，必由内自外。能蒸而热者，知气分未拘，结实不重，故以调胃承气汤泻内热而缓胃气也。

215. 伤寒吐后，腹胀满者，与调胃承气汤。

吐后中虚胀满，用厚、姜、半、甘、参；吐伤津液，反致中实，当以炙甘草缓和中气，以大黄涤荡腑热。

216. 得病二三日，脉弱，无太阳、柴胡证，烦躁，心下硬。至四五日，虽能食，以小承气汤，少少与，微和之，令小安。至六日，与承气汤一升。若不大便六七日，小便少者，虽不受食，但初头硬，后必溏，未定成硬，攻之必溏；须小便利，屎定硬，乃可攻之，宜大承气汤。

此条机理前已杂述，亦可参见诸家注解，皆未有不详、不尽、不妥处。大承气重用厚朴、芒硝，芒硝一药涤荡内热，催生肠津而软坚，得厚朴、枳实、大黄，其力峻下，如破堤开塞，焉有不通？然芒硝一物配伍大黄，肠胃两腑俱受其伤，如无实热者，必成滑利脱水。小承气汤用大黄，厚朴、枳实皆减量，攻内通下而不至肠滑。调胃承气虽有大黄、芒硝，但无厚朴、枳实类破气导下之物，更加炙甘草之缓气安中，能除中积之热，亦不至肠滑不收。

217. 伤寒六七日，目中不了了，睛不和，无表里证，大便难，身微热者，此为实也，急下之，宜大承气汤。

目不了了，睛不和，太阳病篇提到风温误火，或发散误汗，均是津液干耗，血津不养于目；阳明中热积聚，亦是内津枯耗，人身津液俱来自后天胃腑肠道吸收，中腑积热，腑气不通，无表里证，胃中津干，而阳热燔灼。睛不和者，已成脱津重证，不急下存阴更待何时？！

218.阳明少阳合病，必下利，其脉不负者，为顺也。负者，失也，互相克贼，名为负也。脉滑而数者，有宿食也，当下之，宜大承气汤。

阳明少阳二经合病，从六经受气角度来说，少阳为三阳之里；从邪入病位来说，阳明为三阳之里，若阳明少阳合病，现症状于阳明，而受气于少阳，将陷三阴，阳微阴生，此证难治。此即脉弦，弦主痛、主饮、主寒热积、主肝气郁，亦主阴阳交。如现下利症状为阳明，而受气亦在阳明，少阳经病是阳明邪旺所传于表里三焦之间，病位病机俱在阳明，正盛邪旺，脉滑数，此为顺，当急下，以承气汤。后世注家所谓五行相克，恐有为仲景做加法之嫌。

219.病人无表里证，发热七八日，虽脉浮数者，可下之。假令已下，脉数不解，合热则消谷喜饥，至六七日不大便者，有瘀血，宜抵当汤。

阳明经热蓄血亦可煎熬津液，至于大肠燥干，当下其血以和津液。

220.若脉数不解，而下不止，必协热便脓血也。

数即有热，下利则肠薄，肠薄客热，必下脓血也。《金鉴》言抵当汤，任应秋言白头翁汤。抵当汤下利理法可行，临床难见；白头翁汤的适应证更广。此病机止于热利肠薄，除热即泻止，后期宜涩肠。若下利严重，即使因热，亦可先涩肠对症，后再针对病因。

221.伤寒发汗已，身目为黄，所以然者，以寒湿在里不解故也。以为不可下也，于寒湿中求之。

勘来时误，取前路平，见证用药。

222.伤寒，身黄发热，栀子柏皮汤主之。

热瘀在血，当栀子清血透气、黄柏大苦大寒直燥血中湿热也。甘草缓和胃气，刘渡舟认为此方妙在甘草以缓，我附和如是。栀、柏既伤胃，甘草顾护胃气，又能缓和血气，更有利栀、柏退黄也。

223.伤寒，瘀热在里，身必黄，麻黄连轺赤小豆汤主之。

麻黄配石膏，能肃膜腠三焦、内外肌表水气；麻黄配白术，能除肌肉、内腑湿气；麻黄配赤小豆、桑皮，能清皮下、肌肉脉外郁湿。

224.少阳之为病，口苦，咽干，目眩也。

少阳经气盛于表里之间，牵涉肝胆脏腑、胆经三焦经、膜腠三焦通道。柯韵伯言：口、咽、目三窍亦是半表半里，或因经热或因相火上犯空窍。此论甚高，我为之附和。少阳为病，一曰本经病位为阴阳出入枢纽，邪气稽留则往来寒热；二曰牵属经络脏腑，则默默不欲饮食，胸满胁痛，口苦，耳聋无闻；三曰膜腠三焦通道，感邪则津热不利，目眩咽干，或成诸多杂症。

225.少阳中风，两耳无所闻，目赤，胸中满而烦者，不可吐下，吐下则悸而惊。

少阳忌吐下，因吐下伤气亦伤津，少阳病位在表里之间、三焦膜腠之内，吐下于病无益，而更伤其正。两耳无闻、目赤，皆是牵属经络蕴热之象。

226.伤寒，脉弦细，头痛发热者，属少阳。少阳不可发汗，发汗则谵语，此属胃。胃和则愈，胃不和，烦而悸。

伤寒治病，一曰治其因，二曰调其病位。发汗于病因无益，病位也不在此，何取也？头痛发热，见脉弦细，知此热发于阴分。三阳阴分为少阳，如柯氏之言，细脉为少阳初出之象。

227.本太阳病不解，转入少阳者，胁下硬满，干呕不能食，往来寒热，尚未吐下，脉沉紧者，与小柴胡汤。

太阳传经少阳，现少阳诸症，未吐下，脉沉紧，此是阴阳相搏于枢机，当以柴胡汤和解。

228.三阳合病，脉浮大，上关上，但欲眠睡，目合则汗。

三阳合病，浮大而弦，夜盗汗，当调枢机，以柴胡花粉龙牡汤加减。

229.伤寒六七日，无大热，其人躁烦者，此为阳去入阴故也。

伤寒六七日，六经受气尽，病或愈，或复应气于太阳，但太阳证不见躁烦，见躁烦，必是邪由阳陷阴。阴指里言，此未必陷三阴，以六经受气从表至里，邪气相传虽未必与受气同步，但六七日气归出表时，受气必从枢机而出，此时邪陷多于三阳之里少阳也。

《伤寒论》三阳病篇目条文注解至此而已。少阳篇目个人论注都较为简单，因为绝大多数内容都已经在太阳病篇目阐释。说实话，虽然以个人能力、资历并没有注经的资本和底气，但是我觉得如果分享自己在伤寒学术方面的一些不成熟的想法，从原文注解反而要比一个命题一个命题讨论要省时省力得多，所以就完成了这个三阳病篇目的阐论。之所以用文言文，也是为了省时省力，如果用白话去阐释，很多条文都可以长篇大论，写得洋洋洒洒，文言文在传达意思的时候反而显得简单精准。我觉得整本书内容，我可能最满意的就是这个《伤寒论》条文的阐注，因为中医方面我不喜欢讲太多其他的，学术上就拿自己的干货出来就行了，虽然不一定得到认可，但这是我作为作者来说最大的诚意。有人问我为什么不把剩下条文注完，我觉得一是没精力，二是没必要。其实《伤寒论》我个人觉得你把太阳病篇条文吃透，后面的条文理解起来都很简单了，甚至你把一个桂枝汤吃透，半本《伤寒论》就懂了。所以我觉得，把《伤寒论》三阳病篇目条文分享完了之后，后面的很多条文观点就可以用佛经中最常出现的四个字"亦复如是"来表达吧。

言語道斷
非去來今

丁酉年三月

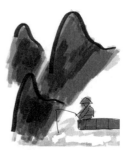

· 耳鸣耳聋经验

鸣聋一病，发于耳窍。耳窍由肾精滋润，脾气充养，心血濡润，肝气司布，肺气关阖。邪气中者，风入则鸣聋而闭，其声如鼓，亦有如蝉，归属当肺；寒闭者，其气不舒，或若电火之声，若响若痛，归属营卫；暑感而闭，其若蒸笼，化热者出脓而痛，归属为三焦脾脏；湿感则不舒，其最易夹杂内邪，或寒或热，归属脾肺；燥邪若入，多伤肺肾之阴，其阴竭则耳窍失养，鸣聋而作，声若金属、若蝉，归属为肾；火邪而入，先动肝气，归属当肝。故六淫，以及五脏、营卫、三焦其精气俱可出于耳，粗工只知肾之开窍，妄投腻补，邪气不出，里生他变。

凡治病，穷理易，用药难，其投缘亦难。药师居净土，发十二大愿，力求救拔，然娑婆之疾苦少乎？岐黄、仲景，以至金元明清诸家，其理论无不以矫时世之误谬而发，然今之误谬少乎？笔者以慎之为字，力求谨严，然临床亦难避误。医非为仙佛，只可度活尸躯身，焉能解既定因果，穷理经世几时，愈信世间唯因果不虚，知之于此，其慈悲愈发，于道愈谨，于术愈不敢不专。我自知才识鄙薄，术业疏废，然亦不敢不以行愿为先，寥寥疏言，兴至而发，共勉同侪。

鸣聋辨证易，用药难，其脏腑之变，互为因果，又互相掣制，辨证须准，用药宜精。

1. 肾脏病治法

古人多以精脱而论治，及后世以为阴虚而详篇大论，丹溪以火热一言以蔽，不知丹溪心法者，又误得知柏、六味、龟板为圣药，其所治多误，病亦不解。然临床真阴虚者十见无一二，鸣聋属肾阴虚者十见也无二三，肾脏之火热，其清不在丰水，而在引济。今人饮食精美膏粱，其精华不足者少，有精华不足盖因阳气不运化、输布也。

（1）肾阴亏损：单纯肾阴不足而致病者鲜见之，常规治法即可，六味酌加龟板、二至、知柏。舌多红而少苔，脉多细弦或数，主方：六味地黄丸，熟地、枣皮、山药、丹皮、茯苓、泽泻。肝肾虚热，加山栀仁、青蒿、女贞子；真阴不足，耳窍失养，加龟板、枸杞、锁阳、菟丝子，取左归丸之义。鹿角胶换锁阳，盖以价贵。见心火妄动，加淡竹叶、山栀仁；火不归原，加交泰丸；见肺脏焦苦，燥干，应补中通津液，芦根、桔梗、泡参、枳壳、麦冬、蔓荆子。

此外，菖蒲、磁石可随证配用于方中。

（2）肾阳亏虚：阳虚耳聋亦不多见，寒重加桂、附。苔多白腻或黄，或水滑，脉沉细而弱，或浮大而芤。主方：文氏八味丸：补骨脂、菟丝子、熟地、枣皮、山药、茯苓、泽泻、丹皮。阳虚见明显寒象，加桂枝、附子、细辛；其阳气欲脱，而耳聋不闻，不用主方，以四逆汤加枣皮。

（3）肾精亏虚：苔多白滑而薄，脉以大浮为要，弦大，或革，或可见沉细。主方：锁阳、菟丝子、枣皮、熟地、泽泻、茯苓、骨碎补、磁石。精脱滑泄，加芡实；精虚有风，加桂枝汤、防风、白芷；精虚肝热，加栀子、柴胡、胆草；不寐，加酸枣仁、远志、夜交藤。

2. 肝脏病治法

鸣聋于肝，关乎气机，调肝亦可调三焦，治不宜分。肝气湿热，则暴鸣而聋；少阳郁热，三焦津液不输，则两耳无闻。中年阴亏，肝郁而热，多情志所变。治不宜苦寒，宜甘淡清凉。

（1）肝火暴上：龙胆泻肝汤加减。龙胆草、炒栀子、柴胡、黄芩、夏枯草、牡蛎、生地、泽泻、木通、炙甘草、茵陈、川牛膝。

（2）肝经风热：柴胡清肝散加减。蔓荆子、蝉蜕、柴胡、桔梗、赤芍、白芍、山栀仁、淡豆豉、竹叶、黄芩、泡参、连翘、青陈皮、生地。

（3）肝郁气滞，气闭耳窍：柴胡、青皮、陈皮、白芍、莪术、香附、川芎、防风、石菖蒲、蝉蜕。

（4）少阳不和，三焦不利：以和解少阳，燮理三焦，仲景小柴胡汤主之。

（5）肝阳上亢：白蒺藜、生龙骨、生牡蛎、石决明、磁石、菊花、蔓荆子、蝉蜕、龟板、枳壳。

（6）肝气瘀滞，流气不运：流气饮加减。乌药、枳壳、柴胡、紫苏、防风、羌活、柴胡、石菖蒲、香附、川芎、白芍、桔梗。

3. 脾脏病治法

鸣聋于脾，一者脾精亏虚，血气不养；二者脾气不升，窍道滞闭；三者脾胃不和，内生湿浊，郁而闭窍，脾胃升降失调，影响气机。鸣聋一病与六淫、五脏皆关，但调理者不外乎气血，治何脏、散何邪不离发动气血之功。

（1）脾精亏虚，血虚不养：八珍汤加减。党参、白术、陈皮、茯苓、炙甘草、龙眼肉、熟地、当归、白芍、川芎、阿胶、木香、菖蒲。

（2）脾气亏虚，气机不升：桔梗、枳壳、防风、柴胡、升麻、黄芪、党参、羌活、石菖蒲、白芍、炙甘草、葛根、蔓荆子。

（3）脾胃内积，邪热由中弥漫三焦，窍道无闻：调味承气汤。大黄、芒硝、炙甘草；或升降散（大黄、姜黄、蝉蜕、僵蚕）。

4. 心脏病治法

鸣聋于心，经言心亦开窍于耳。心血不足，由关脾胃，劳倦内伤，耳作鸣聋；心经郁热，其若乘肝，则耳窍亦动；心气亏虚，心阳不温，见耳鸣耳聋者极少，百中难见二三，但于治疗此病中他脏之病，属寒、属虚、属滞者，均可辅以温心宣散之药以彰其效。单由心病者，鲜矣，但不知治心者，亦不遗憾。

（1）心血不足：龙眼肉、远志、木香、酸枣仁、当归、白芍、党参、茯苓、炙甘草、麦冬、桂枝。

（2）心经郁热：黄连、木通、淡竹叶、黄芩、栀子、车前子、桔梗、枳壳。

（3）心阳不温：五味君令散。桂枝、远志、桔梗、白芷、薤白。

（4）邪热扰心，心神内动：秦尉宁君汤。茯苓（重用至两以上）、益元散、淡竹叶、酸枣仁、琥珀、夜交藤、磁石、生地。

5. 肺脏病治法

经有"鼻塞治心，耳聋治肺"之言。其外邪中耳，皮毛先受；其内气不舒，开从腠理。故内外所致其滞停，宣表者必借相傅之兵。

（1）肺气郁闭，其耳如堵：升麻、柴胡、桔梗、杏仁、麻黄、炙甘草、菖蒲、莪术。

（2）风寒中外，扰耳而鸣：桂枝、麻黄、杏仁、炙甘草、白芍、防风、黄芪、白术、荆芥。

（3）风热中经，聋鸣作痒，甚则流脓发炎：连翘、蝉蜕、薄荷、夏枯草、淡竹叶、僵蚕、牛蒡子、淡豆豉、银花、葛根、升麻。

6. 风邪治法

风邪善行数变，耳为表卫之中，亦为外通知窍，六淫不得风不独入，内伤不见风不难治。治风当治肺，治风当治营卫，治风当强心。

（1）疏风开窍法：升麻、桔梗、白芷、防风、蝉蜕、菖蒲、柴胡。

（2）调和营卫法：桂枝、白芍、生姜、大枣、炙甘草、防风、菖蒲。

（3）宣风散热法：荆芥、蝉蜕、蔓荆子、连翘、淡豆豉、桔梗、菖蒲、升麻、僵蚕。

（4）平肝息风法：代赭石、柴胡、僵蚕、蝉蜕、菖蒲、白芍、珍珠母。

（5）寒邪治法：寒重宜宣，以寒主收引气血，温阳养血亦可随证而用。

（6）散寒除痹法：麻辛附子汤。麻黄、附子、细辛、白芷、防风。

（7）阳气亏虚，血虚夹寒：阳和汤。熟地、白芷、麻黄、当归、鹿角胶、白芥子、桂枝。

（8）表卫虚中风寒：黄芪、白术、防风、桂枝、白芍、炙甘草、生姜、大枣。

7. 暑邪治法

暑湿于夏日而感，多化热而扰肝魂，或中表而蒙窍。

（1）暑湿闭窍：藿香、佩兰、陈皮、升麻、菖蒲、白扁豆、茯苓、生姜、半夏、厚朴、白芷、防风、杏仁。

（2）暑热内扰，鸣响不休：六一散、蝉蜕、僵蚕、石膏、泡参、杏仁、苡仁、白豆蔻、西瓜皮。

8. 湿邪治法

湿不独为病，或乘脏腑之虚，或乘经络之空，或夹他邪而郁，此条亦论述痰湿治法。

（1）湿热中阻，烦躁不安：大黄、益元散、藿香、佩兰、忍冬藤、白豆蔻、厚朴。

（2）湿痹经络，耳窍不宁：海桐皮、防风、豨莶草、徐长卿、防己、路路通、白芷、菖蒲。

（3）痰湿内蕴，二陈汤、温胆汤一类：陈皮、茯苓、枳实、半夏、白芥子、青皮、白扁豆、藿香、佩兰、苡仁、菖蒲。

（4）痰湿化热：上方酌加黄连、大黄、代赭石、礞石、胆星、菊花一类，酌去青皮、白芥子。

9. 燥邪治法

燥而致耳病，实百中难一见，然治燥之法，亦可归于滋阴散风热等治法中。

10. 火邪治法

内火者，属肾则清肾火，清肾火在通利归引，不在苦寒，木通、泽泻、牛膝之类；属心者清心火，清心火在清淡下引，不在苦寒，木通、竹叶、炒栀子、郁金之类；属肝者清肝火，清肝火在清灵疏散，不在苦寒，栀子、黄芩、茜草、青黛、夏枯草之类；属肺则清肺火，清肺火在甘凉疏解，不在苦寒，连翘、沙参、百合之类；属经络者清经络之火，清经络之火在清轻运化，不在苦寒，豨莶草、防己、地龙之类。外火者，从肺与经络解；痰火者，可用下法，瓜蒌、大黄、代赭石、礞石佳；痰热湿郁，火热上冲，可用苦寒而下。

属于太阳营卫者，治之桂枝汤主方；血痹者，黄芪桂枝五物汤；风寒不解，耳窍作痒，桂枝麻黄各半汤；风寒气闭，三拗汤。

属于少阳三焦者，烦躁不安，辗转难眠，一身沉重，柴胡龙骨牡蛎汤；少阳郁热经络，小柴胡和解。属于阳明胃腑，作实证，当以承气；烦躁不安，其气分发热，清解可用白虎。属于三阴，太阴难见，少阴唯麻黄附子细辛汤用之可效。厥阴者，不为耳而来诊也。属于三焦郁热，升降散调达。

·过敏性鼻炎的探讨

小 A：师兄，我感觉身边现在过敏性鼻炎的人越来越多了，而且我们这个年纪的很多学生，甚至更小年纪的一些小朋友都有这个病。你有没有啥子看法？我以后想学好中医耳鼻喉的东西，我对五官科比较感兴趣，你觉得学习这方面有啥方法？

文：我啊，我没啥看法，该咋个治就咋个治。对于很多很小的一两岁的小朋友，还有一些小学生，现在诊断就有问题，很早就诊断个过敏性鼻炎，然后用抗过敏消炎的方法，用激素和一些抗过敏的西药。像这个年纪的小朋友，真正是过敏性鼻炎的很少，大多数其实就是个感冒，或者感冒后遗症，治疗就按照疏风解表，有里热清一下里热，有里寒温一下血脉，再调一下脾胃，见效很快，至少儿科是这样，我个人认为是这样。至于一些真正的过敏性鼻炎的症状表现，一般都归到我们中医诊断的"鼻鼽"里面，治疗这个病，对于很多成人来说，一个是考虑体质，一个是主诉，中医说到底就是辨证，但是你对于大内科可以这样说，对于一些搞专科的来说，既然是搞专科，就一定要拿出一些专科的经验和方法，不然一个中医耳鼻喉专家，和一个中医内科专家有什么区别呢？你既然打的是脾胃专科、耳鼻喉专科、男科专科的称号，那么你对这个专科很多疾病的病机和用药多多少少要有点独特的东西。我刚学中医的时候，比较反对中医分科太细，一些中医院现在分中医咳嗽专科、中医消化内科、中医疼痛专科之类，我当时不太理解，觉得看专科局限了中医的思维，但是后来我觉得中医同样需要效率化和分科化，只是大内科的底子一定要扎好，不要一上手就是搞专科，除非你天赋惊人。我们学校眼科的陈达夫、耳鼻喉科的熊大经这些名医，大内科的底子都是非常好的，然后再去搞专科，就能很容易搞出名堂。这个主要是思维，大内科底子好了，到了专科思维方法就更多。

小 A：那你觉得过敏性鼻炎有没有一些你自己独到的经验？

文：没啥经验，还是该咋个治就咋个治。自己有一些经验也并非独到，都是从各家学来的，然后自己在运用中有些改变和思考。还是先从《伤寒论》来说，我常用的有四逆散、桂枝汤、小柴胡汤、桂枝加附子汤、麻黄附子细辛汤、竹叶石膏汤这类。首先不管症状，鼻子有病，我们知道肺开窍于鼻，跟肺有关；鼻子头目诸窍又在肌表，那跟营卫有关；鼻司呼吸，又能感受外邪。大方向就这三点。同时怕风怕冷、易感冒，是不是跟太阳经有关，柯伯韵有"太阳虚即少阴"的观点，非常重要。太阳经中风表虚证，如果更严重，一些清涕不止，不耐风冷气候，病位在太阳，治法就从少阴来，这个在郑钦安著作中也有论述，回去好好看看。太阳经的阳气，一个出于下焦肾阳和深里少阴之气，另外一个来自于阳明中土的热量，第三个就来自于分散皮毛之中的肺气，这三个共同构成了太阳经的屏障，所以玉屏风散就是个补中土与肺的方剂，这些都是从太阳虚这个角度来论治部分鼻炎证型的。

其他证型有没有？或者兼证杂症有没有？当然很多。外邪稽留引发过敏症状的，就从疏散外邪来走；热象严重的，就佐加黄芩、芦根、栀子，还可以用点忍冬藤、紫花地丁、野菊花这类凉血消痈的；寒重的，用羌活、桂枝、麻黄、细辛这类。这些都是常规用法。

还有一些药证一定要掌握，可以提高疗效。譬如一些久病寒热错杂、瘀滞严重的，用点菖蒲化痰，再用点理气药，这个时候如果热，就用点黄药子、蚤休；寒，就用点白芥子、南星。对于血分有热，用点丹皮、生地、紫草类。还有一些实用的药对，就是乌梅、紫草、茜草这类凉血药，对于血热鼻痒的疗效很好，而且抗过敏的效果也不错。针对一些局部的痒感严重，用地肤子、白鲜皮也有用。还有一个经验就是：头面五官的疾病，在对证的主方里，佐加经络药，能够显著增效，如在过敏性鼻炎的药对里，偏凉润养阴的，桑枝、豨莶草我常用；平和利水的，路路通、赤小豆常用；偏温通疏风的，徐长卿、鸡血藤常用。还有虫类药，如地龙、蜈蚣、全蝎、乌梢蛇这些，通络解毒疏风效果很强，搭配温药、寒药，或是凉血药，都可以增效。

　　这些就是我对于过敏性鼻炎部分证型的经验。当然临床遇到的问题更复杂，还是该怎么治就怎么治，至于到时候选哪些方剂，就看具体情况了，是从全身脉象调理，还是针对局部症状，都要考虑。

·精室病论

"精室"之概念，中医文献从古至今散见论述亦繁，憾未有一论于此腑之功能意义及发病转归用药详述综合，而笼统归于肾、膀胱、下焦云云，亦归为虚劳、相火、淫毒，其以上种种均非误论，实病之所发于肾、膀胱、下焦类，或因虚劳、相火、淫毒而作，诸症状亦可见于精室之病，由此所发精室亦可受病，以此用药，若辨证细致，用药精当，亦可获效。笔者所以独整理而提精室病者，是以今时之人，膏脂富足，体壮多痰，纵内戕其身，而少见古之参茸、虫草所益之证；今人狡智多思，亦忧喜从杂，诸脉塞满，气血鲜通，是劳倦伤气，而本应气病而益气，现今之人，劳倦气伤，而百邪由乘，气病痰火生，气病湿热注，气病血结郁，由此种种，医不有察秋毫之功，见主诉而自得怡然，五七剂不效尤言慢病慢治，以病在秋毫处，而用药如斧钺，不得功而更加其力量，药愈繁而于病愈远。

男女之事，本合乎天道，夫子亦言"食色性也"，《内经》有圣人亦适嗜欲于世俗之间，故有病于欲起不知生长之道，而不信医家之言，或不加节制终至亏耗，或投信巫道，禁欲矫枉，致使精道瘀甚，身之疾不得起色，而心行执迷，鬼祟多作。自古修道之人禁欲，是将不泄之精气转归到髓海、元炁，世俗之人心乱尘马，无此功夫，不可妄学。

1. 精室概念

《难经·三十六难》："脏各有一耳，肾独有两者，何也？然肾两者，非皆肾也。其左者为肾，右者为命门。命门者，诸精神之所舍，原气之所系也，男子以藏精，女子以系胞，故知肾有一也。"《难经》在这里提出了肾分二者，左为肾，右为命门。此处可能为中国古人在实践运用藏象学说中，发现《内经》对于肾脏功能的归纳在临床应用中有些部分是相对独立的，比如肾在藏精、主生殖、藏先天禀受父母的元精元气，从而推动人体生殖功能的成熟，以及人体的生长发育这方面的功能和肾在主司二便、通调水道、肾中阴阳之气润养五脏，同时又蛰收五脏之精气的功能有相对的独立性，而在补肾时，适应于前者的很多药，对于后者那部分出现的功能性病变又没有多大的治疗效果，虽然亦有很多交叉的地方，但仍然不可忽视的是中医五脏一般以功能来划分成五种不同的功能系统，而确实肾这个脏腑有既相互联系又较为独立的两个功能系统。故而《难经》此处提出"命门"，是原气所系，精神之所舍，提到了两个概念：一个是先天受气的储存和动力的场所，二是有化成精微而产生高层次生理活动的作用。这两个概念基本构成了后世关于"命门"的基本定义。但是我们在这里讲精室病引出这一段，就在于《难经》后面提到了"男子以藏精，女子以系胞"的说法。男女藏精都在于肾，但是同时女子胞宫的功能也涉及肾，而除开本身的藏精外，男子在生殖之精的疏泄生成方面，又存在有类似胞宫的一系列器官，譬如我们的睾丸、附睾、精囊、前列腺。故现在中医男科整理古代散见注论文献，有将男子精室亦列为奇恒之腑的提法，这是非常妥当的，也是在专科对中医理论的一个丰富。日本・森立之《素问考注》中有："此云女子胞，则在男则为精室，在女则为子脏之义焉。盖谓男女共有此六者也。此说极是，精室即男胞也。"张介宾的《类经》也有如是提法。我这里想稍作补充的是，女子精室的作用也不可忽视，不要因为女子胞的提法习惯沿袭千年，就忽略女子精室单独的作用。女子精室亦单独存在，主要涉及卵巢和输卵管的相关功能，与肾本脏的功能联系密切，故奇恒之腑有七，除开老六者，应包括男女精室。不过女子精室的作用，很多时候亦涵盖在肾和胞宫内，临床对于某些妇科疾病，仍然从精室病的角度出发，以精室的功能为主要参照来辨证用药，很多时候能够达到比常规补肾调气血缩短疗程、提高疗效的效果。我们目前部分妇科病的用药，其实在调气血补肾中也在恢复精室的功能，因而即便效果好，也难以让很多医家专门去提出这样的概念。叶天士的通补奇经法在现在妇科的应用，包括现代湖南谭新华教授用调理奇经来治疗男科病，其实都暗含了精室病的特殊治法。

2. 精室的功能与精室病的状态

我们单独提出精室的概念，并非标新立异，而是在临床确实发现有这样联系的相关规律，及有它较为完整的生理病理现象和相关治法的独立器官的病变模式的总结。精室的生理病理最容易和肾本脏相混淆，有人问中医关于肾这个器官的病变理法方药俱非常完备，还有没有单独提出精室病的必要？笔者认为是有必要的。譬如精室病中普遍存在的肾精亏虚，夹杂精室湿热气滞血瘀，其表现在女性可能为痛经、痤疮、脱发、头面部油腻等这类多囊卵巢综合征症状，男性可能表现为脱发、头面部油腻、咽部多痰、痤疮、会阴部胀痛、小便不利、精液本身异常改变等很多慢性前列腺炎患者的症状，这类病证若单纯补肾，补肾阳，病人则容易上火；补肾阴，病人则会出现阳虚症状；平补肾精，则局部瘀滞更明显，从而无法获得满意疗效。对于女性的痛经、男性的小便不利等水道症状，用疏肝化瘀，能缓解一时，但常反复不愈，这类病证往往按传统治法，即使很高明的医生，疗程相对都会较长，辨证上面也往往比较粗糙，一般都是往肝经、气血和肾本脏这种大方向走。我们用精室的本身病变来解释，用药上采用经验证明的对局部更有针对性的药物，往往能够获得见效更快、疗程相对更短的优势。

综上，阐明精室病具有较为相对的独立性后，这个器官本身的生理功能就可以做一个梳理。首先从精室本身来讲，有藏经疏精的功能，同时对于肾精的生成也有重要影响，但它并非一个能直接生成精微的器官，因此肾脏常宜补，而精室总宜通。基于这一点，我们在治疗很多复杂的寒热虚实俱有的精室病时，就不必机械地在处方里寒热攻补俱下，这种大杂烩式的用药若非很有经验的高明医生，是很难取得满意疗效的。我们常用的就是补肾、通精室瘀滞的治法，而通精室瘀滞：一者在于肾气是否充盈，因肾气的充盈是化生精气的源泉，也是精室疏泄正常的泉眼与活水；二者在于精室本身有没有器质性的瘀滞，譬如精室病到后期，病久入络，或者痰湿及其他病理产物在精室内堆积导致局部的瘀滞与疼痛，进而影响肾精的合成，如某些典型的患者，在生殖方面有明显的肾虚症状，但在肾气所外现的其他方面如精力、体力、牙齿、骨骼等，并没有明显的衰退表现，这时就要以通为补；三者就是精室所络属的经脉有无瘀滞，精室从位置角度上来说与足厥阴肝经和任、督、冲脉联系最为密切，奇经气血的充盈与否可以直接影响精室的功能状态，而对于精室病所表现的瘀滞，又通常从肝经来梳理。

因此，肾本脏、奇经、肝经这三者是影响精室病的最重要的因素，而精室的病理改变也会反过来影响肾本脏、奇经和肝经的气血。总之，精室是受这三者之至阴滋养才能发挥基本功能，而精室发病莫不先起于肾精肾阴的亏耗，精室中所藏阴精亦为肾阴的一部分，凡败精、湿热、劳损而致精室病者，其中所藏阴气必因不纯夹浊而生痰气，阴亏明显者痰火上扰咽喉而多唾，精亏明显者痰湿亦上泛而多痰多涎。

3. 精道与水道

精道与水道本同出而异路，以致临床诊断往往以淋证笼统概括，甚至按治疗水道下焦湿热的方法来治疗很多精室湿热。叶天士在《临证指南医案·淋浊门》里提到："若房劳强忍，精血之伤，乃有形败浊阻于隧道，故每溺而痛，徒进清湿热、利小便无用者，以溺与精同门异路也。"此处房劳强忍所导致的精血败阻、精道受败浊阻碍，除了强忍不泄的性交，或明清医家常提到的少年意淫以动相火，煎熬其真阴，精离本位，而致遗精滑泄，败精阻道外，还有一种情况就是纵欲过度导致精室亏空日久，外感水道之湿热，内受膏粱华味之浊气下注而致精室败浊瘀堵。临床常见的水道淋证，《诸病源候论·淋病诸候》分为石、劳、气、血、膏、寒、热七种，而以"诸淋"统之，膏淋、劳淋与精浊、血淋在水道和精道，以及溺痛热淋在二道的区别临床中很容易混淆，《诸病源候论》中所提到的诸淋无一不是肾和膀胱的病变导致水道的异常，且无一能尽述肝肾奇经与精道的病变。故精室病，盲目利水通淋不仅原病无所缓解，反而徒耗伤肾气以致疾病愈杂。

4. 精室病的常见证型及用药

精室为至阴之腑，病位较深，涉及经络、脏腑较多，病机也较为复杂，但大多数精室病所得，无不因为精室亏空于先，或因败精，或因纵欲，如溪流交汇之潭，必因阻其道路，亏其泉眼而至潭成死水，后才有浊臭之物堆塞。

精室之发病，无外乎寒、热、瘀、虚、湿五大原因，其中虚为首因，瘀为全程的病理表现。这五者皆可互为因果，通常交杂出现，给辨证和治疗带来一定难度。譬如精室受寒袭，必导致血脉凝涩，而精室宜通，血脉受凝涩，则精瘀化热。精室受热扰，病久必入络，影响肾精的生成，肾精的亏空又直接导致败精败血瘀滞不去。精室因藏至阴精纯之物，故空虚其内，必生湿浊，或由脾胃饮食不节内湿下注，或从水道而入，或因瘀结而生，精虚生湿的结果仍然是导致精瘀的重要原因。

清《一得集》里面有一句话："肾为生痰之源，胃为储痰之器。"这句话我认同。与传统的从脾肺来论痰相比，这句话更直观地认识到肾对全身水液代谢，肾中藏精疏泄有序对生痰、化痰的影响。其中，比较常见的情况就是，肾水亏损，相火偏亢，煎熬真阴，而木气无根，冲上而成痰火，明代龚居中的《痰火点雪》里面有更详细的论述。还有一种情况就是肾中真阴与阳气俱衰，导致肾水泛上，壅塞于肺胃而生痰，这种在"慢阻肺"中常见，金水六君煎是典型的方药，八味地黄丸也是对证的方药。这种病不要以为痰盛而畏惧熟地滋腻，熟地性沉味厚直入下焦，即便见苔腻、痞满，只要属于下焦真阴亏耗，熟地应重用不忌，清代赵献可的《医贯》对此有很多精辟的论述，当代刘方柏在治疗鼓胀后期重用熟地至120g也是一个很有力的例子。所以很多口臭、口中流涎、咽部咯痰、甚至带血的病人，用健脾化湿无效的，我一般就用地黄饮子、八味地黄丸加萆薢、土茯苓，效果都很好。最后一种情况就是脏腑病变轻，而精室病变明显的精虚生湿者，这类病人一般尿浊，咽部咯痰，口水多而浊臭，痤疮，肾阴本为至精纯之物，填于极深处，一般不受外浊，但肾阴所化之精储藏于精室却容易受外湿而清浊相混，这类情况，脉象、舌苔都有湿，但是仍然不惧熟地之滋腻，唯有填其真阴，而后才能如死水得泉眼之代谢。与上一种情况的区别就是，本脏病变轻，无需过多治疗脏腑，而用填精化瘀、疏通精室的方案。精室病忌桂附之刚热之品，亦忌大量知柏之苦寒，此二类俱为肾本脏之用药，唯肾本脏有明显寒热方可佐加，若主病位在精室，则桂附易煎熬真阴而逼急精室络脉，知柏可寒伐肾气，不利生精而助湿。精室之寒，宜用细辛、鸡血藤；精室之热，宜用蒲公英、马鞭草、野菊花。

（1）由本脏病变而扰：肾中虚火扰动精室，此素体阴虚，或肾本脏相火偏旺，而上动心神，下扰精室，导致血精、精液黄黏、射精痛、口干咽干、咽部出血、遗精多梦、手心潮热等，常规用知柏地黄汤。个人不喜知柏之苦寒，而以地黄加味汤建议：生地20g，功劳叶30g，茅根20g，芦根20g，淡竹叶20g，朱砂拌茯苓20g，天冬15g，丹皮15g，枣皮15g，枸杞15g，知母6g，女贞子15g，旱莲草15g，侧柏叶15g。命门火衰，至于精室颓惫，精寒精冷，手足不温，阳痿早泄，女性之宫寒不孕，按常规治法即可。

（2）由水道病变而扰：通常见于急性尿路感染，导致精室受湿热，除了水道的尿频、尿急、尿不尽，尿灼热疼痛，还伴随发热、会阴胀痛拒按等。金钱草加蒲公英煮水，或者用常规治法，抗生素治疗亦可。精室内生湿热或由脾胃下注，都可采用清热利湿药物，病证简单不赘述。

（3）由外部伤害造成：通常由于尿道手术、检查，或者其他途径造成的精室受损，络脉血瘀，表现为疼痛，或炎症反应。以地龙汤建议：地龙 15g，桃仁 10g，红花 6g，当归 15g，丹皮 10g，生地 15g，水蛭粉 6g，延胡索 15g。有明显炎症反应的，加五味消毒饮和木通疏泄水道；气滞明显者，加柴胡疏肝散；病久气寒者，加台乌散；局部疼痛明显，络脉瘀滞严重者，加细辛；有热者，配合消痈肿药佐细辛。

（4）精室本身病变造成：精虚生湿，表现为肾精亏耗的脱发、早泄、阳痿，又表现为精室夹湿的头面部油腻、痤疮、尿浊、遗滑等。单用补肾药，则感觉尿浊、遗滑更严重，用利湿药则感觉症状缓解缓慢。六味地黄汤加味：熟地 15g，枣皮 15g，山药 15g，丹皮 10g，茯苓 10g，泽泻 10g，菟丝子 20g，萆薢 15g，锁阳 15g，枸杞 15g，土茯苓 15g，蒲公英 10g，石菖蒲 15 g。若见局部疼痛瘀滞明显，则从肝经梳理，用疏肝散加化瘀药；若见精瘀明显，则用皂角刺、王不留行、路路通；若见热偏重，加败酱草、大血藤、马鞭草；湿偏重，则加白豆蔻、续断从脾肾共理。肾阳偏虚，固摄无力，则应加补骨脂，而暂不宜加龙骨、牡蛎芡实、金樱子这类；肾阴相对不足，加生地、女贞子、玄参。

（5）肝经病变明显：表现为抑郁，情绪焦虑，局部症状时而缓解时而加重，疼痛或者不可名状的不适感。四逆散加减：柴胡 15g，枳实 15g，芍药 15g，炙甘草 10g。局部疼痛加川芎、香附、鸡血藤，偏热加川楝子，焦虑明显合柴胡龙骨牡蛎汤，局部湿热加蒲公英、薏苡仁、败酱草。

（6）奇经病变明显：表现为头晕目眩、手足萎软、阳痿早泄、尿浊遗滑、会阴肛门胀痛不适。通补奇经为主：鹿角胶10g，枸杞15g，当归15g，菟丝子15g，续断15g，杜仲15g，熟地15g，川芎15g，鸡血藤15g，五灵脂15g，锁阳15g，路路通15g。

以上列举了一些精室病相对独特的治法，还有一些常规治法在其他著作中均有详解，故不赘述。此处多以男科病举例，而妇科杂病亦可见精室的病变，根据症状表现对证处理即可，理法相类。经方治疗此类疾病，北京中医药大学的王琦、冯世纶的著作里都有很多有价值的应用和分享。笔者常用的就是太阳少阳两经的方剂，反而觉得精室病现少阴证不多，于六经的表现多为枢机不和与经气不通，故常以小柴胡、四逆散、柴胡龙骨牡蛎汤、桂枝龙牡汤、春泽汤、半夏泻心汤类处理。其他的医家，有推崇从脾胃论治而走李东垣路子的，有发展黄元御的思想来论治的，都是宝贵的认识和探索经验，有很多值得学习的地方。此文列举的仅是某些独特证型的个人总结，实际临证要更复杂，需见证用药，适合补中益气的就用补中益气，适合升阳散火汤就用升阳散火汤，适合知柏就用知柏，适合张景岳类的就用温补学派的思路，不可拘泥于一派一法。

·精虚湿热型痤疮经验

痤疮，现代人发病和体质跟古代差别比较大，在一个温饱都没有解决、感冒都可能死人的年代，很少有因为几个"骚痘痘"来求医的，所以个人感觉古代的痤疮经验很多时候是针对比较严重的情况，且证型相对单纯。现代人需求更丰富，体质也更复杂，尤其是对外貌的关注和重视，要求你处理的很多常见痤疮，跟体质关系大，且兼证多，但一般病情不严重。临床除了传统的湿热积毒、肺胃蕴热、风热积表等证型，我在治疗过程中发现，精室和胞宫的湿热也是现代年轻人比较常见的证型，这种证型通常没有并发典型的下焦炎症，或者一开始就是轻微缠绵的慢性炎症，常伴随肾精亏虚、内湿下注和外邪乘虚而入的情况。这种证型最常见于现代医学所认为的内分泌失调的"痘痘"，男性常有房劳、熬夜、烟酒等伤身的习惯，表现为脱发、头面部油腻；女性多伴有月经不调、脱发、便溏、经期痤疮加重等。舌头一般都是白腻微滑，便溏也是常见表现。这种湿热用传统的清热利湿法有时难以见效，患者往往吃过很多清热解毒的中成药和中药，效果不佳。根据个人经验和观察，这种"痘痘"要平补肾阴肾精与去精室湿热的药共用，我的一个经验方就是萆薢解毒汤，用萆薢、土茯苓、苍术、连翘、山楂、大血藤、茯苓、蒲公英、菟丝子、山茱萸、熟地、枸杞、续断、泽泻、锁阳、丹皮。这种情况不要畏惧地黄、枣皮助湿，因为肾精真阴一日不填充，精室之湿就利之不除。热重阴虚明显的，用生地，去锁阳，加玄参、知母；口干胃热，去锁阳，加花粉；肾气亏虚明显，夹杂严重月经问题的，可加补骨脂；尿黄尿浊，萆薢重用，配车前子；额头痘痘明显，属于精虚湿热证下心肺之火不旺的，不应清肺清心，加川牛膝、土牛膝、黄柏。那种满脸痘痘，脓包囊肿硬结的多不属于这种精虚湿热型，精虚湿热的痘痘，脉多弦大弦细，一般不数，或微微急促。若见脉舌纯热，还是按照常规治疗。对于一些热毒浸淫肌表，用过很多凉血清热解毒药而效果差的，就要考虑宣表解毒利水，用药上淡渗清宣，还要调和里气，不能过于苦寒，尤其是要选解毒与活血作用俱有的药，一个验方：辛夷花、防风、荆芥、皂角刺、大血藤、赤小豆、当归、玄参、地肤子、紫荆皮、紫花地丁、芦根、马鞭草。

· 头痛的经验

　　想写一下头痛，因为是太常见、太多发的病了，但是一敲键盘，又觉得无从下手。头痛这个病，说好治也好治，说难治也确实有很多顽固棘手的。如果要说某方治疗头痛，感觉大部分方子都能治疗头痛。从经方讲，桂枝汤可以治头痛，麻黄汤可以治头痛，小柴胡可以治头痛，栀子豆豉汤可以治头痛，承气汤可以治头痛，理中汤也可以治头痛，四逆汤、麻黄附子细辛汤也可以治头痛，抵当汤可以治头痛，薯蓣丸可以治头痛，乌梅丸也可以治头痛；从时方来讲，不管风热、风寒外感的方都有治头痛的作用，通窍活血汤就是很经典的治头痛方，八珍汤、十全大补都可以治头痛，四物汤也可以，包括三仁汤加减一下也可以治疗头痛。列举这些废话，其实是想说明关键是抓病机辨证。从大方向来讲，因虚致痛的，阳血不足，一般有易感风寒，或者就是体质原因引起的，我喜欢用桂枝黄芪五物汤治疗；阴血不足，我喜欢用四物汤加天麻治疗。有时候两者都存在血虚的，我喜欢用桂枝黄芪五物汤加四物汤，再加一个徐长卿来治疗，效果真不错，这个汤我叫做九养汤，对于血虚的肢痛、臂痛、麻木都很有效。也有肾虚的头痛，要在补气血的药里面加补肾精的药。单纯气虚所引起的头痛较少，遇到了就用补中益气汤加减，其实用九养汤加味也不错。有一些阴虚特别明显而伴头痛的，在补阴的方剂里面加一些鸡血藤、川芎、白芷、菖蒲、葛根这类也可以。少阴伏寒，用附子、细辛。

有因实致痛的，很多时候即便未见承气汤证，也可以加大黄、牛膝这类引血、引热下行的；肝阳偏亢的，传统的天麻钩藤饮、镇肝息风汤这类也很经典，酌情重加地龙、野菊花，效果更好；外邪致实的，传统的方子就太多了，我都记不完，反正把握一个原则就是外散的时候莫忘活血、久病入络的加虫类药。

　　另外，要把握一个用药的升降问题。气不升邪聚，用升麻、羌活、藁本这类，我对那个太阳头痛用什么药、厥阴头痛引经用什么药这类的分法不感兴趣，其实如果你辨证够细致，再去看那个引经是很死板的。气不降火逆，一用苦寒折火，如龙胆、黄连，二用大黄、牛膝降血，三用代赭石、石决明类降气。有气不清而热的则用石膏、花粉；有表邪邪不发，用麻黄；有痰气交阻在中间的，就用旋覆花、代赭石加半夏泻心汤，在经络的就加经络药。像丹参、天麻这种适用性太广的都可以酌情加。久有伏寒，附片、细辛一定要用，如果病人体质实一些，麻黄加上；虚一些，桂枝汤加上；瘀明显，土鳖虫、蜈蚣、全虫用上。

　　湿气一般不至于痛，如果因湿而痛必伴卫郁，用点麻黄、香薷，白芷、浮萍都可以选择。有一次我开了一个三仁汤加麻黄，朋友看了觉得怪怪的，认为麻黄是经方队伍的同志，混进湿温的方子里面当特务了。没办法，这个湿温伴随肺气郁，三焦不畅，卫郁严重，不用麻黄，这个上面的气怎么走腠理出去呢？有时候我看自己这类方子也是怪怪的，如治疗一个外感秋燥咳嗽桑、菊饮加沙参、浙贝、紫菀，又加了经方队伍中的桂枝、柴胡，这个病当时也是除了咳嗽外还有一个表邪重的情况，不用桂枝温下营血、柴胡升调下气机，连翘、薄荷哪能发散得出去在肌腠比较重的邪气呢？这大概也是我用经方药的一个特点。

· 肝性腹胀的经验

现代医学发展的好处就是通过一些检查设备能够更清楚知道病位，也便于一些中医的针对性用药，当然大前提还是在我们传统中医的辨证基础上。治过的几个肝炎和一个肝硬化，都多少表现出了一个腹胀的主诉，而且舌脉都是表现出脾虚湿困的指征，譬如大便不爽粘马桶，腹胀，厌食，乏力，在处理这种病，如果用传统的辨证结果去用药，往往效果不好。我就处理过一个很顽固病例，用了藿朴夏苓汤、三仁汤、甘露消毒丹这类分化湿热方子，和厚朴、莱菔子、楂曲、大腹皮这类消满除积的药物，没有一点效果，可是从舌脉、主诉来看，每次加减我都感觉很对证，然而反馈不佳。后面又试过柴胡达原饮、半夏泻心汤这类辛开苦降的，能见到一定的效果，但还是不理想。之后，我越来越发现，这种类型的腹胀，虽有脾弱，而脾胃宜和不宜散和补，其病位也不在脾胃，应当从清血活血、分化湿毒的方向走。我自拟了一个经验方，至少处理这几例都是有明显效果的：柴胡15g，杏仁10g，藿香15g，莱菔子15g，熟大黄6g，茵陈10g，栀子15g，六一散10g，石菖蒲10g，赤白芍15g，土鳖虫10g，水红花子15g，鳖甲10g，大蒜10g，桃仁10g，焦三仙10g，白豆蔻10g，淡豆豉10g，牡蛎10g，苡仁10g。这张方有一个茵陈蒿汤的架子、栀子豉汤的架子，这里用熟大黄少量，且少于茵陈、栀子，还是在于清血理血除湿热。阳黄急症我们用茵陈蒿汤下热除瘀，这种慢性肝病，将生大黄改为熟的，少量，就没有那么强的泻下作用，而且搭配白豆蔻、焦三仙、莱菔子缓中和胃，就对脾胃没有多少的损伤。用土鳖虫、水红花子、鳖甲、赤白芍、牡蛎是针对局部癥积的破和宣，还是从血分来理，不只是到肝硬化才叫癥积，很多慢性肝炎表现出的仍然是血与邪气共积的癥象。这里面用藿香、大蒜、菖蒲、淡豆豉，是有一个芳香化浊的作用，也有一个从上面开的作用，苡仁、六一散就是从水道清利中积湿热。这个方子效果不错，我有一些验证，写出来供大家参考。关于肝性腹胀虽有脾胃虚的表现，但是其根本是在固结之瘀热，影响到了中焦的功能，不可以盲从"见肝之病，当先实脾"的论述，而这个论述更多是解释肝系统与脾系统的联系影响。肝病当然也有需要从脾胃论治，甚至需要扶阳的情况，那就具体问题具体分析了。这里讨论这个肝性腹胀，也不能概括所有证型，该用茵陈四苓散，甚至真武汤的情况都有，这里仅仅说明我遇到的这类情况。鳖甲与大蒜的同用，我是从江西万友生医生的经验里面学的，理法通，效果佳。还有就是肝性腹胀，我后来看到印老的论述，又有一种"以为发现新大陆，其实前人早踏之"的感觉，我这个方子跟印老也有点类似的地方，他还用了川楝子，这个药也很好，但是我个人不喜欢这个药，用的不多，除了在台乌散里面用其他没有任何经验；还有他用紫菀、桔梗开肺利三焦的治法，理法非常好，但是从我个人喜好，也觉得这种腹胀，没有明显的郁气于肺，还是不习惯开肺，除非见到夹杂水道的问题，才会用这类药。我反而喜欢用桑皮来泻肺，杏仁来降肺，而开则喜欢用菖蒲、藿香、大蒜从中焦开。

·化裁柴胡桂枝汤治疗外感心得

从古至今和外感病的斗争一直是中医学发展的重要动力和理论丰富创新的源泉之一，对外感疾病的认识和治疗是历代医家医案、著作的基础内容。今天中西医学体系成熟，常见外感疾病不再成为威胁生命的重症，但对于常见外感病的治疗仍然是中医除开专科门诊以外的很大一部分业务，即便是经验丰富的医生对于一些常见外感也有千虑一失的疏漏，笔者初接触临床时治疗最多的即是此类疾病，也积累了一些经验，后在临证中梳理大量病案，以中医视角为基础、伤寒理法为核心，化裁柴胡桂枝汤，得三阳同解剂，以透邪出表为治法轴心，收效良佳。故撰此文分享些许经验愚见，望不以为鄙。

我初临证之时，因外感寒热，起居不慎来求诊者甚多。川中之地，尤今人体质复杂，感冒症状，多因伤于寒而起，现头痛身痛、咳嗽鼻塞，入里则化热又现咽痛、浊涕、口干、黄痰，且多是西医院抗菌解热无效而来，虽其寒热错杂证确，但以时方香豉、苏叶、荆防之品，又嫌解表力微；若以其人炎症而投银翘、桑杏、马勃，多为前医所用，辄然不应；欲以桂枝麻黄之辈，尤又惧力专性燥而燔动气血。此类疾病，今人内积湿热多而无明显表虚证，又嫌桂枝汤之甘，故常以桂枝汤赤芍换白芍、生草换炙草，撤大枣留姜，酌加清热解毒之品，一时得效，后来处理外感多以此架方结构，以桂枝、葛根之品解外，柴胡、黄芩、赤芍、杏仁、桔梗之类肃里，见招拆招，不走方证，而专攻药证。后阅前开诸方，柴、芩、桂、姜为基础打底，每方如是，始忆仲景方中之"柴胡桂枝汤"所录之语："发热，微恶寒，支节烦疼，微呕，心下支结，外证未去，柴胡桂枝汤主之。"此方于前我多用治肢痹、风入腹痛，常能显效，后更留意外证未去一词。此方本为伤寒迁延多日，邪弱正伤，外证仍在，里气不调，故以桂枝、柴胡各半而合方，求太少同解，有解表之功，又有和解之力。我读《伤寒论》，以为《伤寒论》一书所述实为邪正论，伤寒治法之概况，无非邪在表，抗邪出外；邪在里，透邪出表，并仲景之"观其脉证，知犯何逆，随证治之"言。今人外感虽感邪轻，而内气多郁，往往难见一经典型脉证俱现，故以一经专攻，往往迁延罢此生变，而余证亦起，用轻剂而力微难以速效，而又待数日或因药力，或因自愈。

后来整理反思，以柴胡桂枝汤化裁名三解汤，薄辛同解三阳，调和里气而透邪外出。后以三解汤临证加减治疗常见感冒，虽轻重、寒热有异，多未尽剂而愈大半，极少有不应。笔者亦常叹此殊效。

1. 三解汤方解、加减

三解汤组成：柴胡 15g，黄芩 12g，桂枝 15g，生姜 10g，桔梗 15g，生甘草 8g，大枣 8g，葛根 20g。

此方用柴芩清解少阳，桂枝、生姜疏散表邪，透太阳邪气出肌腠，桔梗宣肺引诸药之气升解，甘草、大枣调和中州，燮里阴阳气机，葛根升举胃中阳气，宣透阳明。

湿困身重，酌加羌活、白芷、苍术；寒重，酌加麻黄、细辛；痰多，酌加前胡、百部、苏子、瓜蒌等；咽痛，加僵蚕；寒痹咽痛，加法半夏、细辛；热重，酌加田基黄、虎杖、石膏、连翘、鱼腥草、败酱草；风寒咳嗽，合止嗽散；外感风甚，加荆防、蝉蜕；常见咳嗽，加厚朴、杏仁；虚加太子参、黄芪类；温热感冒初起，此方加赤芍；温热卫分证典型，减桂枝量加连翘、忍冬藤、薄荷、大力子、淡豆豉；温热气血证，去桂枝，酌加对证之药。

笔者用此法治疗常见外感，每方架子类似，收效迅速，不生他变，虽法于《伤寒论》，用方轻灵，三阳同解，亦可加减用于温热感冒，亦裨《伤寒论》方专峻之流弊。

2. 时节感冒医案

文某，女，40岁，某医院护士长。感冒一周余，因在医院工作，自取一些常规感冒药服用，后加重转住院，因对多种药物过敏，输液治疗亦未好转。现主诉：头痛头晕，全身酸痛乏力，鼻塞，咳嗽黄痰，咽痛，嗜睡，口干，脉濡微数，苔白。辨证：风寒外郁，里气不和。三解汤加减。

桂枝 15g	柴胡 15g	黄芩 12g	葛根 30g
羌活 15g	生甘草 8g	桔梗 15g	射干 10g
鱼腥草 20g	厚朴 15g	杏仁 15g	前胡 15g
荆芥 15g	防风 15g		

2剂而愈。因患者素日体虚，反馈病后多梦乏力，以归脾汤善后。

范某，51岁，男，公务员。近日沙发睡觉不慎着凉，发烧，虚汗，喉咙干痒，咳嗽，扁桃体炎症严重，手脚心发热。脉弦滑，苔白。辨证：风寒夹燥，里气不和。三解汤加减。

柴胡 15g	黄芩 12g	桂枝 10g	赤芍 10g
葛根 30g	桔梗 15g	浙贝 12g	香附 15g

桑叶 10g　　　防风 15g　　　荆芥穗 15g　　　杏仁 10g

淡豆豉 15g　　北沙参 10g

一剂而愈。

赖某，寒潮天气，不慎着凉，感冒 10 天，咳喘不休，身疼痛难受，咽痛，鼻塞流涕，于当地医院处治疗感冒效果不佳，在家休息。由于距离太远不能面诊，故电话陈述症状，加之对病因较为清楚，故而处方以风寒咳嗽为主。三解汤加减。

柴胡 15g　　　黄芩 12g　　　桂枝 15g　　　葛根 20g

生姜 8g　　　大枣 8g　　　　桔梗 15g　　　生甘草 8g

紫菀 10g　　　白前 15g　　　鱼腥草 20g　　款冬花 15g

虎杖 10g　　　羌活 8g　　　　前胡 10g　　　泡参 15g

荆芥 15g　　　防风 15g　　　旋覆花 15g

2 剂而愈。

代某，20 岁，男，中医大在校学生。感冒咳嗽，项背僵痛，流涕鼻塞，头晕乏力，脉弦，苔薄黄。辨证：风寒入经，里气不和。三解汤主之。

柴胡 15g　　　黄芩 12g　　　桂枝 15g　　　葛根 30g

桔梗 15g　　　杏仁 15g　　　防风 15g　　　白芷 10g

生姜 10g　　　大枣 10g　　　生甘草 10g

未尽剂而愈。

文某，女，45 岁，超市职员。前几日外出感冒，现咽痛，发热，咳嗽黄痰，头晕鼻塞，咳则欲呕，胸闷，脉滑数，苔白腻。辨证：风热外感，里气不和。三解汤加减。

柴胡 15g　　　黄芩 12g　　　桂枝 5g　　　生姜 10g

桔梗 15g	生甘草 10g	葛根 30g	连翘 15g
大力子 15g	忍冬藤 15g	干芦根 30g	藿香 15g
薄荷 15g	马勃 10g	鱼腥草 10g	竹茹 10g
厚朴 15g			

一剂而愈。

3. 治疗陈年外感后遗症医案

李某，女，73岁。多年前感冒后，因治疗不当，遗留咳嗽，西医诊断慢性支气管炎，近一年时常感冒，症状加重常有气喘胸闷，咳痰，晨起尤甚，痰稀薄，乏力。脉弦缓，舌胖大，苔白滑。辨证：痰阻气滞，里虚不和。三解汤加味。

柴胡 15g	黄芩 6g	桂枝 15g	薤白 15g
生姜 10g	大枣 10g	炙甘草 10g	苏子 15g
厚朴 15g	肉桂 8g	蛤蚧 15g	山茱萸 15g
桔梗 15g	葛根 30g	法半夏 15g	

3剂后，感觉胸闷缓解较大，呼吸较顺畅，乏力有好转，痰仍然多。原方加黄芪、益智仁、沉香。

5剂后，症状得以控制到患者满意地步。

此病若从脏腑辨证角度可以为肺肾气虚，肾虚痰浊上犯，同时夹杂肺气不和，气胸闷为肺胃和降失调，气机壅滞，当扶心阳以开胸膈气滞。此处用三解散调和三阳气机，加蛤蚧、肉桂、枣皮温阳敛肾气。

李某，男，83岁，退休工人。平素身体常爱发水肿，此次感冒后，经住院治疗后出院，但水肿又犯，腿和脸都有轻微浮肿，小便微微不利。三解汤加味。

柴胡 15g	黄芩 10g	桂枝 15g	薤白 15g
泽兰 15g	黄芪 40g	生姜皮 15g	大枣 10g
炙甘草 10g	茯苓 30g	白术 20g	葛根 30g
桔梗 15g	杏仁 15g	制附片 5g	

2剂水肿尽退，小便通畅。

此方之验效颇多，不一一列举，但并非我新奇求异，专以此方治疗一切感冒，有时若见典型一经或某证病理反应，也常单用桂枝汤、柴胡汤、止嗽散、麻黄汤、九味羌活之类加减；遇到有些少见的感冒，还常以补中益气汤、麻黄附子细辛汤辨证治疗。若遇到一经一证病证不典型，杂糅复杂，多以三解汤加减，或遇到有些无从下手的感冒，也多以三解汤和解透外加减。用此方辨证，我多于常规辨证后加里气不和，也并非多此一举，求异装怪，而是外感病核心就在表里阴阳，有邪实为重之外感，有虚人外感，但今人保养得当，饮食精细，劳动较少，较之前人感冒多为虚实夹杂，表里同病，但又虚又并非明显出现需要加入扶正药的状态，表里同病时又并非到了需要以典型表里同治之方剂来精确对证，往往杂糅诸诉，无从专入。故辨证言里气不和，亦因此方有条畅气机、和解表里之作用。应用此方治疗外感后遗症和一些内科杂症也常常能化复杂于平淡，抓住气机调理，转动枢纽，关键在于药证水平的高低，在对证精准用药，药味不大而效果稳定，避免了合方时架构复杂、相互掣肘的弊端。医门路深，各个不同，笔者之论亦为自己之偏，目前临证经验尚不足，以后或许对这种治法有更多认识而发展，或最终发现更多问题而放弃，仅提供一种思路，望能有同侪交流裨补，指缺增善，即不胜欣喜。

· 刍议桂枝功效及应用

伤寒体系形成以来，桂枝汤即被冠为群方之祖。篇幅不长的《伤寒论》一书，太阳病的论述即占三分之二。明清温病著作的广泛传播，脏腑辨证体系的成熟，不少今时医家将桂枝汤局限于风寒外感方剂，以桂枝为辛散风寒之品，即便属风寒也多用荆防、羌活之类。故以此文分享笔者关于桂枝的认识和应用经验。中医路长，学术及用药体系各有不同，以几笔愚见共勉同侪。

1. 桂枝功效

①温通血脉；②补中调虚；③善走肌络，透深邪出肌络；④引药入经；⑤温阳化气，降冲逆，扶心阳升肾阳；⑥化饮利气化行水；⑦用于阴药中动化阴药以生阳行气。

2. "群方之祖"桂枝汤的方解

桂枝、白芍、生姜、大枣、炙甘草。

今时医家多以桂枝汤为伤寒中风表虚设，以桂枝汤为发汗解表之品。实桂枝是否为发汗之品，尚可商榷，何况桂枝汤一方。仲景原文用桂枝汤尚需以热粥啜服以助得汗，风寒外感，以热水频服，或以椒煮水，乃至于吃火锅冒菜之类辛热之品其汗得迅，而桂枝本为辛温，其自有得汗之功，但比之于发汗之品，桂枝实在不能算发汗之物，若平人以苍术煮水亦可大汗，然苍术为发汗之品焉？故而笔者归纳桂枝功效，独不见发汗解表。桂枝发汗解表的作用，乃是其温通肌络血脉，其表虚之人腠理开，营血得温则邪气自出。桂枝温营血，而不发卫气，故伤寒表实卫气郁闭，不可再行桂枝之甘。

桂枝汤本为调和营卫、燮理阴阳的大方。伤寒外感中风表虚，邪在太阳责其营卫肌腠，由皮毛入肺，才可肃肺。说桂枝汤是发散风寒，众不见其补虚之效耶？白芍养营血而敛卫气，桂枝温营血而通脉络，生姜温土木而生津发表利水，大枣补己土之精而升戊土之阳，炙甘草调中养血，燮理阴阳，引发散之气归中焦，全方岂是发散之方焉？故而桂枝汤体质，应为肺气不固、易感风寒之人，其通常肤白，皮肤细腻，样貌清瘦。诸虚劳属营卫不和，则用之效彰。故而仲景言酒客不可与桂枝汤，实非饮酒之人不可与桂枝汤，实则是说素酒之人，脾胃湿热，面色晦暗，腠理致密，如李逵、张飞等身形壮实之人，湿热、痰湿内阻而腠理致密，不可行桂枝汤，以桂枝汤甘温，入则动脾胃之久湿，凡引湿热入肌腠，其人必湿蒸发热，或入胃即呕。然此类型之人风寒外感亦可用桂枝，只是不可用原方，盖炙草、大枣、生姜、白芍之弊，单用桂枝配藿佩兰、苏叶、荆防、厚朴，赤芍易白芍，酌情加柴胡、黄芩、黄连之品即可。

观桂枝汤一方，本在调和营卫，尤其补肺胃之精虚，其戊土气升，木气得达，气血温于荣卫，其邪自解。桂枝汤若不见腠理疏松、营血不敛精气汗出者，赤芍可易白芍；若不见虚，炙甘草可易为生甘草。风寒夹热，风寒未解，又出现上感炎症，桂枝、赤芍、生甘草、生姜加鱼腥草、虎杖、蒲公英、黄芩之品。

内伤杂病，营卫不和而肺胃精气不足，或有发热冲气，桂枝汤主之。而中年妇人杂病，见营卫不和，于调补之方中加姜枣，生姜辛温而补中气，大枣补脾精而生营血，生姜、大枣的配比实为小桂枝汤，故而笔者调理妇人杂病，桂枝汤证不明显者，以姜枣小桂枝汤加入佐之，温养阴精营血。

3. 桂枝是否为温病禁药

众所周知，各《中药学》版本均将桂枝、麻黄列为发散风寒首药，今世医家即便风寒证也多喜用羌防剂，更不要说温病。桂枝用在温病，多数医家将其列为无稽之谈。然而温病学体系整理者吴鞠通在其《温病条辨》一书中，亦有桂枝汤治疗温病初起的条文论述。温病学大家虽对此有很多注解论述，但临床真正实用桂枝者亦鲜。笔者在上文介绍桂枝功效，独不提发散风寒一条，原因亦在此。桂枝发散风寒的作用根本来自于桂枝温营血、通脉道、善走肌络透邪的真正药理作用，故而虽承认桂枝有发散风寒作用，但不应将桂枝归为发散风寒之药。因桂枝之效太多，用好桂枝即通半本《伤寒论》，所以笔者没有在文中强调桂枝发散风寒的作用，但并非否定，实在是疾首同侪，一提到桂枝即想到风寒。

因桂枝有透肌络营卫邪气外出、通阳舒气之功，故笔者认为温病尤其以风温，在卫分桂枝可用，但不可以桂枝为主药，配合微量桂枝于银翘、桑菊一类，笔者应用几例，未见古人所述"阳盛立毙"。以桂枝微量佐于辛凉解毒中，实在是助他药之走行而宣透。

4. 桂枝是否为咽痛禁忌

明清至今，畏桂枝、麻黄者，自然风寒都用羌、防、苏叶，更不要说有些来就诊病人只有咽痛一症，更加将桂枝列为咽痛禁药。然而中医说来说去，用药是体系理法下面的事情，关键还是辨证，如果确实是急性上感又属于温热者，银翘、马勃自然良效，然而亦有因咽痛输液半月不愈，抗生素无效，六神丸及其他清热解毒中成药无效者，又当何辨？咽为肺之门户，亦是呼吸之要道，外有燥热邪气，自然先伤感咽部，然少阴寒闭岂不见咽痛？伤寒六经，太阳、阳明、少阳、太阴、少阴、厥阴，任何一经感邪都可能出现咽痛，临证需仔细，不可见咽痛就用射干、马勃、僵蚕。

5. 桂枝有较明显的补虚作用

桂枝的补虚不同于熟地、鹿角一类，桂枝不补有形之精，而以化动阴药，使补而不滞，同时有通阳调整气化的作用，故而五苓散不必一定见水蓄诸证方用，其调整下焦气化有殊功。仲景治疗失精家之桂枝龙骨牡蛎汤亦是此理，而治疗梦魇、失眠诸证效果佳，笔者唤之大交泰丸，实在有交通心肾之殊功。

6. 伤寒用药，要义繁多，但总不离位置病机

六经实质，古来至今，尤其是民国西学渐入，逻辑实证风气兴起，更是众说纷纭，然中国之学问不同于西学，重抽象之意而不重具象之实，故而六经实质是否有必要探求一个确凿结论，笔者存疑。

太阳病，病在肌络营卫，牵属太阳膀胱经，宗束三阳之气，缘阳不走表不得发。邪在肌络，主药桂枝，少阳病，病在筋膜，牵属于少阳胆经，营卫邪不罢，由而深入，即离腠理，入筋膜，故少阳不自感邪，外邪犯少阳，必自太阳而传，或因表虚，正气交争不过肌络而入筋膜，其主药为柴胡。阳明病，病在腑道，气腑道相通三焦，走上下，阳明为气血之海，邪郁则由腑道漫三焦伤人，其主药为石膏、将军。太阴病，病在气血，主药为姜草。少阴病，病深骨髓经络，其宜通阳，主药附子。厥阴病四经，无定主药。

本文论述桂枝，笔者以愚见梳理六经者，盖桂枝虽为肌络解药，太阳主干，然六经为病，桂枝均可酌证使用，或以桂枝配伍，或直接以桂枝汤，盖六经阳气欲达，桂枝必不可少。少阳筋膜之疾，桂枝配柴芍，阳明阳蓄不成，表未解，桂枝汤主之，太阴藏寒热，筋膜疼痛以桂枝倍芍药，腑道积聚，桂枝配大黄，少阴欲透里寒外出，通阳温手足，桂枝亦佳，厥阴交媾命门与上焦，燮理阴阳，桂枝难缺。

·解表药的讨论

小 A：师兄，学药的时候，感觉解表药太多了，光辛温解表药就有十来种，辛凉解表又有十多种。这些药在使用的时候有什么区别吗？还有就是九味羌活汤这个方子你是怎么认识的？

文：解表药共同作用就是解表，的从机制作用上大致可分 3 类，一类是祛风悍卫，开腠理，鼓动正气从皮毛出外的，这类药比较刚猛，走气分，不走或少走血分，譬如羌活、麻黄、独活、香薷这类。用这类药的指征就是：一是邪重，二是也是最重要的是邪闭卫气，非透不开；第二类就是桂枝、生姜、苏叶这类，温里，尤其是温营血，多走血而少走气，适合中分表虚，邪气束缚卫气不严重，但是因为患者本身体寒或者外感寒邪，从毛腠束于肌络营卫，以此温血通脉，而阳气得以舒展故而邪气自出；还有一类，就是荆芥、柴胡、葱白、连翘、淡豆豉、牛蒡子，这些药或凉或温但都气味俱轻，多为风药，善宣皮毛郁气而透邪，它没有麻黄、羌活那类调动人体正气，悍然出外、强开腠理的峻猛，而是以其轻气薄味，走于肺经而轻宣肺气，外透皮毛。这类多适合从口鼻、皮毛而入的轻邪。

下面就谈谈九味羌活汤。你先看这几味药，羌活、防风、细辛、苍术、白芷、川芎、黄芩、生地、甘草。羌活、防风开腠理，透内外束缚郁气，当然这个郁气多为寒；细辛善破局部和营血冷滞，而且活气血，助羌防透里；白芷也有很强的解表作用，这里关键是白芷配合川芎，活血行气，外感或内伤寒湿总不外乎血气病，除了一味攻邪外，要调和血气，这点对于慢性疼痛尤其重要，所以九味羌活汤既适合外感，也适合痼疾。这里用到了苍术，除了能去肌肉之湿外，还有一个重要作用就是开郁透邪，所以麻黄能够发汗，对于平人，苍术煮水也可以发汗，苍术属于气味薄的药，最能破郁。你看越鞠丸就是一个例子。剩下的黄芩、生地，一般说兼清里热，这也没错。但是你看仲景续命汤，治疗中风也用麻桂配黄芩、石膏，黄芩能清少阳之郁热，主要就在筋膜的气热上黄芩最能清解，而且黄芩可解肌肉的郁热但同时不收引气血，这个很少人重视到。生地能逐血痹，虽寒而不收，生地配细辛最能治疗血痹，地黄配黄芩最能除血水中郁热，这个郁热从哪来？在九味羌活汤里面，以药测证，有羌活、防风，则证明有卫表之郁；有苍术、白芷，则证明气有湿郁；有川芎、细辛，则证明有血郁。郁必生热，破郁必散，兼化瘀清积，故而配黄芩以清气水之郁热，生地以逐血清血。故而九味羌活汤，不但是解表药，也是一个治疗三郁阻血气的良方。麻黄和羌活的区别，就是羌活、防风有很强的祛肌肉湿气作用，但开腠理发郁不如麻黄；麻黄又没有很明显的去肌肉湿气的作用，所以仲景治疗风湿化热身痛用麻杏薏甘汤，治疗风湿郁肌肉用麻黄加术汤，都加了苡仁或者苍白术这类，才能配合麻黄去湿，若单用麻黄则很可能出现伤寒中的大汗风气去、湿气在的情况。至于桂枝汤的用法指征参考微博之前发过的"刍议桂枝汤"那篇文章。桂枝汤主要是一个和营通脉，温虚而血气通则表寒自散。针对现在人的外感，有汗、无汗难以成为很明显的指征，因为大多数都无汗，有些风热和里热反而更容易见汗，如果要辨别更多是从主诉和病人状态，以及脉象。

· 关于熟地滋腻

小A：师兄，我跟过一些医生，认为熟地这个药过于滋腻，碍阻脾胃，常常配砂仁来佐助化湿，感觉这个药在四川盆地这类湿气很重的地方不太适用。好像我们学校的老师治疗杂病很多喜欢用三仁汤来化湿，因此很多时候我自己也不敢用熟地，怕太滋腻。是不是因为地区、气候、体质的原因，导致某些药的应用会出现差异？

文：你说的那个，用药地区差异确实存在，用药的个人差异也存在。首先说我个人是比较喜欢用熟地的，也有一点点小心得和经验。我觉得用药还是要有是证用是药，不要说成都平原湿气重，就是这个人每天泡在水里，出现熟地证该用还是要用。我对熟地配砂仁的搭配是不欣赏的，虽然很多医生这样用，最著名的就是施今墨的药对经验里面，认为熟地配砂仁能醒中除湿，避免熟地滋腻脾胃。施老是近现代医家里面我非常佩服的一个，但是也并非对他的所有东西都认同，当然他有他的体系和应用方法。关于熟地的应用，你可以去看赵献可《医贯》里面的论述，熟地以其质重味厚，直入下元，补其真阴，如果下元亏损，或者精血不足的，即便有脾虚夹湿的情况，你用熟地也不会出现中焦的呆滞，很多医生用熟地导致纳呆，我认为还是辨证上出了问题。如果单纯病机就在脾胃，哪怕表现出下焦的阳痿、尿频、女子不孕、妇科炎症等，也有可以用补中益气汤处理、升阳散火汤处理，这个时候是脾胃清气下陷下焦阴分而引起的湿热，或相火，都从中焦处理就行了，你加个熟地干什么呢？而且熟地搭配砂仁，对于有一些证来说，本来是直入下元的药，反而因为砂仁而引停中焦，再配上陈皮、莱菔子，就成了打屁的药了，吃了之后老是放屁打嗝，你觉得这个是排病吗？你觉得这个时候还要感谢砂仁、陈皮、莱菔子行气吗？这个时候的用药就变得有点瞻前顾后，显得机械了，熟地甘腻，再加上辛温行气，除了让病人屁多一点，对于主证有什么用呢？熟地被你截在中焦了。而且你记住，熟地这个药，用量轻了，对于一些血虚精华不足的病效果很好，虽然滋腻一点，但是脾胃反应是很好的，你喝下去胃很舒服；对于下元亏虚的重症，熟地一定要重用，不然到不了位置，而且熟地对于某些证型来讲有明显的除湿作用。

小 A：熟地能除湿？你是不是开黄腔哦？

文：对，熟地能除湿。并不是因为熟地这个药本身功效里有除湿的作用，而是针对一些病机是精虚生湿的情况，即精血不足而导致精华不够，浊气丛生的情况，大剂量熟地下去，能够补其真阴，而利湿浊。故而对于妇科、男科很多慢性湿热炎症病，很多时候清湿热反反复复，补又补不进去，反而加重症状，用熟地配合清利药，效果很好。一些血虚萎黄、脱发病证，既有点脏躁的表现，又有精华不足、湿浊壅塞的表现，你看舌头也有湿，表现也有湿，光健脾又燥，苔反而不退，就要用熟地，用着用着，苔就退了，或者你一定要从脾胃走，就从益脾阴的角度走。脾阴历代医家和著作都有提及，我们四川乐山一个叫汤一新的医生就写了一本《中医脾阴学说研究》，你可以看一下，整理得很好，很全面，而且很多他自己的应用经验，很有特色。而且我们对于很多水肿、鼓胀，到了后期，就有温阳利水的证，这个历代医著中都很多论述，譬如真武汤、五苓散、实脾饮这些。而对于一些元阴亏损的水肿，用大剂量熟地来治疗水湿停滞的医家经验就很少，这个可以参考也是乐山名医刘方柏的鼓胀晚期用上百克熟地来消胀满利水的经验，效果也很好。我在治疗肝硬化时用熟地也很多，病人表现出来腹胀，大便溏，胃口差，苔白厚腻覆盖全舌头，我用熟地，消胀满也很快，两三剂即苔褪、胀消，只是容易反复，后面要见证用药。这种当然是针对该用熟地的证型，若该从脾胃走还是要从脾胃走。每个医生或多或少都会对某些药有偏好和偏见，那是体系比较成熟的时候，对于学生阶段，不要过早受某位医生、某派医家、某些论点所局限，要多看多思考，到了你自己体系真正成熟的时候，就会有自己的取舍，到时候就算你把某些药推崇到无可比拟、把熟地贬得一无是处，我也是赞赏你的。

小A：嗯嗯，谢谢师兄！感觉每次讨论，你的药方及理论认识和别人都有一定差异，是不是你比较喜欢标新立异这种？

文：那倒不是。搞中医最重要的还是实在。不过我也确实有我自己的偏好，但并非我标新立异，既然是大家在一起讨论，如果不说一点自己的比较新颖的认识，我觉得讨论是没有意义的。如果今天说桂枝，我就说个发散风寒，说桂枝汤就说个调和营卫，说蒲公英就说个清热解毒，那你还不如回去看教材。不过对于很多观点的认识，尤其是在《伤寒论》和内科方面，我是能拿一些干货出来的。你才学这个不久，到后面读了硕士、博士，你也能拿出一些自己的干货，这个不奇怪。但是你来问我温病方面的东西，我也说不到那么细致精深，因为温病我确实不太擅长，说不出个啥独特的东西，外治这方面也是我的短板，后面有时间也要补上。

小 A：嗯嗯，要得。我觉得伤寒要比温病难一些，感觉温病相对简单。

文：那倒不是，至少我认为不是。我认为伤寒对于新手反而是一个捷径，因为伤寒用药说实话相对比较糙一点，加减变化这些，在功底不强的时候，针对很多典型证型你就放胆用，能收获很明显快捷的效果，而温病需要很强的中医功底，它的加减变化是蕴功底于平淡中，要把一堆平淡轻灵的药用出效果，更加考验一个中医功底，尤其是《内经》功底。黄煌的经方教育就是一个把伤寒的方法精简直接的梳理出来，这些对新手上手、提高疗效都很快，而温病你很难速成，你的内科功底要够了才行。从我的观点来说，我认同冯世纶他们那派的想法，《伤寒论》体系跟《内经》体系同源不同道，有联系，但是没必然关系。当然我对温病了解不深，也可能这些观点比较幼稚，你听听就行了。我比较佩服一些温病医家的是，他们那个方子开出来很美，很精细，如果说从直观感受上，仲景的伤寒原方，就像一个关西大汉，而很多明清医家的方就像个江南美女。

•"冬伤于寒，春必病温"的随感

关于"冬伤于寒，春必温病"与"冬不藏精，春必病温"的这个经典命题的讨论，去年和今年气候与致病应该就是一个好的答案。去年夏天，暑重热轻，导致阳气一边浮跃在外，内湿一边蕴结在内，这个气候即便是夏天用桂附也有广泛适应。到了去年秋天，浮在外的阳气受凉而在表郁化热，所以即便雨水多，秋燥也很明显。到了冬天更是收敛不够，冬温易发，郁热更明显，反而不适合辛温。然后因去年冬天的阳气收敛不够，郁热受外寒更容易在三阴聚集，故今年立春开始虽然时间不长，但是观察的一些病人阴伤咳嗽夹春温都比较明显，今年冬春适合温病的咳嗽很普遍。这个过程就是"冬不藏精，春必病温"。冬天本来应寒收精华的过程被郁热干扰，导致邪气伏于三阴，到了春天三阴的阳气升发出来即是内热，所以"不藏精"是春温的重要原理，反映的是普遍规律，而"伤于寒"则是相对个体的说法，"伤于寒"的结果也是藏精过程受影响，最终也是"冬不藏精"。所以"冬不藏精"不只是藏不够，也是藏的过程各个环节的问题，包括藏精的质量、邪气干扰等。

·偏听则暗

小 A： 我看过一些中医文化的科普书籍，都有一个感觉就是崇古贱今，而且有儒医、道医的划分，认为道医水平很高，后世儒医的路子走歪了，偏离传统了，并且批评温病离经叛道，还认为中医一定要搞点《易经》，搞点丹道，搞点藏密才会更上一个台阶。

文： 我知道你说的作者是哪些人了。这些人在网络上和中医爱好者里面都很火爆，被奉为精神偶像。我还是有两个问题：第一个写这些东西的人上不上临床，有多少面对急危重症的经验。第二个，写这些的人征引很多《易经》、国学、佛学，而真正的佛学著作、国学经典、《易经》历代的研究又深入过多少。你看他们的著作五花八门，其实都是大杂烩，博而不专。虽然他们发心肯定是好的，但是对很多爱好者、初学者来说很多时候是误导。我不明白，就国学、佛学方面，我们民国包括当代，学界有那么多大师为什么要拒绝历代经典，而去信奉很多美国的华人学者，认为儒医路子走歪了。我们宋代以后的大家里面，儒医的著作学术贡献多大啊！明清温病体系对热证的治疗救了多少人啊！不说明清，就说新中国成立后的几次流行病，西医的功劳就不说了，中医温病体系也救了多少人。我学中医之前，在国学方面也不算外行，除了藏密，其他的都多多少少接触过。我觉得国学跟中医有联系，但是相对独立，你有点国学功底不是坏事，至于你信仰上和国学里面走哪门，比较愿意从哪儿深入，那就纯粹是个人的事了，跟你的中医学习没有必然、确切的联系。就说第一届政府评出来的 30 个国医大师，中医这个学科我们真正近现代的大师里面，也没见里面有几个是搞藏密、搞丹道、搞《易经》的吧？总结来说一句话，就是网路上很多东西，信仰色彩要远大于学术色彩，当然我说的也是我的偏见，不一定对，你自己觉得啥子对自己好，你就去弄就是了，毕竟大家都是成年人了。

小 A：嗯嗯，好的。先把基础扎好。

文：就是这样。

• 有关医家的讨论

小C：师兄你觉得中医妇科医家里面有没有哪些人的书值得推荐？

文：书就不推荐了，该看的就看，阅读量先提起来，才去谈具体。我学中医过程中，几乎没有要谁推荐过书，我就是一头扎进去看，阅读量大了自己就有取舍了，没有哪本书该看，也没有哪本书不该看，多看少问。不过说到中医妇科，远的就不说了，近现代我了解的一些医家里面，岭南学派那一派妇科用药偏重于温补，川派中医用经方用得好，江南一带妇科有点跟叶天士的路子相像，这个是地区特色。医家里面，张锡纯和刘奉五、班秀文的妇科用药都很规矩，很值得学习，虽然这三个医家的书的具体内容我都模糊了，只是留了个印象，但是他们大致思路我还能有点思考，比较认同。就我个人而言，我觉得妇科要把经方的底子打好，用药上手就快。叶天士治疗杂病有特色吧？叶案也很平淡轻灵，但是若经方基础不打好，就不要看叶案，不然你用出来的平淡轻灵，就是不痛不痒，你以后的业务量就干不过别人。张锡纯一些用药经验的创新是非常好的，总的来说，杂病不离气血，妇科不离桂枝汤，这是我的经验。

小C：妇科我们学校的卓雨农好像很厉害？

文：卓雨农嘛？贴在ABC教墙上的人都没有弱的。卓的学生刘敏如现在是政府评出来的国医大师了，也是妇科名家；还有些学生基本都是学校的"老革命"了，但我都没有机会接触过，卓的著作我也没看过，所以不了解，但是厉害是肯定的。我觉得若干年前的成都中医药大学，伤寒的邓绍先、戴佛延、吴棹仙，温病的宋鹭冰，内科的李斯炽、彭履祥、王渭川、冉品珍，眼科的陈达夫，中药的凌一揆，针灸的吴棹仙、李仲愚、杨介宾，外科的文琢之、张觉人等都是真正大师级别的人，我们学校当时各个学科都有牛人，这些人跟那些所谓的近代名医比较，可能影响力不及，但学术、临床上都是各有千秋，中国中医药出版社新近整理出版了我们学校这批人的著作（《巴蜀名医遗珍系列丛书》），你可以好好看一下，真的。

小C：师兄，感觉你就像个搞情报工作的一样，什么都知道一点。哈哈！伤寒我最近在看胡希恕、刘渡舟的东西，感觉他们的东西很深奥。

文：我倒不觉得深奥。他们当然是对近现代伤寒影响颇大的人，但是胡希恕特色鲜明，能学到很多东西，可以借鉴很多。学伤寒胡派路子是搞这门学科的捷径，但胡希恕那套也不是万能的，功底深了，可以独当一面；功底不深，又入伤寒偏见，自己跟自己业务量过不去。

· 后记

稿件完成时，曾忆与吴君（成都中医药大学九年制中医学学生）絮语杯盏之间。虽为不经之语，尤觉叨叨不休处心迹反能明露，话语繁复，入目也难，故精炼以文字，以录时言。此与自序相对照而参看，能知我诚。

吴："老文，书稿弄完了感觉咋样？"

文："将就。也是迁就。"

吴："迁就？"

文："对啊，一边迁就一边满足。"

吴："迁就哪个？"

文："迁就自己。"

吴："哈哈，好像懂了，你反正一直说你做的事情既是诚意所趋，也是迁就使然。"

文："哎呀，这些话不说就很明白，说出来就很蠢。"

吴："你特别好的就是任何事情好的坏的，再矫情也能云淡风轻的接受。"

文："主要就是累，过程矫情是为了排遣下疲惫，结果接受就更是为了排遣疲惫。没有归属感的东西，不去排遣掉都是负担。"

吴："中医对你来说有归属感吗？"

文："有吧，我才20岁好吧，把自己该走的路都断了，中医这个东西，现在既要靠它养活，也要靠它消遣了。我哪敢说没有归属感嘛，哈哈。就是不做这个我又能做啥子呢？"

吴："所以你对中医现在没多大兴趣了？"

文："兴趣全部转化为选择和接受，经历并感受了，这种你懂吧？但是没法说我没多大兴趣了，兴趣促成了选择，选择了就是做而不是随时带着一腔热情。人在做一些事情的时候，把热情全部放在外面，那种高昂又热烈的东西随时在驱使你，那这样子做事是绝对有问题的，这样就仿佛像60、70年代那样。"

吴："之前看过你的另一个稿件叫《药证思维与伤寒八纲病位研究》，我以为你会把这个放在这本书里面，但是没有。我以为你很得意的应该是讲药证的那本稿件。"

文："对啊，没错啊，我很满意的是那本讲药证和病位的稿件，那本东西是有一个完整而严密的体系的。没有放进来是因为这本书的话，我更想给别人看的是我文愈龙这几年在做什么，而你说的那个稿件可能就是直接表达我这几年做出了些什么。所以现在这本书内容都很零散，国学那几篇是高中和大一时候的讲稿内容，《内经》那个是大一大二写的，后面伤寒内容是大三写的，零散但是看得出比较完整的轨迹，这就够了，干货方面我比较满意的就是《伤寒论》的条文注解。"

吴："有点意思。"

文："瀑布发声的时候，深渊会与深渊响应。就算是一个空谷，走到那一步了，知道没用，你的水也会往下倾注，何况其实是不是空谷也未可知。"

吴："还是有意思。"

文："最有趣的东西，都是无趣到家了才会有趣。"

吴："不愧是听相声的人。你带的徒弟也是这样，跟着你啥子都没学会，嘴巴是一天比一天好要了。"

文："这就够了嘛，还要怎么嘛。"

吴："对的，对的。这就够了。"

吴："你觉得学中医最重要的是啥子？"

文："最重要的是不以为然。"

吴："荒废人的也是不以为然。"

文："不以为然会荒废人，太以为然会误导人。"

吴："那你觉得学中医难不难呢？"

文："难不难并不取决于学中医的过程，而是取决于你要做啥子。学任何东西都是一样的，当你没有一定要用你学的来做事情的时候，学一辈子就轻松一辈子，学习中遇到的困难从学习来讲仅仅是去解决的困难而已，甚至这些困难常常也能让你欢喜，困难只是困难而非压力。当你要做事的时候，困难就不只是困难了，要附加各种东西。还是做人最难。哈哈。"

吴："嗯，是这样的。那你想成为一个啥子样子的中医？"

文："一个自给自足的中医。"

吴："收入自给自足？"

文："那倒简单了，那叫糊口，自给自足也很难，就是自己的满足都能来自于自己所做的功。"

吴："那你这个自给自足的标准又太复杂了嘛。"

文："哎呀，都是打发时间嘛。"

吴："那你会不会很迷茫？"

文："会矫情，但不迷茫。"

吴："看来矫情也是个好东西。"

文："对啊，这几年陪我打发时间的不就是个矫情吗？把矫情都放下了，那就真的无所适从了。那怕是就要从李叔同的第二步走到他的第三步了。"

吴："那你一定不要放弃你的矫情，哈哈。"

吴："你这种野路子怎么看学校学生那种学中医的模式？"

文："只要自己开心，咋个学都一样。"

吴："不开心呢？"

文："先装开心，再装开心，装着装着就真开心了，只要你不是太出格。"

吴："不懂也可以装懂？装着装着就真懂了？"

文："理论上也是这样的。虽然话很荒唐，但是都是好话，懂的人自然懂。以前觉得想把话说圆满，照顾到所有人，但是发现没有照顾到所有人的话，话照顾的面越广，就越无用。大家都是刚强难化的，我们也是。哈哈。"

吴："治病也是一样。"

文："对啊，没有普适的方，对一个病来讲，也没有照顾到所有病机的药，只有精准才能有效。一团毛线缠在一起，用刷子是扫不开的，刷子扫不开就用针来挑，尖锐的东西让人害怕，也让人清醒。"

吴："但是你书里面的内容都并不尖锐。"

文："废话，要是由着自己来，那怕是也就我自己看算了。"

吴："哈哈，你也是矛盾的很。"

文："矛盾到头了，才发现矛盾并不是怎么样都不行，而是怎样都行。"

吴："嗯，怎么样都行！"

文愈龙

2017 年 11 月